ALTERNATIV HEILEN

Herausgegeben von Gerhard Riemann

Christine Heideklang wurde 1939 in Königsberg geboren. Sie wuchs in Hamburg auf, wo sie nach der mittleren Reife und Handelsschule als Fremdsprachensekretärin arbeitete. Später gründete sie ein eigenes Reiseunternehmen, das sie aber zugunsten der Heilpraktikerausbildung wieder aufgab. Seit zehn Jahren arbeitet sie als Heilpraktikerin in eigener Praxis.

W0109288

Originalausgabe Oktober 1995
© 1995 Droemersche Verlagsanstalt Th. Knaur Nachf., München
Umschlaggestaltung: Susannah zu Knyphausen
Satz: Franzis-Druck, München
Druck und Bindung: Ebner Ulm
Printed in Germany
ISBN 3-426-76111-4

5 4 3 2 1

Christine Heideklang

Mykosen

Ursachen und natürliche Behandlung
von Pilzerkrankungen

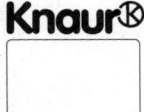

Inhalt

Vorwort:
Wie dieses Buch entstand

Wir wissen, daß es äußerlich sichtbare Pilzkrankheiten gibt. Die meisten Pilzinfektionen befallen die Haut, einige Pilzarten gelangen ins Körperinnere und breiten sich im Mund, Darm oder in der Lunge aus. Daß es endogene Pilze gibt, die das Blut infizieren, wußte ich seit geraumer Zeit, daß aber mittlerweile bereits sehr viele Menschen von ihnen befallen sind, erfuhr ich erst vor kurzem aufgrund eines besonderen Erlebnisses. Diesem folgten viele Begebenheiten und Erfahrungen, die wie Mosaiksteinchen der gestaltenden Hand bedurften, um ein Bild zu werden. Was hatte mich aufmerksam gemacht?

Eine Freundin war mit ihrer fünfjährigen Tochter zu mir gekommen, weil sie sich nicht mehr zu helfen wußte. Aß ihr Kind Süßes, Getreideprodukte oder tierisches Eiweiß, veränderte sich nach einiger Zeit sein Wesen: Die Tochter wurde sehr unartig, ja richtig unleidlich, bis sie sich – ich habe es selbst erlebt – um sich selbst drehte, zusammensackte und stöhnte: »Mami, ich kann nicht mehr.« Diese Erscheinungen muteten wie ein Zustand von Hirnreizung bzw. -vergiftung an. Der Mutter ging es nicht viel besser. Sobald sie Fleisch oder Süßes aß, ging es ihr schlecht. Ernährte sie sich überwiegend von Rohem, Hülsenfrüchten, Buchweizen, Hirse und Nüssen, fühlte sie sich wohl. Da ich wußte, daß meine Freundin Darmpilze hatte, dachte ich mir, daß endogene Pilze an den Erscheinungen beteiligt sein könnten und empfahl ihr, Blut-Mykose-Analysen machen zu lassen, damit wir wüßten, woran wir wären. Bisher hatte ich diese teure Laboruntersuchung, die bislang nur in der Schweiz möglich ist, gescheut.

Ich beschloß, auch von mir gleich einen Ausstrich miteinzusenden, denn ich wollte daneben ein gesundes Blut sehen.

Die Ergebnisse waren erschütternd. Die Freundin und vor allem das Kind wiesen einen sehr hohen Grad von Befall mit Mucor racemosus, Aspergillus niger, Askomyzeten und dem sich von allem Süßen ernährenden Hefepilz Candida albicans auf, einem Pilz, von dem man allgemeinhin glaubt, daß er nur die Schleimhäute befallen würde. Auch mein Blut war – wenn auch nicht so stark – mit den Verzweigungen der »Blutstauungspilze« durchzogen und von Candida albicans befallen. Und daß, obwohl ich mich gesund und leistungsfähig fühlte und sicher war, gute Werte zu haben. Es war ein heilsamer Schock, der manches Wichtige in Gang setzte, von dem ich nun in diesem Buch berichten darf. Ich zeigte diese Blutbilder verschiedenen Patienten, die nun neugierig wurden. Mehrere von ihnen ließen ebenfalls Blut-Mykose-Analysen machen.

Da der Pilzbefall des Blutes allgemein kaum bekannt ist, stelle ich ihn und meine Erfahrungen in diesem Buch dar, mit der Bitte an unsere Wissenschaft, sich doch dieses Phänomens schnellstens anzunehmen. Solange man sich wohlfühlt, scheint dieses einfach nicht zu existieren. Hätte ich nicht immer wieder mit schwerst verpilzten Patienten zu tun, wüßte auch ich nicht um diese Dinge. So wie es aussieht, sind besonders junge Menschen und Kinder aufgrund ihrer Zuckersucht und häufiger Antibiotikaeinnahmen gefährdet. Die Pilzkrankheiten (Mykosen) scheinen – entsprechend der Verschlechterung unserer Umwelt – zuzunehmen, d.h., daß jeder ein Betroffener sein kann.

In diesem Buch werde ich Ihnen aus meiner persönlichen Sicht und Erfahrung einen Weg zeigen, wie Sie ihre Lebenskraft stärken können, um ihre Gesundheit zu bewahren oder wiederzuerlangen. Pilzkrankheiten – wie alle anderen Erkrankungen auch – gehören in die Hand eines erfahrenen Therapeuten. Mit diesem sollten Sie auch meine Vorschläge und Wege abstimmen.

Christine Heideklang, H. P.

1 Sauer macht krank – Pilze im Blut

Pilzkrankheiten nehmen zu

Erschöpfungszustände, Müdigkeit, Konzentrationsschwierigkeiten, Durchblutungsstörungen aller Art, Bluthochdruck, Migräne, Atemnot, Herzprobleme, Thrombosen, Allergien, Neurodermitis, Juckreiz, schuppende Hautflecken, Ängste, Depressionen, starke Stimmungsschwankungen, Verhaltensstörungen, Hyperaktivität (besonders bei Kindern), innere Unruhe, Heißhungeranfälle (= Unterzuckerung), Darmstörungen, aufgetriebener Blähbauch, nässender, juckender Ausschlag am Darmausgang, Muskelkrämpfe, Muskel- und Gelenkschmerzen, Blasen- und Scheidenentzündungen und ähnliches sind weitverbreitete Krankheitsbilder bzw. Symptome.

Wie wir erst jetzt wissen und sichtbar machen können, haben alle direkt oder indirekt mit einem Pilzbefall zu tun, und die Zahl der pilzbefallenen Menschen nimmt überdurchschnittlich zu. Bücher über Mykosen schießen zur Zeit wie die Pilze aus dem Boden, wobei sie sich hauptsächlich mit Blastomykosen befassen, die durch Hefen, allen voran Candida albicans, hervorgerufen werden. Mykosen sind Pilzkrankheiten, sind durch bestimmte *niedere* Pilzarten hervorgerufene Erkrankungen bei Mensch und Tier. Nach den befallenen Organen unterscheidet man Mykosen der Haut (Dermatomykosen), der Nägel (Onchomykosen), Lungen (Pneumomykosen) etc. Aufgrund der verschiedenen Erreger kennen wir Mucormykosen

(Mucor), Aspergillosen (Aspergillus) und Blastomykosen (Hefen). Organmykosen werden unterteilt in innere (endogene) und äußere (exogene). Ich werde Ihnen in diesem Buch die so gut wie unbekannte endogene Mykose unseres Organs Blut vorstellen.

Uns allen ist bekannt, daß in der Natur nur das Lebensunwerte, Geschwächte und Kranke von Pilzen befallen wird, damit dieses wieder in den Kreislauf der Natur zurückgeführt werden kann. Da auch der Mensch immer mehr zum Tummelplatz für Pilze wird, sollten wir uns fragen, was ihn geschwächt hat. Die Pilze machen nicht halt auf der Haut oder Schleimhaut, sie machen sich breit in unserem Blut, und kaum jemand weiß etwas davon. Was sind die Ursachen? Was können wir tun?

Wir haben mit Umweltbelastungen zu tun, wie sie in diesem Umfang noch nie dagewesen sind, und die in ihrer Häufung unser Blut mit der Zeit mehr und mehr ansäuern und mit Giften belasten. Es ist die Addition der schwächenden Faktoren, die eine Verpilzung möglich macht. Es ist davon auszugehen, daß jeder, der mit Mykosen (Fußpilz, Pilze auf der Haut, im Darm, in der Scheide etc.) zu tun hatte oder hat, auch Pilze im Blut hat.

Ursachen des Pilzwachstums

Nach Bruno Haefeli aus Ebikon in der Schweiz (3), dem zur Zeit führenden Forscher auf dem Gebiet der Blut-Mykose – er erforscht bereits seit 45 Jahren das Phänomen der Blutpilze* – verdanken Pilze ihre Entstehung bzw. ihre

---

* Der Begriff stammt von Bruno Haefeli und bezeichnet die Pilze, die innerhalb der Blutzellen latent vorhanden sind und ins Blutserum auskeimen können.

18

explosionsartige Verbreitung einem dauerhaft negativ veränderten Säure-Basen-Haushalt sowie der Überflutung des Organismus mit Giften aller Art, d.h. einem veränderten inneren Milieu auf die saure Seite hin.
Die wichtigsten Ursachen sind:

– der immer stärkere Einsatz von Antibiotika, Kortikoiden und Sulfonamiden (inkl. Antibabypille), die, laut Bruno Haefeli (3), Pilzwuchsstoffe sind, d.h., sie stimulieren das Pilzwachstum, wobei das Abwehrsystem, das allein uns vor Pilzen bewahren kann, immer wieder in seinem Reinigungsbemühen unterdrückt und damit geschwächt wird. Die Gegenspieler der Pilze, die Bakterien, einschließlich der so wichtigen, uns schützenden Darmbakterien, werden durch diese Medikamente abgetötet. Auf den freigewordenen Flächen können sich dann die Pilze ungehindert ausbreiten;
– der zunehmende Elektrosmog (Strom, Funk- und Fernsehwellen, Telefone, Satellitenfunk und Radar), der offensichtlich Hauptverursacher des »sauren« Regens ist (ein »natürliches« Regenwasser ist nur schwach sauer), und die zunehmende radioaktive Strahlenbelastung (Forschungen in dieser Richtung wären dringend notwendig);
– Zucker und konzentriert Süßes aller Art: süße Brotaufstriche (Marmelade, Honig, Rübenkraut etc.; Getreide und Süßes ergibt Gärung), *zuviel* Brot- und Getreideprodukte, gesüßte Getreideprodukte (Kuchen, Kekse), ausgemahlenes Getreide (helle Brötchen, Feinbrot, Weißmehl = isolierte Kohlenhydrate, die wie Zucker wirken), gesüßter Quark und Joghurt, das rohe Müsli (besonders schwerverdaulich und gärungsfreudig), Bananen, süßes Obst (besonders zusammen mit Getreideprodukten), gärfreudige Säfte, alle alkoholischen Getränke (Bier,

Wein), zuckerhaltige Getränke aller Art (alles Kraftfutter
für den Hefepilz Candida albicans);
- zuviel tierisches Eiweiß (Fleisch, Fisch, Eier, Wurstwaren), die heutigen Milchprodukte allgemein;
- Zunahme chemischer Gifte aller Arten, wobei ganz
besonders dem Amalgam mit ca. 50 Prozent Quecksilberanteil eine große Bedeutung zukommt, nervtote Zähne, die durch Eiweißzersetzung der abgestorbenen
Zahnwurzeln laut amerikanischen Untersuchungen
ständig ein schweres Gift in den Körper abgeben;
- Verlassen des natürlichen Pflanzenanbaus; die moderne
Düngung mit nur wenigen wasserlöslichen Nährsalzen
(synthetischer Stickstoff, Phosphor und Kalisalze) ließ
unsere Nahrungspflanzen so sehr an Mineralien und
Spurenelementen verarmen, daß sie keine gesunde Nahrungsquelle mehr darstellen, weil sie schwach und für
Krankheiten anfällig geworden sind. Enzymleistungen
und Abwehraufgaben des Organismus sind abhängig
von Vitalstoffen verschiedenster Art (Mineralien, Spurenelemente, Vitamine), die nur ein gesunder Boden
liefern kann;
- ein mit Nitrat und Pestiziden belastetes, energetisch
totes Trinkwasser, das keine Lebensenergien mehr vermitteln kann;
- unkonzentriertes, hastiges Essen (ein großer Teil der
Kohlenhydratverdauung findet bereits im Mund durch
gründliches Einspeicheln statt), zuviel Essen und Zuvielerlei auf einmal, wodurch die Verdauungsleistung
geschwächt wird, so daß ein großer Teil der genossenen
Nahrung nicht mehr zügig und fehlerfrei aufgeschlossen werden kann und in Gärung bzw. Fäulnis übergeht,
wodurch die falschen Bakterien und Pilze im Darm
genährt werden);

– Genußmittel aller Art (Rauchen, Kaffee, Alkohol, Drogen);
– Streß, Unruhe (ständige Berieselung durch TV und
  Radio), Lärm, Überlastung aller Art, Kummer, negatives
  Denken, Hetze, Angst und Aufregungen;
– das Nicht-mehr-eingebettet-Sein in das große Ganze,
  d.h., daß wir nicht mehr im Einklang mit Gott und der
  Natur stehen, was wohl der allererste und wichtigste
  Grund für alle obengenannten Entgleisungen ist.

Die Endobionten

Laut Professor Günter Enderlein – und diese Forschungen
konnten von Bruno Haefeli bestätigt werden – haben alle
Warmblüter in ihrem Blut, d.h. in der Membran ihrer
roten Blutkörperchen, unvorstellbar kleine Körperchen –
Günter Enderlein nannte sie Endobionten –, die beim
gesunden Menschen Abwehr- und Schutzaufgaben haben.
Leben wir nun so, wie es unser Schöpfer für uns vorgesehen hat, so bleiben diese Körperchen in ihrer Kleinstform als unsere Schutzkörperchen bestehen. Sie regulieren nicht nur das Wuchsverhalten der eigenen Art, sie
lösen auch größere Pilzformen oder von außen in uns eindringende Pilze auf. Sie sind Regulatoren erster Ordnung.
Sie schützen Mensch und Tier vor Krankheit, denn sie
sind auch die Gegenspieler pathogener (krankheitserre-
gender) Bakterien. Zum anderen fungieren sie als Boten-
stoff und Informationsträger innerhalb des Immunsystems. Besonders die gesunden Kleinstformen der
Schimmelpilze (Mucor und Aspergillus) betrachten Günter Enderlein und Bruno Haefeli als Hüter unserer
Gesundheit. Diese wachen über die Viskosität des Blutes
und sorgen für die Entgiftung und Ausleitung des anfal-

lenden »Pilzmülls«, der bei zügigem Wachstum der Pilze ständig anfällt und bei Mangel an Endobionten die Ursache vieler chronischer Erkrankungen zu sein scheint. (Überreste zerfallener Pilzzellen werden Detritus genannt.)

Wird unser Körper aber vielen unnatürlichen Belastungen ausgesetzt, was immer mehr zur Übersäuerung unseres Blutes führt, und leidet unser Körper Mangel an Vitalstoffen – Mineralien, Vitaminen und Spurenelementen – entarten die Endobionten und beginnen sich in immer größere Formen bis hin zu ausgewachsenen Pilzwucherformen zu verändern (siehe Kapitel 6, Abschnitt *Die Bakterien-Cyclogenie*). Im lebenden Organismus sind die Pilze bei günstigen Voraussetzungen wuchsaggressiv und unbegrenzt vermehrungsfähig. Sie halten sich nicht selten in den Zellen versteckt und verharren latent, jederzeit aktionsfähig. Sie können nur durch geeignete Maßnahmen (Verbesserung des inneren Milieus und/oder Zuführung von Chondriten) in ihre kleineren Erscheinungsformen zurückgedrängt werden, in denen sie symbiotische Schutzaufgaben für den Wirt haben. Durch Gesundung des inneren Milieus geben die Pilze ihre Wuchsaktivität auf. Die Myzelien (Pilzgeflechte) lösen sich wieder auf, d.h., sie gehen in einen viskösflüssigen Zustand über und sind in einer Emulsion im Blutserum eingebunden. Auf diese Weise sind sie ständig in uns anwesend, jederzeit jedoch bereit, bei geeigneten Bedingungen (mehr Säure, mehr Gifte, mehr Streß) wieder auszukeimen. Laut Haefeli lassen sich die Blutpilze nie abtöten. Sie wandeln nur ihre Erscheinungsform. Sie gehören als wichtige Regulatoren zum Leben eines jeden Warmblüters. Stirbt der Mensch bzw. das Tier, sind sie spontan wuchsaktiv, denn sie haben von unserem Schöpfer die Aufgabe, den toten Organismus zu zersetzen und dem endgültigen Zerfall zuzuführen.

Solange ein mit Vitalstoffen ausreichend versorgter Kör-per noch Endobionten in der Kleinstform, d.h., in der Chondritform, in sich trägt, so lange werden sich ent-wickelnde größere Pilzformen wieder aufgesplittert und in kleinere Formen überführt. Deshalb ist »die Pflege des Endobionten«, wie Günter Enderlein es nannte, für unse-re Gesundheit unerläßlich.

Welche Pilze finden wir im Blut?

Von den vielen Pilzarten, (Bruno Haefeli kann bereits 40 verschiedene pathogene [krankheitserregende] Pilze dia-gnostizieren), ist hier vor allem

– der mittlerweile berühmt-berüchtigte Hefepilz Candida albicans zu nennen, der bevorzugt die Schleimhäute besiedelt und sich von konzentrierten Kohlenhydraten, d.h. von konzentriertem Süßen aller Art, von denatu-rierten Mehlprodukten, von gärungsfreudigen Säften, Obst, Bier und Alkohol ernährt und gerne Blähungen erzeugt. Dem Blut raubt er den Blutzucker und ver-ursacht Heißhungeranfälle. Dieser Pilz (wie alle anderen Arten auch) produziert große Mengen giftiger Substan-zen, wie Säuren, Alkohole und Toxine (Gifte), die die Leber schwer belasten, was mit der Zeit zu chronischen Krankheiten aller Art führen kann. Nach Haefeli behauptet gerade der Candida-Pilz erfolgreich sein Feld am hartnäckigsten, denn er lebt vom Zucker aus unse-rem Blut. Gifte und Belastungsstoffe aller Art, die wir aus unserer Nahrung und Umwelt zu uns nehmen, reizen ihn zum Wuchern an;
– wie die weniger bekannten Schimmelpilze Mucor race-

mosus und Aspergillus niger, wobei Aspergillus niger besonders auf der Lungen- und Nasenschleimhaut zu finden ist. Dieser Pilz gibt sehr giftige Stoffwechselprodukte, sogenannte Aflatoxine, ab, die auch das Zentralnervensystem reizen. Nach Haefeli ist er ein »echter Ölproduzent«. Beide Pilzstämme, Mucor und Aspergillus, ernähren sich von den Stoffwechselprodukten des Eiweißabbaues, besonders von tierischem Eiweiß, und bei reichlicher Nahrungsaufnahme können sie zu großen Pilzwucherformen ausarten, die unser Blut im wahrsten Sinne des Wortes »dick« machen. Diese »Blutstauungspilze« scheinen die Hauptursache für die immer mehr um sich greifenden Durchblutungsstörungen aller Art zu sein.

Durchblutungsstörungen durch saures Blut

Aufgrund der belasteten Umwelt und unseres eigenen Fehlverhaltens hat unser Körper mit immer mehr Säure und Belastungsstoffen zu kämpfen, die das Pilzwachstum anregen. Die Pilze in uns erhöhen den Säure- und Toxinanfall durch ihren ständigen Zerfall. Alle aufgenommenen Säuren verdicken auf zweifache Weise das Blut: die Außenmembran der roten Blutkörperchen wird starrer, Blutpilze werden zum Wachsen angeregt.

Unsere roten Blutkörperchen haben die Aufgabe, ein Zuviel an Säure aus dem Blut zu entfernen, indem sie die Säure in ihrer Außenmembran speichern. Fällt überproportional viel Säure an, kommt es zu kleinen oder großen Ausstülpungen (Vakuolen) an den Membranen, die das Zuviel an Säure beherbergen.

Unsere runden Blutkörperchen haben einen Durchmesser, der ca. viermal größer ist als der der kleinsten Kapillaren. Um durch diese hindurchkommen zu können, verformen sich die Blutkörperchen zu einem Hütchen, d.h., sie machen sich lang und schmal und können so die kleinsten Gefäße passieren. Für diese Elastizität der Außenmembran ist dann der Baustoff Cholesterin notwendig. Je saurer das Blut wird, um so starrer wird die Außenmembran der Blutkörperchen. In der Folge können sie sich immer weniger verformen und müssen sich durch die Kapillaren hindurchquälen, bis sie eines Tages einfach steckenbleiben.

Berthold Kern, ein Herzspezialist, führt den Herzinfarkt in erster Linie auf eine Übersäuerung des Blutes zurück. Übersäuertes Blut ist äußerlich sichtbar. Bei Menschen mit schwachem Bindegewebe ist dieses an roten Wangen und roter Nase zu erkennen. In den feinen Äderchen sind die übersäuerten, starr gewordenen Blutkörperchen »steckengeblieben«. Nach Ansicht des Darmspezialisten Rauch in Dellach am Wörthersee weisen diese roten, geplatzten Äderchen auf Rohkostvergärung bzw. Kostvergärung im Darm hin, wenn mehr gegessen wird, als der Verdauungstrakt fehlerlos aufschließen kann (siehe *Blut- und Säftereinigung* [4]).

Je mehr Säure, desto mehr Pilze

Bei erhöhtem Säureanfall werden, wie bereits erwähnt, die roten Blutkörperchen gezwungen, dieses Zuviel in ihrer Außenmembran zu speichern, was sich in tropfenförmigen Ausstülpungen zeigt; der pH-Wert des Blutes von 7,4 pH bleibt aufgrund dieses Mechanismus erhalten.

1986, als ich gegen eine Krebskrankheit zu kämpfen hatte, habe ich mir mein Blut im Scheller-Test angesehen. Die Blutkörperchen waren von kleinen Höckern umkränzt. Erst Haefelis Arbeiten erklärten mir, daß derartige »Höcker« säurespeichernde Vakuolen sind. Im Normalfall wird diese Säure wieder an die basischen Pufferstoffe des Blutes abgeben. Verfügt das Blut aber nicht in ausreichendem, gesunden Maß an solchen, keimen mit der Zeit aus den roten Blutkörperchen und aus den Vakuolen die Pilze zu immer größeren Gebilden (Myzelien*) aus. Je höher der Anteil an Säuren, um so rascher und aktiver beginnen Pilze auszuwachsen. Von innen her greifen sie die Zellmembran der roten Blutkörperchen aggressiv an und keimen ins Blutserum aus (3). Sie können Verfilzungen von ungeheurer Größe entwickeln, wobei unentwegt mykotisches Material zerfällt (siehe oben).

Haefeli hat in seinem Labor eine Methode entwickelt, diese Auswucherungen sichtbar zu machen. Die Riesengeflechte, die aus manchen roten Blutkörperchen herauswachsen, schwächen diese, bis sie – viel zu schnell und vor der Zeit – zugrundegehen. Nicht nur die Erythrozyten sind gefährdet, sondern auch die weißen Blutkörperchen, die Leukozyten (unsere Abwehrpolizei), die die Aufgabe haben, eingedrungene Keime zu verdauen oder zu zerstören. Durch Aufnahme von Pilzmaterial, das sie nicht restlos verdauen können, keimt dieses in ihrem Inneren aus, so daß die Leukozyten nachhaltig in ihrer Abwehraufgabe beeinträchtigt werden. Die Myzelien durchziehen die Leukozyten immer mehr und wuchern häufig blumenkohlartig aus ihrem Inneren aus, was die Blutaufnahmen

* Myzel (gr.): die Gesamtheit der Pilzfäden, Pilzfadengeflechte.

von Bruno Haefeli deutlich belegen. Dieser Pilzbefall führt dann viel zu früh zum Absterben und damit zu einer Abnahme der Leukozyten.

Wenn man von der Bedrohung einmal absieht, die dieser Prozeß für den Betroffenen darstellt, so sind die Bilder, die uns das Wachstum der einzelnen Pilzstämme in ihren verschiedenen Entwicklungsstadien zeigen, faszinierend. Es handelt sich nicht um irgendwelche »Eiweißfäden«, die sich irgendwie und zufällig bilden, dahinter steht eine Ordnung.

Solche Myzeliengebilde kann man auch schon im Blut von jüngeren Menschen, die sich gesund fühlen, finden. Was sich bereits in ihrem Körper ereignet, ahnen sie nicht und unterlassen es deshalb, sich vorzusehen und zu schützen. Zu erkennbaren Krankheiten scheint es erst zu kommen, wenn weitere schwächende Faktoren hinzukommen, die ihrerseits das Pilzwachstum anregen und auch zu einer Vermehrung von Mykotoxinen* beitragen, bis zu Stau-ungsproblemen aller Art.

Man hört immer wieder den Vorwurf der Pilzhysterie. Zu diesen Kritikern gehörte ich anfänglich auch. Da man die Gefahr nicht sehen oder greifen kann, wehrt man sich innerlich dagegen und schiebt das ganze Problem einfach zur Seite. Auch ich brauchte Zeit, bis ich die Mykosen ernst nehmen konnte. Die Darmspülungen, die ich in meiner Praxis durchführe, haben mir aber immer wieder die Pilznester mit ihren gleichgefärbten und gleich-geformten Fusselchen bzw. algenartigen Geflechten im Plastikschlauch gezeigt. Die wahre Bedeutung und Gefahr habe ich aber erst dann erkannt, als ich mein eigenes Blut,

---

* Mykotoxine (gr.): toxische Stoffwechselprodukte von Pilzen, einschließlich Hefen.

das ich gesund und pilzfrei wähnte, mit eigenen Augen sehen konnte.

Eine besondere Färbetechnik macht den Pilzbefall des Blutes sichtbar

Die Zeitschrift *raum und zeit* (6) veröffentlichte 1991/92 sehr beeindruckende Fotos von Bruno Haefeli. Haefeli ist es als erstem gelungen, den Pilzbefall des Blutes deutlich mittels einer besonderen Färbetechnik sichtbar zu machen. Wir kennen in Deutschland die Dunkelfelduntersuchung, ein mikroskopisches Untersuchungsverfahren bei totaler Abblendung des Lichts, die auch zu aussagekräftigen Ergebnissen führt. Nur kann man damit Pilze nicht *direkt* sichtbar machen. Haefeli arbeitet schon seit 30 Jahren nicht mehr mit der Dunkelfeldmethode, sondern mit Hellfeldbeleuchtung.

Mit einer speziellen Färbetechnik kann er den Befall des Blutes und der einzelnen Blutkörperchen auch für jeden Laien deutlich erkennbar aufzeigen. Wenn Sie eine Blut-Mykose-Analyse nach Haefeli machen lassen wollen, brauchen Sie lediglich einen Ausstrich eines Blutstropfens aus der Fingerbeere, den sie an das BHS-Labor in CH-8808 Pfäffikon einsenden. Eine Aufnahme mit Diagnose kostet zur Zeit Sfr. 218,–. (Genaue Anschrift siehe [3], *Quellennachweis*). Mit diesen Analysen hätte jeder Therapeut eine verläßliche Aussage in der Hand. Diese Fotos sind, wie ich es selbst erlebt habe, auch für den Betroffenen wichtig. Denn erst, wenn wir um unsere innere Bedrohung wissen, wenn wir den Feind kennen, sind wir bereit, uns umzustellen und auf alle schwächenden Lebensgewohnheiten zu verzichten. Wir werden feinfühliger für die vielen

Bedrohungen um uns herum, denen wir vorher häufig sorglos und achtlos gegenüberstanden.

Immer mehr Krankheiten durch Pilze

Je mehr Pilze sich entwickeln, um so »dicker« wird das Blut; seine Fließfähigkeit wird behindert, was sich in einem hohen Blutdruck zeigt. Es gibt Durchblutungsstörungen, die von Kopfschmerzen über Ohrensausen, Schwindel bis hin zu Angina pectoris, Herzinfarkt und Schlaganfall reichen. Dazu kommen die Pilztoxine, die die Gefäße verengen und zu Verkrampfungen führen. Andere Pilztoxine lassen die Gefäße erschlaffen, was Hypotonie und Verstopfung (Obstipation) verursacht. Gifte aller Art und somit auch die Pilzgifte, werden in die Mülldeponie »Bindegewebe« abgeschoben, bis sie sich als rheumatische Schmerzen, Muskelkrämpfe, Muskelversteifungen oder als Hauterkrankungen und Hautjucken bemerkbar machen. Die Mykotoxine führen zu Leber- und Nierenschäden, schwerem Rheuma, Magen-Darm- und Leber-Galle-Erkrankungen, zu chronischen Entzündungen aller Art etc., besonders auch zu Darmentzündungen.

Mykotoxine greifen das Zentralnervensystem an, reizen, vergiften es, psychische Erkrankungen sind die Folge. Das Absterben überalteter Pilze im Blut geschieht schubweise, wodurch auch schubweise immer wieder viel Giftmüll anfällt, was zu Leberstauungen und Gallenkoliken führen kann. Ich kenne Menschen, die durch diese Giftschübe für Stunden ohnmächtig wurden. Starke Anfälle von Hautjucken, Muskelzuckungen oder Muskelkrämpfen, besonders in den Beinen, werden auch beobachtet. All diese Spannungen und die innere Not können zu psychischem

Fehlverhalten führen. Eigenartigerweise weisen die gängigen Laboruntersuchungen auch bei oft sehr starken Mykosen im Durchschnitt normale Werte auf, so daß man den Pilzkranken als »eingebildeten Kranken« behandelt oder zum Neurologen schickt.

Die Verpilzung des Blutes nimmt zu

Wie Bruno Haefeli festgestellt hat (3), nimmt die Verpilzung des Blutes erschreckend zu. Während er im Jahre 1978 noch bei 42 von 100 Patienten einen Pilzbefall feststellte, waren es elf Jahre später, d.h. 1989, bereits 90 von 100 Patienten! Er berichtet, daß er heute kaum noch einen Menschen mit gesundem Blut finden kann.

Jeder, der sich chronisch müde und schlapp fühlt, weist mit Sicherheit eine hohe Pilzbelastung auf, die die Entgiftungsleistung seiner Leber bereits überfordert. Die Verpilzung geht so unauffällig und schleichend vor sich, daß man sie sehr lange nicht bemerkt und weiter Fehler in der Ernährung und Lebensweise macht. Sie bewegt sich lange Zeit, vermutlich Jahre und Jahrzehnte, im Vorfeld einer Erkrankung.

Pilze im Blut wird es auch in früheren Zeiten schon als Wegbereiter der verschiedenen chronischen Krankheiten gegeben haben, besonders in adeligen Kreisen, wo man schon früh das feine, ausgemahlene Mehl bevorzugte und sich auch viel süße Leckereien und reichlich Fleisch leisten konnte. Eine nicht vollwertige, säurebetonte Nahrung ist nach meiner Erkenntnis der *wichtigste* Wegbereiter für die Ausbreitung der Pilze, zu der heute noch zahllose weitere Faktoren hinzukommen, die unsere Abwehrkraft erschöpfen.

Pilze können sich nur in einem abwehrgeschwächten, in seinem normalen pH-Wert des Blutes gestörten, mit Vital- stoffen mangelversorgten Körper entwickeln. Allein über die Atemluft nehmen wir Pilzsporen der verschiedensten Sorten auf. Nahrungsmittel beherbergen häufig Pilze. Eine intakte körpereigene Abwehr, diese setzt einen gesunden Darm voraus, macht Eindringlinge *jeder Art* unwirksam.

Pilztoxine als Allergieauslöser

Vor allem »geschwächte« Nahrung, d.h. von geschwächten Böden kommende, wird sehr leicht von Pilzen befallen. Die sich von Eiweiß ernährenden Pilze vermehren sich laut Bruno Haefeli besonders auf eiweiß- und fetthaltigen Substanzen. Weder Kälte von − 6 Grad C noch Hitze bis + 200 Grad C sind ein Wachstumshindernis. Haefeli hat eine Reihe von Pilzen als »allergen« identifiziert, d.h., die- se Pilze können durch ihre Mykotoxine Allergien auslö- sen. Am bekanntesten ist das Aflatoxin der Schimmelpilze. Lebensmittel und Verzehrprodukte können allergisierend werden, weil Mykotoxine, vor allem das Aflatoxin, durch Verarbeitung nicht vernichtet werden können. Gelangen so belastete Lebensmittel in einen sensibel reagierenden Menschen, kommt es zu allergischen Reaktionen, oft andere Allergene unterstützend. Die Pilzsporen können sich − wenn sie das geeignete Milieu vorfinden − sofort weitervermehren. Bruno Haefeli: »Beim Menschen kön- nen die Pilztoxine zu Leberschäden führen, die bei lang- fristiger Einwirkung, sofern sie nicht früh genug erkannt werden, den Nährboden für die Erzeugung von Krebs mit vorbereiten. Pilze im Blut und besonders ihre Mykotoxine

(Pilzgifte) können bei empfindlichen Menschen zu Allergien führen« (1).

Eine Fernsehzeitung berichtete von einem kleinen Jungen, einem normalerweise lieben, folgsamen Kind, das nach dem Genuß eines auch nur kleinen Stücks Schokolade (In der Schokolade darf zum Beispiel Erdnußpaste ohne Kennzeichnung verarbeitet werden. Erdnüsse sind besonders empfänglich für Schimmelpilzbefall.) derart aggressiv würde, daß sich jeder vor ihm fürchten würde. Ein kleines Mädchen bekam laut Zeitungsbericht jedes Mal Kopfschmerzen, wenn es tierisches Eiweiß zu sich nahm. Es heißt dort weiter, daß neben Milch- und Eiweißprodukten vor allem exotische Früchte, Schokolade und Nüsse zu allergischen Reaktionen führen würden, aber auch Stein- und Kernobst, Fisch und alles, was mit Schimmelpilzkulturen hergestellt wird, wie Backwaren, Fruchtsäfte, Speiseeis etc. 10 Prozent aller Kinder würden inzwischen schon an derartigen Nahrungsmittelallergien leiden. (Um allergieauslösende Nahrungsmittel herauszufinden, empfiehlt es sich, den kinesiologischen Armtest, wie er in dem Buch *Der Körper lügt nicht* [39] beschrieben wird, zu machen. Viele Allergiker testen mit Erfolg ihre Nahrungsmittel auf diese Weise aus.)

Das in dem Zeitungsartikel erwähnte kleine Mädchen, das nach dem Genuß von tierischem Eiweiß Kopfschmerzen bekommt, ist vermutlich bereits sehr stark von den vom Eiweiß lebenden Blutpilzen befallen, die sich bei Eiweißzufuhr sofort vermehren, was zu Durchblutungsstörungen = Kopfschmerzen führen kann. Der erwähnte Junge ist vermutlich durch Aflatoxin belastet, das zu Gehirnreizungen führt. Walter Rauscher beschreibt die Aflatoxine in seinem Buch *Tödliche Mykosen* (43) als karzinogene Noxen (krebsauslösende Gifte). In der Nutztierhaltung war man auf dieses Gift aufmerksam geworden. Auf einer Trut-hahnfarm waren aus unerklärlichen Gründen innerhalb von drei Monaten 100 000 Puten verendet, sie waren mit Erdnußmehl gefüttert worden, das mit dem Schimmelpilz Aspergillus flavus verseucht war, wie sich später heraus-stellte. Ebenso wurde in amerikanischen Forellenzuchten dieses Aflatoxin als Verursacher von Lebertumoren nach-gewiesen. Das gepreßte Fischfutter war hochgradig pilz-verseucht gewesen.

Walter Rauscher berichtet, daß es Aflatoxine bzw. Gifte in den Nahrungsmitteln schon immer gegeben hat. Nur war der Mensch vor dem Industriezeitalter mit wesentlich bes-seren Abwehrkräften ausgestattet, da seine noch natürlich angebaute Nahrung Stoffe enthielt, die diese stärkten und nicht minderten und so eindringende Gifte unschädlich machen konnten. Auch war er nicht in diesem Maß, wie der Mensch heute, Giften ausgesetzt. Die Giftbelastung ist in unserer Zeit ganz extrem hoch, und der Vitalstoffgehalt (besonders die Spurenelemente!) unserer Nahrung und die Qualität unseres Trinkwassers haben ständig abgenom-men.

Aufgrund der modernen Düngung, die das Getreide schneller wachsen läßt, können die Getreidekörner nur noch eine dünnere Außenhaut ausbilden, und solche wer-den sehr leicht von Schimmelpilzen befallen. Schwächli-ches Getreide muß mit Pilzschutzmitteln gespritzt werden. Kreuzungen und Hybridverzüchtungen unserer Getreide-sorten, einseitige Düngung, die zu wenige wasserlösliche Salze enthält (der moderne »Kunstdünger«), und Spritz-gifte erklären, warum es so viele Getreideallergiker gibt. Selbst der Dinkel ist bereits verzüchtet, so daß auch gegen Dinkel immer mehr Menschen allergisch reagieren. (Unverzüchtet ist die sehr gut schmeckende Sorte Oberkulmer Rotkorndinkel.) Dieser Notstand ist inzwischen allgemein bekannt. Mittlerweile läuft ein Projekt des Europäischen Parlamentes, das den Anbau von alten stabilen, unverzüchteten Getreidesorten in Europa fördert, u.a. von sehr alten Getreidesorten, wie Einkorn und Emmer, die meist auch sehr gut von Allergikern vertragen werden. Die Hera-Forschungsstelle in Uess in der Eifel macht z.B. bereits seit längerer Zeit Versuche, unter anderem mit dem Anbau von Einkorn und Emmer.

Auch über das Fleisch aus der unnatürlichen Massentierhaltung, das die Tiere in ihrer Abwehr schwächt, und durch Verfütterung von pilz- und aflatoxinverseuchtem Masttierfutter gelangt dieses Gift in den Menschen. Das gleiche gilt für die Fische aus Zuchtbetrieben. Nüsse, wie Erdnüsse, Paranüsse, Walnüsse, Pistazien und Cashewnüsse sind schimmelpilzanfällig. Man sollte nur frische Nüsse essen, denn jede langdauernde und besonders feuchte Lagerung führt zu einem Befall mit Schimmelpilzen. Das Aflatoxin ist auf keinerlei Weise zu zerstören. Es übersteht das Kochen, Backen und Tiefgefrieren, mit anderen Worten: wir essen es mit.

Besonders pilzgefährdet ist Getreide, das mit synthetischem Stickstoff gedüngt wird. Je länger seine Lagerung dauert und je mehr Feuchtigkeit es aufnehmen kann, um so größer ist das Risiko eines Schimmelpilzbefalls. Walter Rauscher (43) gibt einen Artikel aus der *Frankfurter Allgemeinen* wieder, der mir in diesem Zusammenhang wichtig erscheint:

»Das Getreidekorn beherbergt Pilze in seiner Schale, schon wenn es auf dem Felde reift. Nach der Ernte, vor allem bei Kontakt mit Feuchtigkeit, vermehren sich die Pilze, und das Korn kann damit zum Toxinträger werden. Wie ist ein solcher Pilzbefall zu erklären? Durch die Stickstoffanreicherung der künstlichen Düngung erfährt das Getreide eine für den Pilzbefall entscheidende Mutation. Durch das schnelle Wachstum entsteht eine dünnere Zellwand des Korns. Diese wiederum ermöglicht eine größere Durchlässigkeit für die Durchdringung mit Schimmelpilzen. In früheren Zeiten, als das Getreide noch eine natürliche Düngung erfuhr, gab es – zumindest während des Wachstums auf dem Felde – eine solche Pilzinfiltration nicht oder nur selten, da die von Natur aus gegen Parasiten dichte Membran der Kornschale den attackierenden Pilzen keine Chance gab.«

Walter Rauscher zitiert Johann Bauer, Professor an der Technischen Universität München-Weihenstephan, nach dessen Untersuchungen in 9 Prozent der bayerischen Milchprodukte Aflatoxine gefunden worden waren. Ochratoxin A von Aspergillus- und Penicillium-Arten gebildet, macht Bauer für Immunblockaden und Nierenerkrankungen beim Menschen verantwortlich. Dieses findet sich in 20facher Konzentration in den Muskeln, Organen und im Blutserum der Masttiere.

Walter Rauscher kommt zu dem Ergebnis, daß wir aus diesem Grunde nur das geschälte, ausgemahlene Mehl und kein Vollwertgetreide mehr essen sollten, da auch das Vollwertgetreide mit Pilzen belastet sein kann. Ich vermag diese Meinung nicht zu teilen. Wenn uns heute noch etwas retten kann, dann ist es *nur* eine rundum vollwertige Kost. Aufgrund der wirklich verheerenden Umweltbedingungen und Auslaugung unserer Böden sind wir aufgerufen, den Pflanzen beste und fruchtbarste Böden zu schaffen, denn nur eine optimale Bodengesundheit kann die Pflanzen vor Pilzbefall schützen. Gerade das ausgemahlene Mehl ohne Keim und Randschichten trägt durch den Mangel an Vitalstoffen zu Abwehrschwäche und Degeneration und damit zur Verpilzung bei. Nur durch eine Vollwerternährung erhalten wir alle die Stoffe, mit denen wir uns auch gegen die Pilze, die wir bei sehr ungünstiger Witterung auch auf biologisch gezogenem Getreide finden, wehren können. Wir sollten alles daran setzen, wieder die starke Abwehr, die unsere Vorfahren hatten, zu erlangen, mit der diese selbst Schimmelpilzgifte ohne Probleme »entgiften« konnten. Zu dieser Abwehrkraft können wir aber nur durch eine rundum vollwertige, auch an Spurenelementen reiche Nahrung gelangen (siehe Kapitel 3 *Gesunder Boden – gesunde Nahrung – gesunde Menschen*). Wer ganz sicher gehen möchte, sollte sich an die biologisch gezogenen Spelzgetreide wie Dinkel und Hafer halten, die durch ihre mehrfache Einhüllung sehr gut vor Pilzbefall geschützt sind, sowie an die oben genannten alten, unverzüchteten Sorten, die auf natürliche Weise, ohne treibenden Dünger angebaut werden, denn es scheint die innere Minderwertigkeit der Getreide selbst zu sein, die einen Pilzbefall überhaupt erst ermöglicht.

Ein gesunder Darm – unser bester Schutz vor Pilzen

Einen ganz wesentlichen Schutz vor Pilzen haben wir in einem gesunden Darm. Unsere Darmsymbionten, die guten, uns schützenden Darmbakterien, vernichten alle fremden Eindringlinge. Das Immunsystem des Darms ist das größte des Körpers. Seine Leistung wird von Lymphozyten, Plasmazellen und Makrophagen, den Peyer Plaques, Lymphknoten sowie Antikörpern erbracht (2).
Nur über einen gesunden Darm, das heißt, nur über eine intakte, mit gesunden Bakterien besiedelte Darmschleimhaut lassen sich die wichtigen Schutzstoffe aus der Nah-

rung überhaupt in ausreichendem Maße aufnehmen, die als »Antioxidantien« bekannt sind. Auf diese werde ich noch zu sprechen kommen.

Im Darm werden die Säfte produziert, die jede Zelle ernähren. Unsere Darmbakterien (Darmsymbionten), die die wichtige Aufgabe haben, uns vor eindringenden Keimen aller Art und somit auch vor Pilzen zu schützen, werden durch Antibiotikagaben gänzlich vernichtet, so daß sich entartete, uns krankmachende Darmbakterien entwickeln, die uns durch ihre Stoffwechselgifte zusätzlich belasten. Ein Drittel unserer normalen Stuhlmasse besteht aus abgestorbenen Bakterienleibern. Außerdem können sich auf den durch Antibiotika leergeräumten Flächen pathogene Pilze überproportional vermehren, da ihre natürlichen Feinde, die Bakterien, beseitigt sind.

Die Darmgesundheit hängt in allererster Linie von einer vollwertigen, natürlich belassenen, einfachen, möglichst zuckerfreien und besonders auch *maßvollen* Ernährung ab, die gründlich gekaut und eingespeichelt, in Ruhe und Dankbarkeit genossen werden sollte. So sollten wir alles daransetzen, unsere Darmschleimhaut gesund zu erhalten, damit wir die so kostbaren Schutzfaktoren aus der Nahrung überhaupt aufnehmen können, die in der heutigen Zeit wichtiger denn je sind.

Wie Kuklinski in einem Interview (2) beschreibt, kann unser Dickdarm zu einer gewaltigen »Giftfabrik« werden. Im Dickdarm bilden sich täglich *massiv* »freie Radikale« (bindungsfreudige, aggressive Gifte), die durch eine geregelte Verdauung und reichlicher Zufuhr von Antioxidantien in Schach gehalten werden. So wird eine an Ballast- und Vitalstoffen reiche Nahrung, die für eine geregelte Verdauung sorgt, immer wichtiger. Zur Unschädlichmachung aggressiver Gifte werden besondere Schutzfaktoren, die Antioxidantien, aus einer natürlich gedüngten, giftfreien Nahrung benötigt. Vor allem das als Krebsschutzfaktor bekannte ß-Carotin (Provitamin A) gilt – nach Kuklinski (2) – als Darmreiniger *ersten* Ranges, denn die Aufgabe des ß-Carotins besteht darin, die gefährlichen freien Radikalen der Dickdarmschleimhaut unschädlich zu machen. (Bei fettfreier Ernährung geht ß-Carotin durch den Darm hindurch.)

Also ist darauf zu achten, daß man täglich ß-Carotin (siehe Kapitel 5 *Gesundheitstips für die Praxis*) mit der Nahrung zuführt. Dadurch wird auf Dauer auch unsere Abwehr wesentlich entlastet und für andere Schutzaufgaben frei, die bisher damit beschäftigt war, diesen großen Giftherd »zu entsorgen«. Auch die Kolibakterien, die ein Bestandteil der gesunden Darmflora des Menschen sind und enorme, uns schützende Aufgaben haben, können sich durch eine vollwertige, naturbelassene Ernährung und unter dem »Radikalschutz« des ß-Carotins wieder regenerieren. Verstopfung verstärkt die Bildung von freien Radikalen und die Einwirkzeit von Giften auf die Darmschleimhaut. In dieser Giftproduktion dürfte wohl die Ursache aller schweren Entgleisungen bis hin zum Krebs liegen. Da bei chronischer Verstopfung zum Teil jahre- und jahrzehntelang schwerste Gifte in den Haustren, den Ausbuchtungen des Dickdarmes, festsitzen und den Pilzen als Nahrung und Brutstätte dienen, wären wiederholte Darmspülungen (Colonhydrotherapie), die uns von all diesem Unrat auf schnellste Weise befreien können, geradezu ideal.

Leider geben Stuhluntersuchungen nicht immer ein genaues Bild. Die Pilze sitzen meist sehr fest in den Haustren. In manch einem Fall, wo »kein Befall« diagnostiziert wurde, ergaben die Darmspülungen in meiner Praxis andere Ergebnisse: die Pilznester hatte ich im Schlauch.

Patienten erzählten mir auch immer wieder sehr enttäuscht, daß ihre aufwendige Darmsanierung nichts gebracht hätte. Solange sie die Anti-Pilzdiät einhielten, fühlten sie sich gut, nähmen sie davon wieder Abstand, sei alles wieder beim alten.

Wenn man nicht mehr alles essen kann

Wie ich bereits sagte, begegnen mir immer wieder Menschen, die immer mehr Nahrungsmittel nicht mehr vertragen. Bei diesen Menschen liegen meist eine sehr starke Mykose und Übersäuerung vor. Essen diese Menschen nun tierisches Eiweiß (auch Milchprodukte) oder konzentrierte Kohlenhydrate (Süßes, Mehlprodukte), produzieren die Pilze, die hiervon leben, vermutlich vermehrt giftige Stoffwechselprodukte. Da aber ein so belasteter Körper aufgrund der Erschöpfung seiner Leberentgiftungsleistung bereits am Rande seiner Entgiftungsmöglichkeiten steht, spürt er sofort jedes Ansteigen des Toxinspiegels, was mit dem Aufflammen verschiedenster Symptome verbunden ist, so daß er von ganz allein den Appetit auf die Nahrungsmittel verliert, die ihn in eine Verschlechterung seines Befindens treiben.

In der Zeitschrift *Natur und Medizin* (5) wird von einer Mykose-Patientin berichtet, die über 20 Jahre einen langen schweren Krankheitsweg gegangen ist: mit immer wiederkehrenden Scheideninfektionen, Blasenentzündungen, Nieren-, Eierstock- und Darmentzündungen, chronischer Sinusitis, anfallartigen Magen-Darm-Grippen, Erschöpfung, häufigen Leber-Galle-Schmerzen sogar mit Koliken, obwohl keine Gallensteine nachweisbar waren, mit der Zunahme rheumatischer Erkrankungen, mit Muskelkrämpfen, zunehmendem Frieren, Abmagerung, schließlich mit Arthrose in den Kniegelenken und Wasseransammlungen. Arm- und Fingergelenke wurden auch betroffen. Die dunklen Ränder unter den Augen, die von Jahr zu Jahr stärker wurden, rundeten das Beschwerdebild ab. Die Patientin war nur 35 Jahre alt. Auch sie erwähnt, daß sie im Laufe der Jahre gegen viele Lebensmittel überempfindlich wurde. Ein Teil der Beschwerden besserte sich, nachdem die Pille abgesetzt wurde, die das Pilzwachstum zu begünstigen scheint. Diese Patientin begann dann, diverse »Pilzbücher« zu lesen und suchte einen Therapeuten auf, der sich in der Pilzbehandlung auskannte.

Interessant ist, daß auch sie von einer strengen Diät schreibt, von der sie jetzt nur noch lebt: »Nun lebe ich eine strenge Diät, ohne Zucker, ohne Honig, ohne Obst, ohne konzentrierte Kohlenhydratträger, wie sie in Getreide und Brot vorkommen, und ohne Milchprodukte. Eigentlich ernähre ich mich nur von Gemüse, Kartoffeln, Nüssen und gekochten Hülsenfrüchten, d.h. vegetarisch und vollwertig.« Einige meiner Patienten und Freunde mit schlechtem Gesundheitszustand sind auch von ganz alleine auf eine sehr ähnliche Diät gekommen, die ihnen hilft, ihre Pilze »in Schach« zu halten.

Vieles in unserer Umwelt können wir zur Zeit noch nicht ändern. Alles, was wir aber selbst ändern können, sollten wir im eigenen Interesse auch tun. Und dafür ist es wichtig zu wissen, ob und wie intensiv wir von einer Blutverpilzung betroffen sind, die sehr lange Zeit ohne Symptome verläuft. Blut-Mykose-Analysen, wie sie Haefeli erstellt, können uns dabei helfen. Die sichtbare Darstellung (Fotografie) unseres Blutes ist ein ausgezeichnetes Mittel, mit dem man den Prozeß beobachten kann. Eine richtige voll-

wertige zucker- und fleischarme Ernährung unter besonderer Berücksichtigung der Antioxidantien, das Abpuffern
von Säure sowie das Baden im »belebten« Wasser nach
Johann Grander und vor allem der Genuß des Grander
Wassers (86), haben mir, wie es die sechste und letzte Blut-
untersuchung zeigte, innerhalb von acht Monaten zu einer
Besserung verholfen. Mein Blut war nicht mehr »erhöht
wuchsaktiv«, sondern zum erstenmal »reaktionslos« und
»regressiv«. Ich habe bewußt auf Medikamente verzichtet,
um zu beweisen, daß sich die Pilze allein durch eine Verbesserung des inneren Milieus zurückdrängen lassen.

Nur die von unserem Schöpfer für uns vorgesehene, mit
Humus und allen notwendigen Mineralien und Spurenelementen gezogene Nahrung führt mit der Zeit zur
Abwehrstärkung und Darmgesundung. Denn es hat sich
gezeigt, daß es nichts nützt, allein durch Medikamente
oder Aushungern gegen die Pilze vorzugehen. Beendet
man die Therapie, sind sie wieder da.

Nur eine durchgreifende Gesundung und Abwehrstärkung kann uns rundum unangreifbar machen, so daß Pilze – wie Viren und Bakterien – kein Milieu vorfinden, in
dem sie sich entwickeln können. Pilze können sich nur in
einem falsch ernährten, mangelversorgten, mit extremen
Giften überlasteten und in einem in seiner Abwehr und
Ausscheidungskraft überforderten Körper ausbreiten. Nur
die eigene Kraft einer gesunden starken Abwehr und eines
gesunden Blutes kann uns wirksam vor all diesen Bedrohungen schützen, wobei wir die Hilfen, die uns die Natur
zum Beispiel in Form von Heilkräutern und Gewürzen
gibt, unterstützend benutzen können.

Bei unserem Bemühen ist zu beachten, daß schon eine
vermehrt antioxidantienreiche Ernährung Reinigungsre-
aktionen bewirken kann. Eine Leberunterstützung, und

sei es nur ein Leber-Galle-Tee aus dem Reformhaus, ist in jedem Fall wichtig und hilfreich, denn die vielen Toxine, die von der Leber nicht mehr abgebaut werden können, erhalten Mißempfindungen und Beschwerden aufrecht.

Ätherische Öle gegen Pilze

Vor einigen Jahren, als ich mir den Kombucha-Tee ansetzte, bemerkte ich, daß der Kombuchapilz nicht gedieh, wenn ich Heilkräuter als Teegrundlage verwendete, die auch nur über einen minimalen Anteil von ätherischen Ölen verfügten. Es war sehr beeindruckend zu erleben, wie selbst kleinste Mengen ätherischer Öle das Pilzwachstum hemmten. Vor diesem Hintergrund erleben unsere einfachen Kräutertees wieder eine Renaissance.

Unsere Küchenkräuter (unbedingt aus biologischem Anbau!) enthalten ebenfalls ätherische Öle, d.h., daß wir sie wieder mehr verwenden sollten. Während die isolierten ätherischen Öle oft zu Hautreizungen führen und uns bei übertriebener Anwendung sogar schaden können, hat die ganze Gewürzpflanze eine Heilwirkung.

Jean Valnet berichtet in seinem Buch *Aroma-Therapie* (50) von einem interessanten Versuch. An 1 Liter = 1000 ml Fleischbrühe, von Kloakenflüssigkeit verseucht, wurde untersucht, wieviel Teile ätherischer Öle (Essenzen) notwendig sind, um diese Flüssigkeit wieder keimfrei zu machen. Während man üblicherweise 4,6 ml Phenol für 1000 ml zum Entseuchen benötigt, benötigte man von den Heilkräuteressenzen jeweils eine viel geringere Menge:

42

0,7 ml Thymianöl	2,5 ml Pfefferminzöl
1,0 ml Oreganoöl	4,0 ml Zimtöl aus Ceylon
1,6 ml Eisenkrautöl	4,2 ml Senfkörneröl
1,7 ml Zimtöl aus China	4,4 ml Rosmarin- und Kümmelöl
1,8 ml Rosenblätteröl	5,0 ml Lavendelöl
2,0 ml Gewürznelkenöl	6,0 ml Wacholderbeerenöl
2,2 ml Eukalyptusöl	6,5 ml Fenchel- und Knoblauchöl

Als wirksamster »Keimkiller« hat sich das absolut haut-schonende, untoxische australische Teebaumöl »Melaleu-ka« (66) erwiesen. Zu recht erobert es sich immer mehr seinen Platz in der Hausapotheke (siehe Kapitel 5 *Gesund-heitstips für die Praxis.*)

Ich kann nicht dazu raten, wie es zunehmend geschieht, stark wirkende Gewürzkräuteressenzen zum Würzen von Speisen in der Küche zu verwenden. Sie sind viel zu kon-zentriert und können, eingenommen, langfristig auch schaden.

Die Wirkung der unzerstörten Pflanze ist hingegen eine ganz andere. So sollten wir Gewürze und Kräuter zum Schutz unserer Gesundheit bei der täglichen Zubereitung unserer Speisen wieder vermehrt – ohne auch hierbei zu übertreiben – verwenden, und uns vom schädigenden Kaf-fee – der bekannte Krebsarzt P. G. Seeger (59) prägte den Satz: »Kaffeegenuß bringt Krebsverdruß« – immer mehr ab- und den Heilkräutertees zuwenden, die man unbe-dingt häufig wechselnd trinken sollte.

An dieser Stelle empfehle ich gern die Rezeptesammlung von Felix Zimmermann *Heilende Tees. Rezepte und Anwen-dungsgebiete von Kräutertees,* die 1995 im Knaur Verlag erschienen ist (98).

Die meist wild gewachsenen oder aus einem guten Bio-Anbau stammenden Kräuter besitzen noch sehr viele Vital- und Schutzstoffe, die wir aufgrund der immer stärker werdende Umweltbelastung dringender als je benötigen. Kuklinski rät zudem, nicht so viel Mineralwasser zu trinken, das ja keine Schutzfaktoren in Form von Antioxidantien und Bio-Flavonoiden beinhaltet.

Der »Essig der vier Diebe«

Im *Heilkräuter-Lexikon* von Mességué (9) lesen wir, daß 1630 in Toulouse eine Pestepidemie wütete. Man hatte einige Diebe festnehmen können, die ohne Furcht vor Ansteckung die Leichen ausgeplündert hatten. Diesen Plünderen wurde Strafmilderung zugesichert, wenn sie ihr Geheimnis preisgeben würden. Sie gaben an, sich mit Essig eingerieben zu haben, in dem zu gleichen Teilen Salbei, Thymian, Lavendel und Rosmarin eingelegt und ausgezogen waren. Dieser Kräuteressig hatte sie geschützt. Diese Sorte nennt man seither den »Essig der vier Diebe«. Wie uns die moderne Forschung jetzt bestätigt, haben die genannten Pflanzen tatsächlich eine große keimtötende Kraft. Mességué rät, sich in Grippeepidemiezeiten mit diesem Essig einzureiben.

Auch bei der Kamille hat man eine erstaunliche keimtötende Kraft gefunden, die noch bei einer Verdünnung von 1 : 70 000 feststellbar ist. Die Kamille wirkt sehr stark entzündungshemmend, so daß sie nur bei echtem Bedarf verwendet werden sollte.

Pfarrer Kneipp bewahrte 1856 seine Pfarrkinder mit den ebenfalls sehr antibiotisch wirkenden Wacholderbeeren vor der Cholera. Nur setzte er bei seiner Kur zu viele

Wacholderbeeren an. Man sollte nicht mehr als 3–5 Wacholderbeeren täglich als Wacholderkur zu sich nehmen, da eine längere Einnahme die Nieren reizen könnte. In früheren Zeiten verräucherte man auch Heilkräuter, die ätherische Öle enthielten, um sich vor Seuchen zu schützen. Heute werden dafür gerne die Duftlampen verwendet.

Ein Aidskranker wird gesund

In diesem Zusammenhang möchte ich noch den interessanten Bericht von Pater Josef aus der Pfarrei Stammersdorf bei Wien erwähnen. Pater Josef wurde zu einem Aidskranken ins Krankenhaus gerufen, als dieser im Sterben lag. Er sprach dem Kranken Mut zu. Der Patient konnte nicht mehr schlucken und somit nichts mehr essen. Der Pater gab ihm die Sterbesakramente, betete mit ihm. Von da an besuchte er ihn täglich. Der Kranke sagte ihm: »Ich habe meine Krankheit angenommen und genieße jeden Tag, den Gott mir noch gibt.« Schon nach drei Tagen verlangte er nach Nahrung. Pater Josef brachte ihm zweimal täglich das sogenannte Hildegard-Müsli (Dinkelbrei), mit jeweils 1 Teelöffel Zimt bestreut. Langsam erholte der Patient sich. Das Hildegard-Müsli aß er weiterhin regelmäßig. Dem Patienten geht es heute gut. Er ist geheilt und geht wieder seinem Beruf nach. Welche antibiotisch wirkende Kraft der Zimt hat, sehen Sie, wenn Sie einen Blick auf die obige Tabelle werfen.

Rheuma durch Pilztoxine

In meiner Praxis habe ich mehrfach erlebt, daß rheumatische Schmerzen von Mykotoxinen unterhalten werden. Ich war darauf gekommen, als ich Injektionen gegen Pilze gab, und bei verschiedenen Patienten nicht schmerzende Gelenke plötzlich mit einer starken Rötung und Schwellung, d.h. mit einer Reinigungsentzündung reagierten. In diesem Zusammenhang erinnerte ich mich an eine Krankengeschichte. Ein 90jähriger Mann erzählte mir, daß er, als er 46 Jahre alt war, so schwer mit Rheuma zu tun hatte, daß er seinen Beruf als Schreiner nicht mehr ausüben konnte. Er machte dann eine starke Knoblauchkur von sechs Wochen. Nach dieser Kur waren seine rheumatischen Beschwerden verschwunden und sind bis zum 90. Lebensjahr auch nicht wiedergekommen. Dieser Mann muß voller Pilze gesteckt haben, die durch den stark keimtötenden und darmreinigenden Knoblauch zum Verschwinden gebracht worden waren.

Auch Meerrettich wirkt gegen Keime. In Bayern empfiehlt der Volksglaube Menschen mit Bluthochdruck täglich zwei Monate lang 1 Teelöffel Meerrettich in Quark zu essen. Mit der Zeit soll sich der Blutdruck normalisieren. Da auch der Meerrettich über antibiotisch wirkende ätherische Öle verfügt, könnte man sich diese Wirkung dadurch erklären, daß Pilze absterben, die durch ihre Wucherungen und Toxine Bluthochdruck verursachen. Bei Bakterien in der Blase wird die Meerrettich-Kur auch empfohlen. Die Wirkung der Senfkörner-Kur von Pfarrer Kneipp ist auf dieselbe Weise zu erklären.

So gibt es trotz aller Bedrohung auch immer wieder Hilfen, denn Gott hat gegen jedes Übel ein Kraut wachsen lassen.

Elektrosmog macht sauer

Sehr ernst nehmen sollten wir den zunehmenden Elektrosmog aller Art, vor dem viele Forscher warnen. Dieser scheint neben Industrieabgasen, Verbrennungsgiften und Ammoniakabdunstungen der Massentierhaltung dafür verantwortlich zu sein, daß der Regen sauer geworden ist. Offenbar ist auch der Elektrosmog am Waldsterben beteiligt (Im Strahlungsbereich großer Sender und im Bereich der Radartürme an der ehemaligen Zonengrenze ist der Wald total abgestorben). Diese Strahlungen sind vermutlich auch die Ursache für unser immer saurer werdendes Blut. Pflanzen (besonders Tannen, die in ihren Nadeln richtige kleine Antennen haben), Tiere, Boden und Gewässer sind diesen Strahlen schutzlos ausgesetzt. Forschungen in dieser Richtung wären dringend notwendig.

Es gibt Geräte, mit denen man strombedingte Strahlenbelastungen in Häusern messen kann. Kinder reagieren mit Überdrehtheit auf zuviel Belastungen dieser Art (siehe Kapitel 4, Abschnitt *Wir zerstören immer mehr unsere Atemluft*).

Daß zuviel Elektrosmog den Regen (und somit auch unser Blut) sauer machen kann, hat mir folgender Versuch gezeigt. Er ist leicht nachzuvollziehen. Man füllte zwei Gläser mit Wasser. Am Plus- und Minus-Pol einer *leeren* Radiobatterie (was beweisen sollte, daß selbst geringste Strommengen genügen, um Wasser saurer werden zu lassen) wurde je ein Draht angelötet. Diese Drähte leitete man in eines der Gläser und ließ das Wasser von dem schwachen Strom durchstrahlen. Nach einigen Stunden schmeckte das durchstrahlte Wasser bittersäuerlich.

Es wird die Zeit kommen, wo die Gefährlichkeit des Elektrosmogs offiziell erkannt wird. Bis dahin muß jeder versuchen, so gut er kann, diesen Belastungen auszuweichen bzw. zu begegnen, sei es durch einen nächtlichen Netz-freischalter (102), sei es durch einen Umzug von der Stadt aufs Land oder durch Anhebung der allgemeinen Lebens-kraft, wie im Kapitel 5 *Gesundheitstips für die Praxis,* be-schrieben.

Ruhe und innere Harmonie

Einer Pilzbelastung wird man nicht Herr, indem man nur ein Medikament nimmt und alles beim alten beläßt. Da wir aufgrund der allgemein ständig noch zunehmenden Umweltbelastungen weiter geschwächt werden, werden wir wohl unser Leben lang auf der Hut sein müssen. Unse-re Umwelt und das entgleiste Milieu in unserem Körper sind die Ursache des Pilzbefalls bzw. der Pilzentwicklung in uns.

Wir sind aufgerufen, unsere Lebensweise zu überdenken und zu ändern und wieder Verantwortung für uns und alles Leben zu übernehmen, d.h., wir müssen wieder in die Ordnung, die Gott für uns Menschen vorgesehen hat, zurückfinden, damit wir wieder in Seinen Schutz und unter Seinen Segen gelangen können.

Die innere Einstellung des Menschen halte ich für ganz entscheidend. Wir sollten versuchen, immer mehr zuerst in eine äußere und dadurch in die innere Ruhe und Har-monie zu gelangen. Viele nehmen es gar nicht mehr wahr, daß sie ständig von einer Geräuschkulisse umgeben sind, die die entspannende, heilsame Stille in uns nicht zuläßt und die es auch verhindert, daß wir unsere innere Führung wahrnehmen. Unsere Seele braucht aber die Kraft der Stille, um die inneren Weichen positiv auf Stärkung und Heilung zu stellen. Durch den übermäßigen Eindruck der äußeren Einflüsse, wie z.B. Geräuschkulissen von Fernsehen oder Radio, ständige Musikberieselung etc., die wir oft gar nicht mehr bewußt wahrnehmen, bekommt unser »innerer Arzt« nie die Ruhe und Entspannung, die er benötigt, um allen Gefahren begegnen zu können. Es wäre gut, wenn man sich angewöhnen könnte, das, was man macht, *ganz* und ausschließlich zu machen. Also entweder fernsehen oder Musik hören, Zeitung lesen, arbeiten oder essen, und nicht – wie es häufig geschieht, alles auf einmal. Die Zeit, die wir dadurch zu sparen meinen, schneiden wir uns von unserer gesunden Lebensspanne ab. Erst die Stille öffnet uns für die wirklich wichtigen Fragen des Lebens nach dem »Woher?« und »Wohin?«, nach dem eigentlichen Sinn unseres Daseins hier auf Erden. Gerade für dieses wichtige Thema »Innere Einkehr« habe ich diverse Kassetten (10) besprochen, zum Teil mit sehr wohltuenden, entspannenden Körperübungen verbunden. Für mich ist der Mensch wie eine Batterie, die aus der Kraft Gottes gespeist wird. Wir können Seinen Kraftstrom aber nur empfangen, wenn wir uns Ihm zuwenden, wenn wir wieder mit Ihm zu sprechen beginnen und Ihn um Hilfe und Kraft, um innere Führung bei unserem oft so schweren Weg auf dieser Erde bitten. Die Verbindung zu Gott ist bei vielen Menschen gestört, und dieses Getrenntsein ist für alle Entgleisungen verantwortlich. Immer wieder erlebe ich, daß gesundheitliche Verbesserungen und Heilungen dann stattfinden, wenn der Mensch sich geistig zu öffnen beginnt und die Kraftquelle der Liebe Gottes im eigenen Inneren findet. Dafür können die erwähnten Kassetten (10) eine große Hilfe sein.

2 Kampf dem Pilz mit Selen

Selen kann giftigen »Pilzmüll« unschädlich machen

Tief betroffen von den Fotos meines stark verpilzten Blutes begann ich, mich – und das wurde höchste Zeit – mit den Schriften (3) von Bruno Haefeli zu beschäftigen. Seit 45 Jahren!, heißt es dort, warne er vor den ständig zunehmenden Pilzkrankheiten, aber bisher hätten Öffentlichkeit und die verantwortlichen Stellen seine Forschungsergebnisse ignoriert. In einer seiner Arbeiten stieß ich dann auf das Selen. Haefeli berichtet, daß der Pilzmüll, der durch das Zugrundegehen überalterter Pilze immer wieder schubweise anfällt, sich quasi vor seinen Augen auflöste, sobald der Betroffene Selen zu sich genommen hatte. Er stellte fest, daß Pilzmüll auf natürliche Weise zur Ausscheidung gelangt, ohne einen Leberstau und sonstige unangenehme Allgemeinbeschwerden zu erzeugen. Gerade als ich das las, traf ich durch »Zufall« mit einem Mann zusammen, der sehr mit Pilzen belastet war und mir erzählte, daß er zum Selen greife, sobald der Juckreiz am Körper wieder auftauche. Nur Selen bringe seine belastenden Symptome in kurzer Zeit zum Verschwinden, sonst nichts. Er sagte mir, daß drei Jahre zuvor niemand mehr für sein Leben »einen Pfifferling« gegeben hätte, und daß er, als er sich letztlich von der Schulmedizin alleingelassen sah, begonnen habe, auf eigene Faust zu suchen und beim Selen gelandet sei. Nachdem er nun dieses einnähme, hätte sich sein Zustand nun so gut gebessert, daß seine hilflosen Ärzte nur so staunen würden.

Nach diesen Eindrücken habe ich mich in die wichtigste Selen-Literatur eingearbeitet und vieles entdecken dürfen. Mir ist durch alles, was dann folgte, wieder so recht klar geworden, wie sehr das Sprichwort stimmt: »Wenn die Not am größten ist, ist Gottes Hilfe am nächsten.«

Das Selen wird in seiner Bedeutung noch nicht erkannt

Mineralstoffe, Vitamine und Spurenelemente können vom Körper selbst nicht gebildet werden, sondern müssen mit unserer täglichen Nahrung aufgenommen werden. Viele dieser Vitalstoffe wirken als »Antioxidantien*« und können als Hüter unserer Gesundheit bezeichnet werden. Selen ist ein chemisches Element (Metall) und für Pflanze, Tier und Mensch ein essentielles, d.h. lebenswichtiges Spurenelement. Selen ist Bestandteil eines Enzyms (Glutathionperoxidase) und muß somit *unbedingt* in ausreichender Menge in unserer Nahrung vorhanden sein, wenn wir nicht krank werden sollen. Selen ist ein innerhalb der Zellen wirkendes Antioxidans und kann als das wichtigste unter den »Antioxidantien« gelten.

Die große Schutzwirkung der Antioxidantien

Die moderne Forschung hat wesentliche Erkenntnisse über den Verlauf der hochkomplizierten Entgiftungs- und Stoffwechselvorgänge in unserem Körper gewonnen, die

---

* Antioxidans = Stoff, der die Oxidation verhindert und so die Bestandteile der Zellen vor freien Radikalen schützt (u.a. Zusatz in Lebensmitteln); Oxidation = chemische Vereinigung eines Stoffes mit Sauerstoff.

zur Lüftung des Geheimnisses von Krankheit und Gesundheit beitragen. Eine Schlüsselstellung scheint den als Antioxidantien bezeichneten Elementen und Vitaminen zuzufallen.

Obwohl alles so kompliziert klingt, ist es im Grunde ganz einfach. Diese, unsere Gesundheit und unser Wohlbefinden schützenden Stoffe wären in einer natürlich gezogenen, vollwertigen Nahrung, so wie es unser Schöpfer für uns vorgesehen hat, reichlich vorhanden und würden uns tatsächlich vor Krankheiten schützen. Wir haben verlernt, unser Leben in einem höheren Zusammenhang zu sehen, sind unfähig geworden, aus dem Inneren geführt, uns in die gottgewollte natürliche Ordnung aller Dinge einzufühlen und in ihr zu leben, sind eigene Wege gegangen und damit aus dem göttlichen Schutz für unsere Gesundheit, für die Gesundheit des Bodens und für unsere Erde überhaupt, herausgetreten. Die Saat, die wir gesät haben, geht jetzt auf: ein Heer von erschreckend schnell zunehmenden bedrohlichen Krankheiten, ein zerstörter, vergifteter Boden, ein geschädigtes Trinkwasser, eine Erde, die sich gegen die rücksichtslose Ausbeutung und Vergiftung mit Katastrophen aller Art wehren muß, sind die »Ernte« unserer falschen Saat.

Ich persönlich empfinde es als eine große Gnade, daß wir in unserer großen Bedrängnis unser gefährliches Treiben erkennen dürfen und einen Weg zurück »in die heile Welt« gezeigt bekommen. Nutzen wir diesen Weg, ehe es zu spät ist. Schützen wir unsere Natur, den Boden, der allein uns eine gesunde Nahrung liefern kann, die unsere Gesundheit erhält.

Denn auch die in den Präparaten angebotenen Antioxidantien sind natürliche Stoffe, die der größte Baumeister allen Lebens konzipiert hat und die aus noch nicht belasteten Nahrungsquellen stammen. Wenn wir weiterhin so verantwortungslos und gleichgültig alles treiben lassen, brauchen wir uns nicht zu wundern, wenn eines Tages ernsteste Dinge geschehen werden. Es kommt auf jeden einzelnen von uns an. Mit unserem Verhalten und auch mit unserem Denken säen wir die Saat, die uns die Umkehr oder die Katastrophe bringen wird.

Wenden wir uns wieder den Antioxidantien zu. Diese befinden sich sowohl in den Nahrungsmitteln als auch in unserem Körper, sind Bestandteil des Stoffwechselgeschehens, verhindern oder verzögern schon in geringer Konzentration die Zersetzung von Wirkstoffen und Hilfsstoffen durch Oxidation. Sie schützen uns vor Vergiftung jeder Art, Degeneration, Verstrahlung und damit auch vor zu früher Alterung und Krankheit. Alle negativen Entgleisungen werden in uns von sehr bindungsfreudigen, aggressiven Giften, den sogenannten freien Radikalen* , verursacht. Vereinfacht ausgedrückt, heißt es: Antioxidantien sind Stoffe, die die krankmachenden aggressiven freien Radikale unschädlich machen. Je mehr Antioxidantien durch eine vollwertige Nahrung jemand aufnimmt, um so gesünder ist er, um so mehr Belastungen und Giften aus seiner äußeren und inneren Umwelt kann er Widerstand leisten, ohne krank zu werden. Ist jemand bereits krank, helfen diese – ganz gleich um welche Krankheit es sich dabei handelt –, daß es wieder aufwärtsgeht. Die Antioxidantien können aber nur im Verbund mit weiteren wertvollen Substanzen ihre volle Schutzwirkung entfalten, die auch nur wieder Nahrungspflanzen liefern können, die in

* Freie Radikale: Atome, Moleküle oder Molekülbruchstücke, die ein freies, ungepaartes Elektron besitzen und deshalb besonders reaktionsfähig sind.

einem mit allen Nährstoffen – vollwertig – versorgten humosen Boden wachsen durften. Darauf werde ich noch ausführlich zu sprechen kommen. Optimale, vollwertige Nahrung ist aber noch nicht alles. Gesunde Ernährung sollte mit einer generell verantwortungsbewußten Lebensweise einhergehen, sonst sind tiefgreifende Erfolge nicht zu erwarten. Der Mensch ist mehr als Materie, so daß auch falsches, ungutes Denken und Handeln – das heißt, ein Denken und Handeln, das nicht auf den Prinzipien der Nächstenliebe basiert – früher oder später sehr belastend – auch als Krankheit – auf ihn zurückschlägt.

Welches sind diese wichtigen, uns so wunderbar schützenden Stoffe? Allen voran ist das Selen zu nennen, dann das Vitamin E, das die Wirkungsweise des Selens verstärkt, das ß-Carotin = Provitamin A und das Vitamin C, wobei alle diese Stoffe in der täglichen Nahrung vorhanden sein müssen, um uns wirkungsvoll schützen zu können. Sie alle haben – wie die Instrumente in einem Orchester – unterschiedliche Aufgaben und unterstützen und verstärken sich gegenseitig. Zu beachten ist, daß Selen (dieses gilt besonders für das metallische Natriumselenit, das der Arzt verschreiben muß) und Vitamin C möglichst nicht zusammen eingenommen werden sollten, da alles Saure das Selen in niedere Wertigkeitsstufen abbaut, und dieses damit für uns verlorengeht. Obengenannte Stoffe bilden die Hauptgruppe der Antioxidantien. Zu ihnen gehören noch sehr viele andere Vitamine und Spurenelemente, die in einer optimal gezogenen vollwertigen Nahrung in ausreichendem Maße vorhanden wären. Der Farbstoff der Roten Bete z.B., das Anthocyan, ein Glukosid, ist dafür bekannt, daß es große Mengen freier Radikale unschädlich machen kann. (Näheres hierzu in Kapitel 5 *Gesundheitstips für die Praxis*)

Krank durch freie Radikale

»Freie Radikale« sind sehr aggressive, reaktive Sauerstoff-verbindungen, die als normale Zwischenprodukte unseres aeroben (unter Sauerstoff ablaufenden) Stoffwechsels anfallen. Freie Radikale wirken oxidierend, d.h. verbrennend. Sie zerstören äußerst reaktionsschnell und radikal umliegende Fette, Eiweiße und unser Erbmaterial, die DNS. Freie Radikale scheinen auch die Hauptverursacher der Alterungsvorgänge im menschlichen Körper zu sein. Sie zerstören Haut- und Bindegewebsstrukturen: Falten im Alter und die Zunahme rheumatischer Beschwerden gehen auf ihr Konto. Auch durch zuviel Sonnenbestrahlung (UV-Licht) und ionisierende Strahlen (Atomstrahlung) entstehen in uns freie Radikale, die ohne die obengenannten Schutzstoffe, die sogenannten Antioxidantien, die diese oxidativen Prozesse stoppen bzw. verhindern, zu Massenzerstörung von Zellen und Gewebe führen würden.

Zu dem Thema Antioxidantien und freie Radikale sagt Denham Harman aus den USA (26): »Antioxidantien machen freie Radikale unschädlich. Ist der Vorrat an körpereigenen Antioxidantien erschöpft, treten vermehrt durch freie Radikale ausgelöste pathologische (krankhafte) Veränderungen im Organismus auf. Es kommt zu einer Anhäufung oxidativer Veränderungen im Kollagen, im Elastin (d.h. in den Bausteinen des Bindegewebes) und im Chromosomenmaterial, das heißt mit anderen Worten, durch den Mangel, besonders an Selen und Vitamin E, treten Erkrankungen im Bindegewebsapparat auf bis hin zu degenerativen Veränderungen.«

Freie Radikale schädigen unsere inneren Zellorganellen. Sie erzeugen Mutationen und Erbgutschäden; sie können

Zellmembranen durch Eiweiß- und Lipidperoxidation[*] (Fettverderbnis) schädigen. Besonders die äußerst bindungsfreudigen Fettmoleküle unserer so beliebten Distel- und Sonnenblumenöle können durch freie Radikale zu giftigen Peroxiden oxidiert werden, wenn nicht unsere Schutzstoffe, wie Selen und Vitamin E, zur Stelle wären, um der Oxidation Einhalt zu gebieten. Selen und Vitamin E sind als Schutzstoffe den Außenmembranen all unserer Zellen, auch unserer Blutzellen, eingelagert. Beide sind als Bestandteile von Enzymen lebendnotwendig, d.h., sie wirken auf den Zellstoffwechsel, Basis aller Lebensvorgänge. Wir wären vor den freien Radikalen geschützt, wenn unsere Nahrung nicht dieser natürlichen Stoffe beraubt und damit im Wert bedeutend gemindert würde. Ich denke hier besonders an Weizen- und Roggenkeime, die uns durch Ausmahlung einfach vorenthalten werden.

Wie Kuklinski (13) feststellte, führt jede Beschleunigung unseres Stoffwechsels, z.B. durch hektische Arbeit = Streß, durch Erkrankung oder auch durch chronischen Sauerstoffmangel (zu wenig Bewegung in frischer Luft) zu erhöhter Bildung von freien Radikalen. Aber auch ein Zuviel an Sauerstoff – betrifft vor allem die Hochleistungssportler – führt zu erhöhter Radikalenbildung. Ein Langstreckenlauf, zum Beispiel, kann die Bildung freier Radikale um mehrere 100 Prozent steigern. Auch die so beliebte Sauerstofftherapie führt zu einer Erschöpfung des Antioxidantienpotentials, d.h., unserer wichtigen Schutzstoffe, besonders dann, wenn die Ausgangsbedingungen schlecht sind (13).

* Peroxidation: Chemische Reaktion zwischen einem freien Radikal mit einer Sauerstoffkette. Sie läuft häufig als Kettenreaktion mit immer wieder neuer Bildung freier Radikale ab (14).

Auch Umweltgifte, wie die Abgase der Kat-Autos, die u.a. die gefährlichen Platinatome* freisetzen und Lungenerkrankungen bis zum Lungenkrebs begünstigen sollen (siehe dazu *Wie gefährlich ist der Katalysator?* [42]), der ständig steigende Elektrosmog (siehe *Krank durch Wellen und Elektrosmog?* [30]), die giftigen Schwermetalle und chemische Gifte aller Art, die Verbrennungsgifte der Industrie, Privathaushalte, Flugzeuge und Autos (besonders das hochgiftige, krebserregende Benzol bzw. Benzypren) befördern die Bildung von »oxidativem Streß«, wie die Wissenschaft dazu sagt.

Nach Kuklinski (13) ist vor allem bei arteriosklerotischen Erkrankungen und Diabetes mellitus ein extremer Mangel an Antioxidantien festzustellen. Auch Bluthochdruckkrankheiten gingen bei Mensch und Tier mit verminderten Selen- und Vitamin-E-Konzentrationen einher. »Die meisten Karzinogene (krebsverursachende Stoffe) sind letztlich Radikalbildner, die durch Selen, Vitamin-E- und Beta-Carotin-Verbindungen unschädlich gemacht werden können.« Auf die Frage: »Welche Krankheiten durch freie Radikale entstehen können«, antwortete Kuklinski an anderer Stelle (2): »Alle! Je nach Dauer und Höhe der Radikalenbelastung, entstehen am Ort des geringsten Widerstandes Schädigungen.«

Selen vermehrt unsere Abwehrzellen

Kuklinski und sein Team berichten weiter: »Uns war aufgefallen, daß Patienten mit Hyperlipidämie (hohen Blut-

---

* Platinatome wirken als atomares Platin im Aerosol der Auspuffgase als extrem aggressives Radikal (42).

fettwerten) und gesunde Probanden, – das heißt zum Vergleich dazu gesunde Menschen – mitunter extrem niedrige Werte lymphozytärer Abwehrzellen aufwiesen, die mit (einer negativen) Verschiebung, der Helfer-/Suppressorzell-Relationen einhergingen« (13), d.h., es lag in beiden Gruppen, selbst bei sogenannten Gesunden, eine auffallend geschwächte, verminderte Abwehr vor. »Durch eine vierwöchige Einnahme von täglich 100 mcg Natriumselenit fanden sich in beiden Gruppen dann normale lymphozytäre Abwehrzellen, auch wenn die Ausgangswerte in pathologischen (krankmachenden) Bereichen gelegen hatten.«

Diese Untersuchungen zeigen uns, wie wichtig die Antioxidantien und speziell das Selen für unsere Abwehr und damit für unsere Gesundheit sind. Professor Gruber vom Wilhelminenspital in Wien (22), der sich besonders für die Versorgung älterer Menschen mit Antioxidantien einsetzt, um ihnen ein lebenswertes Alter bei guter Gesundheit und geistiger Aktivität zu ermöglichen, berichtet, daß selbst die immer mehr zunehmenden Erkrankungen wie Parkinson- und Alzheimer-Krankheit, wie auch die multiple Sklerose positiv auf Selengaben reagieren. Nach seinen Erkenntnissen scheint auch die chronische Pankreatitis auf einem Mangel an Antioxidantien zu beruhen. Auch bei den rheumatischen Erkrankungen ist ein positiver Effekt von Selen nachweisbar. Patienten mit Befunden einer chronischen Polyarthritis weisen einen deutlichen Selenmangel auf (22).

Die Altersflecken auf der Haut sind Folgen von Selenmangel, der Graue Star, Gefäßerkrankungen (Arteriosklerose) und ein zu hoher Cholesterinspiegel werden mit Selenmangel in Verbindung gebracht. Besonders ältere Menschen haben zu wenig Selen (22).

Die wichtigen Aufgaben des Selens

Das Spurenelement Selen wurde 1817 entdeckt. Für den Menschen ist es vor allem als Bestandteil des Enzyms Glutathionperoxidase lebenswichtig, das sich in den roten Blutkörperchen befindet und freie Radikale abbaut. Selen wird oft als der Hauptschlüssel des »Schlüsselbundes« Antioxidantien bezeichnet. Laut Professor Schrauzer, San Diego, USA, dem sogenannten Selenpapst (22), hat Selen antimutagene Wirkungen und schützt uns vor Chromosomenschäden. Die Untersuchungen von Wilhelm Hartfiel vom Institut für Tierernährung der Universität Bonn (25) belegen diese Aussage. Nach seinen Untersuchungen sind die Böden der Bundesrepublik bereits so selenarm, daß bei Weidetieren Wachstumsverzögerung und Todgeburten zu beobachten sind, wenn Selen nicht zugeführt wird. Die steigende gefährliche Umweltvergiftung und der sich immer mehr abzeichnende Mangel an Vitalstoffen, allen voran Selen, scheinen auch die Ursache für die immer häufiger auftretenden Mißbildungen und Fertilitätstörungen (Unfruchtbarkeit) auch bei uns Menschen zu sein. 20 Prozent aller Ehen sind bereits ungewollt kinderlos. Alarmierend ist der Rückgang der durchschnittlichen Spermiendichte bei Männern. Die in Studien (14) ermittelte Spermiendichte ist von 1951 mit 120 Millionen Spermien pro ml bis 1989 auf 20 Millionen pro ml durchschnittlich gesunken. Dagegen brachten es die in einer dänischen Studie untersuchten 30 Bio-Bauern auf stolze 100 Millionen Spermien pro Milliliter Samenflüssigkeit.

Selen hat eine Schutzwirkung gegen Verstrahlung, d.h., es schützt uns vor ionisierenden Gammastrahlen. Aufgrund seiner hohen Bindungsfähigkeit an giftige Schwermetalle wie Quecksilber, Blei, Cadmium, Silber, Arsen hilft es, Belastungen durch diese Elemente abzubauen. Selen dient der körpereigenen Entgiftung, stimuliert das Abwehrsystem, schützt besonders die Leber, erhöht unsere Resistenz gegen Viren, Bakterien und Pilze und verbessert den Mikroblutkreislauf (das heißt die Durchblutung selbst der kleinsten Blutgefäße, der Kapillaren.)

Die Wirkungen des Selens (nach Professor Schrauzer)
– Schutz aller Zellmembranen durch Zerstörung von freien Radikalen,
– Schutz vor Chromosomenschäden und Mutationen,
– Schutz vor Strahlenschäden etc.
– Schutz vor toxischen Schwermetallen, wie z.B. Quecksilber, Blei, Cadmium, Kupfer, Silber, Arsen
– Schutz vor alkylierenden Substanzen (d.h., im Labor hergestellte chemische Gifte, wie sie z.B. in der Chemotherapie verwendet werden),
– Schutz vor halogenierten Kohlenwasserstoffen (z.B. FCKW, Tetrachlorkohlenstoff, Perchloräthylen u.ä.),
– Stimulierung des Immunsystems (Antikörpersynthese) und Krebsschutz durch Erhöhung unserer Lymphozyten und der so wichtigen Krebs-Killerzellen,
– Erhöhung der körpereigenen Resistenz gegen Bakterien, Viren und Pilze
– Leberschutz
– notwendig zur Erhaltung der Funktion von fast allen Organen, einschließlich des Herzens, der Leber, der Muskeln,
– Verbesserung des Mikroblutkreislaufes sowie Stärkung unserer roten Blutkörperchen und Thrombozyten

Ein Alarmzeichen, wenn die braunen Flecken auf der Haut zunehmen

Wir sollten alarmiert sein, wenn sich auf der Haut immer mehr braune Flecken bilden, die sogenannten Alters-flecken (Lipofuszine). Dies ist ein Zeichen dafür, daß der Körper seine aggressiven Gifte (freie Radikale) nicht mehr unschädlich machen kann, da seine Reserven an Antioxidantien, besonders an Selen, schon längere Zeit erschöpft sind. Der Körper möchte uns, gesteuert durch das Wunderwerk seiner inneren Regulation, vor Krankheit bewahren und lagert dann diese nicht mehr abbaubaren Gifte in die Haut ein. Dies zeigt an, daß die Entgiftungskraft des Körpers und der Leber schon lange überschritten ist und sehr gefährliche Entgleisungen drohen. Diese dunkelbraunen und schwarzen Flecken sind jetzt auch schon immer häufiger bei Kindern zu finden. (Was man gegen die Erscheinung tun kann, erfahren Sie in Kapitel 5 *Gesundheitstips für die Praxis.*)

Muttermilch enthält viel Selen

Die erschreckende Zunahme der Pilzkrankheiten bei Neugeborenen wird mit dem chronischen Selenmangel der Mütter zu tun haben, die häufig Amalgam in ihren Zähnen haben, zu dessen Entgiftung das wenige Selen, das aufgrund der selenarmen Nahrung zur Verfügung steht, gebraucht und damit verbraucht wird, was zur Schwächung der Abwehr führt und einem Pilzwachstum Tür und Tor öffnet. Und so geben die Mütter ihren Selenmangel, ihre allgemeine Abwehrschwäche und ihre Pilze im Blut bereits an die Kinder weiter. Da viele Säuglinge mit

Fertigmilch – sie enthält nach Lombeck (23) nur 1/3 des Selengehalts der Muttermilch – ernährt werden, werden sie weiter geschwächt. Sie werden infektanfällig, bekommen bereits Antibiotika, die die Gegenspieler der Pilze, die Bakterien, völlig wegräumen, so daß den Pilzen freie Bahn zu übermäßiger Entwicklung gegeben wird. Der kindliche Organismus wehrt sich dann mit Allergien. Allergien sind für mich ein Zeichen eines schwerst mit Giften (freien Radikalen) überlasteten Körpers, dessen Antioxidantien – besonders die Selendepots – verbraucht sind, so daß die Gifte nicht mehr abgebaut werden können, und es so zu unnatürlichen, überstürzten Reaktionen kommt.

In der Bundesrepublik herrscht ein bedrohlicher Selenmangel

In Deutschland leiden wir inzwischen ganz deutlich an einem bedrohlichen Selenmangel. In seiner Studie »Latenter Antioxidantienmangel in der DDR-Bevölkerung«, die als Sonderdruck der Zeitschrift *Innere Medizin* im Georg Thieme-Verlag in Leipzig (13) erschienen ist, sagt Kuklinski, daß Analysen von fast 1000 Nahrungs- und Genußmitteln (in der damaligen DDR) eine hochgradige Verarmung pflanzlicher Nahrungsmittel an Selen aufgewiesen hätten und das, obwohl es heißt: »Die DDR weist z.B. hohe Selenkonzentrationen in den meisten Regionen (im Boden) auf. Trotzdem war die Selenaufnahme zu gering.« Und zwar deshalb, weil Selen von den Pflanzen nur in einem gesunden, reichlich mit Humus versorgten, pH-neutralen Boden entnommen werden kann. Selen wird mit zunehmender Versauerung des Bodens chemisch verändert und kann in seiner veränderten Form von den

Pflanzen nicht mehr aufgenommen werden (siehe Kapitel 3 *Gesunder Boden – gesunde Nahrung – gesunde Menschen*). Hierin dürfte ein wesentlicher Grund für unseren erschreckend schnell vor sich gehenden gesundheitlichen Niedergang liegen, wie auch für die bedrohlich zunehmenden Mykosen. Wie in der obengenannten Studie weiter zu lesen ist, betragen *»die mit der Nahrung aufgenommenen Selenmengen in der gesamten Bundesrepublik knapp 1/10 der auf dem heutigen Wissensstand beruhenden notwendigen Tagesmengen.«*

Da wir heute sehr vielen Umweltgiften ausgesetzt sind, benötigen wir auch entsprechend viele Antioxidantien. Die Natur ist von unserem Schöpfer so wunderbar geschaffen, daß sie all diese notwendigen und sich gegenseitig verstärkenden Antioxidantien in den Nahrungspflanzen für uns bereithielte, würden sie in einem reichlich mit allen notwendigen Stoffen versorgten Boden wachsen dürfen.

Unsere Bodenmisere ist verantwortlich für den Mangel an natürlichen Vitalstoffen. Das vermehrte Angebot von Antioxidantien als Nahrungsergänzung und deren Anwendung sind eine Antwort auf diese Situation. Bei Mensch und Tier sind gesundheitliche Besserungen feststellbar. Trotzdem ernähre ich mich lieber von vornherein von rundum vollwertigen Nahrungspflanzen, wie unser genialer Schöpfer es für uns vorgesehen hat, als immer mehr von isolierten Präparaten – und seien diese noch so gut. Fürs erste sind diese Präparate sicherlich sehr hilfreich, um das jahrzehntelang entstandene Defizit zu beseitigen, denn sie helfen uns, unsere Mülldeponie »Bindegewebe« und auch die Gefäße zu reinigen, wie auch unsere roten Blutkörperchen zu kräftigen, so daß sich diese dann auch gegen eine Verpilzung besser wehren können. Es ist auffallend, daß sich gerade Selen und Vitamin E in verhältnismäßig hoher Konzentration in der Außenmembran unserer roten Blutkörperchen befinden. Diese könnten es sein, die das Auskeimen der »Blutpilze« verhindern bzw. letztere abhalten, immer wieder neue rote Blutkörperchen »anzustecken« (3). Aber nicht nur auf unterversorgte Pflanzen ist unser Selen- und Vitamin-E-Mangel zurückzuführen.

Distelöl und Sonnenblumenöl können krank machen

Wie Kuklinski in seiner Studie (13) weiter ausführt, »verstärkt die Umstellung auf eine bisher auch von uns (d.h. dem Klinikum Rostock) popularisierte gesunde gegen Arteriosklerose gerichtete cholesterolarme und an Polyensäuren (mehrfach ungesättigten Fettsäuren) reichere Kost den Selenmangel extrem«.
Je höher der Verbrauch an Polyensäuren, d.h. an mehrfach ungesättigten Fettsäuren, um so größer ist der Bedarf an Vitamin E. Wie wir schon wissen, hat Vitamin E wie Selen eine antioxidative Wirkung, und schützt unter anderem die Moleküle der mehrfach ungesättigten Fettsäuren vor der oxidativen Destruktion. Und die von gesundheitsbewußten Menschen bevorzugten Distel- und Sonnenblumenöle, wie auch Margarine, sind reich an diesen Fettsäuren. Um die Peroxidbildung zu verhindern bzw. einzugrenzen, brauchen wir Selen und Vitamin E. Erschöpft sich das Vitamin E, d.h., es kommt zum Mangel, kann Selen die entstandenen aggressiven Radikalen noch unschädlich machen. Vermehrter Verzehr von ungesättigten Fettsäuren raubt Selen und Vitamin E in einem Maß, daß dadurch die pathologische Grenze des Selen- und Vitamin-E-Spiegels erreicht wird (*Innere Medizin* [13]).

Kuklinski führte in Leipzig eine dreijährige Follow-up-Blindstudie (1982 bis 1984) an Patienten mit peripherer arterieller Verschlußkrankheit durch. Er teilte sie in drei Gruppen ein und verordnete allen drei Gruppen eine cholesterin- und tierischfett-arme und an mehrfach ungesättigten Fettsäuren reiche Kost, eine, wie sie bei arteriosklerotischen Erkrankungen üblich ist. Dazu gab man der ersten Gruppe noch täglich je 40 ml Sonnenblumenöl und der zweiten Gruppe 40 ml Leinöl. Diese Öle wurden laufend per Expreß frisch geliefert (kühl und dunkel aufbewahrt). Die Kontrollgruppe bekam weder Lein- noch Sonnenblumenöl extra.

Das Ergebnis der Studie war, daß die Krankheit derjenigen, die Öl zusätzlich verzehrt hatten, weiter voranschritt. Die Serumanalysen (Blutuntersuchungen) aller drei Gruppen ergaben bei Konstanz von Magnesium und der Spurenelemente Zink und Kupfer einen deutlichen Abfall der Konzentrationen von Vitamin E und Selen. Diese hatten sich zu Beginn der Studie an der untersten Grenze des noch Vertretbaren befunden, wurden durch den Verzehr von mehrfach ungesättigten Fettsäuren jedoch zu pathologischen* Werten verändert. Speziell die Selenwerte fielen von subnormalen (d.h. bereits unter der Norm liegenden Anfangswerten) in hochpathologisch erniedrigte Bereiche ab. Daß die Ernährung der Leipziger Bevölkerung nicht die Ursache sein konnte, bewiesen die laufenden Blutanalysen anderer Personen, die sich cholesterolreich mit Fleisch, Eiern, Butter etc. ernährten und in diesem Zeitraum mit ihren Konzentrationen im sogenannten Normbereich blieben.

Anhand der Verbrauchsquoten von Grundnahrungsmitteln der Stadt Leipzig ließ sich eine tägliche Selenaufnah-

* Pathologisch = krankhaft.

me von 20–25 mcg pro Tag und Kopf errechnen. Bei der Zubereitung von Speisen ist zu beachten, daß Braten und Kochen, Salzzusatz und Säure, die ohnehin niedrigen Selenkonzentrationen weiter verringern. Für das Gebiet der BRD kamen Hartfiel und Schulte zu 15 mcg Selenaufnahme pro Tag. Nach den Empfehlungen der WHO sollte diese aber zwischen 50–200 mcg täglich liegen. Kuklinski schließt sich der von Schrauzer empfohlenen Tagesdosis von 250–300 mcg Selen an, da wir in Mitteleuropa einer viel massiveren Umweltbelastung ausgesetzt sind, was mehr Antioxidatien erforderlich macht (13).

Denham Harman (26) sagt deutlich: »Durch den Verzehr von mehrfach ungesättigten Fettsäuren kann die Konzentration der endogen (innerlich) produzierten freien Radikale noch zusätzlich erhöht werden.«

Lassen wir nochmals Kuklinski sprechen: »Ein starker Bedarf an Antioxidantien entsteht ebenfalls beim Verzehr autoxidierter Polyenfettsäuren. (D.h., die mehrfach ungesättigten Öle sind bereits außerhalb des Körpers oxidiert). Soja-, Lein- und Sonnenblumenöle (die vermutlich seinerzeit in der DDR am häufigsten benutzt wurden) sollen zur Vermeidung der toxischen Peroxidbildung kühl, dunkel, unter Luftabschluß und nicht länger als 14 Tage gelagert und nicht länger als 30 Minuten erhitzt werden. Die Wiederbenutzung erhitzter Öle ist unbedingt zu vermeiden (Achtung: Pommes-frites-Liebhaber!)

In diesem Zusammenhang sei die Studie über Brustkrebs und Olivenölverbrauch genannt, die an der Harvard-Universität in Cambridge/USA gemacht wurde. Sie ergab, daß Frauen, die mindestens einmal täglich Olivenöl in der Küche verwenden, ihr Risiko, an Brustkrebs zu erkranken, um 25 Prozent senken würden. Das Olivenöl hat kaum oxidierende Eigenschaften und raubt uns so gut wie kein

Selen und Vitamin E. Sind diese genügend vorhanden, kann der Körper sich besser gegen die vielen krebsfördernden Gifte wehren und sie abbauen (siehe Stichwort »Ölproblem« in Kapitel 5 *Gesundheitstips für die Praxis*).

Cholesterin – der lebensnotwendige Stoff

Bereits 1991 warnte Bruker in seinem sehr empfehlenswerten Buch *Cholesterin – der lebensnotwendige Stoff* (18) vor dem Chemieprodukt »Margarine«. Er beschreibt die einzelnen Schritte der Margarineherstellung: die Extraktion mittels Leichtbenzin/Hexan, das Erhitzen bis 280 Grad C bei der Ölraffination, die Entlecithinierung, Entschleimung, Entsäuerung, Entfärbung, das Härten und Fraktionieren, Umestern etc. etc. Dieses Produkt hat nicht mehr das mindeste mit dem Ausgangsmaterial zu tun; es ist ein reines Chemieprodukt – und das ist jede Margarine. Bruker beweist, daß gerade das Cholesterin, wie es in der Butter vorkommt, ein lebensnotwendiger Vitalstoff ist, der vielerlei Aufgaben bei der Fettverdauung und dem Fetttransport hat. Cholesterin ist unerläßlich zur Bildung von Zellmembranen, Hormonen und Gallensäuren. Es ist einer der wichtigsten Bestandteile der Zellmembranen unserer gesamten Körperzellen, auch unserer Blutzellen, die ja elastisch und verformbar sein müssen. Aus diesem wichtigen Stoff entstehen z.B. in der Nebennierenrinde, in der Plazenta, in den Eierstöcken und Hoden Hormone, die nur mangelhaft gebildet werden können, wenn ihnen jahrelang ihr wichtigster Baustein fehlt. Auch das Provitamin des Vitamin D_3 entsteht aus Cholesterin. Dieses Cholesterin stammt zu 5 Prozent aus der Zufuhr über die Nahrung und zu 95 Prozent aus körpereigenen Produkten (14).

Beim Cholesterin unterscheiden wir zwei Fraktionen: das gefährliche Low Density Lipoprotein (LDL), das für die Cholesterinablagerungen und Arteriosklerose verantwortlich gemacht wird, und das uns schützende High Density Lipoprotein (HDL), das wiederum den Cholesterinablagerungen durch Abtransport entgegen wirkt und die Infarktgefahr vermindert. Kuklinski fand heraus, daß Selen-Gaben bei Patienten mit einem erhöhten Blutfettspiegel zu einer Erhöhung der HDL-Fraktion führten.

Er führte weiter aus, daß bei Patienten mit länger bestehenden Arteriosklerose und Infarktgefahr erniedrigte Selenwerte im Blut (Serum) und ein verminderter Vitamin-E-Gehalt in den roten Blutkörperchen festzustellen sei. Wie amerikanische Untersuchungen (Jilial, Dallas [16]) zeigten, können Antioxidantien das Entstehen des LDL-Cholesterins verhindern, das ohne Schutz zu einem zellschädigenden Gift für die Innenwände der Gefäße werden kann.

Wie Kuklinski in seinem neuen Buch *Neue Chancen* (14) darlegt, ist Cholesterin, ähnlich wie die Harnsäure, ein körpereigenes Antioxidans. Im Einsatz gegen freie Radikale werden sowohl das LDL-Lipoprotein als auch Cholesterin selbst oxidiert. Nicht das Cholesterin an sich, sondern seine Oxidationsprodukte lösen Arteriosklerose aus. Eine cholesterinsenkende Diät oder medikamentöse Behandlung kann die Entstehung weiterer Oxidationsprodukte nicht aufhalten. Dem läßt sich, wie Kuklinski weiter ausführt, nur mir Antioxidantien wie Selen, Vitamin E, C sowie ß-Carotin und Coenzym Q 10 begegnen. Die Wissenschaftler Durk Pearson und Sandy Shaw (14) wiesen ebenfalls schon vor Jahren darauf hin, daß Cholesterin ein Antioxidans ist, welches letztendlich vom Körper nur vermehrt produziert wird, wenn andere Antioxidantien zur

Reduzierung der freien Radikalen im Organismus fehlen. Ein erhöhter Cholesterinspiegel ist folglich ein Indikator für vermehrte Aktivität der freien Radikalen im Körper. Cholesterin löst nur dann Arteriosklerose aus, wenn es oxidativ verändert wurde, weil die Antioxidantien fehlen. Auch Professor Gruber aus Wien (22) weist auf die Gefährlichkeit der LDL-Fraktion des Cholesterins hin: Die Oxidationsprodukte des Cholesterins (LDL-Fraktion) wirken nicht nur atherogen (Arteriosklerose fördernd), sie besitzen auch zytotoxische (zellgiftige), mutagene und kanzerogene Eigenschaften. Über vom Selen gesteuerte enzymatische Abläufe können diese toxischen Fettsäureperoxide zuverlässig unschädlich gemacht werden. Selenmangel erhöht das Thromboserisiko. Herzinfarktpatienten zeigen einen deutlich herabgesetzten Selengehalt in den Thrombozyten.

Sojalecithin senkt einen zu hohen Cholesterinspiegel

Diese neue, revolutionierende Sichtweise der Ursache eines erhöhten Cholesterinspiegels scheint zu stimmen, denn es gibt Anzeichen dafür, daß wir einen zu hohen Cholesterinspiegel mit Sojalecithin senken können. Eine spanische Firma stellt ein solches Granulat her. Man hat mir berichtet, daß es zuverlässig wirke. Soja enthält verhältnismäßig viel Selen (60 mcg auf 100 g), zuzüglich 1500 mcg Vitamin E, die beide als Antioxidantien wirken, so daß der Körper sein Cholesterin als Radikalenfänger nicht herzustellen und einzusetzen braucht.

Ein praktischer Beweis: mehrfach ungesättigte Fettsäuren schaden

Der Pharmakologe und Toxikologe Hans Bräuer aus München machte im Jahr 1979 (19) einen interessanten Versuch. Vorausgegangen war folgendes: Unter den vielen hundert Patienten, die frei praktizierende Ärzte zur Blutfettbestimmung in sein Institut für Blutanalysen geschickt hatten, fielen immer wieder einige auf, die hochgradig anämisch waren, ohne daß es dafür eine Erklärung gab. Die verschiedenen klinischen Meßmethoden schlossen die bekannten Ursachen der Blutarmut aus. Diese Patienten hatten alle etwas gemeinsam: einen sehr niedrigen Cholesterinspiegel. Aus Furcht vor einem zu hohen Cholesterinspiegel hatten sich alle seit langem mit »essentiellen« Fettsäuren ernährt und jedem cholesterinreichen Fett, wie der Butter, abgeschworen.

Bräuer wollte der Sache auf den Grund gehen. Da das Schwein dem Menschen hinsichtlich Zellaufbau und Stoffwechselfunktionen sehr ähnlich ist, ließ es verschiedene Gruppen von Schweinen unterschiedlich ernähren. Dann ließ er sie schlachten und ihre konservierten Gewebeschnitte wurden einem Fachinstitut der Berliner Freien Universität eingesandt, das nicht wußte, worum es sich bei dieser Untersuchung handeln sollte. Alle Schweine, die mit mehrfach ungesättigten Fettsäuren, d.h. mit Ölen und Margarine (den sogenannten essentiellen hochungesättigten Fettsäuren) gefüttert worden waren, hatten *viermal* mehr Fett in ihren Zellen und Zellmembranen eingelagert als jene Schweine, die Eigelb- oder Butterzusätze oder ausschließlich normale Schweinekost erhalten hatten. Außerdem waren die Leber und die Nieren der Öl-Margarine-Schweine geschädigt.

Wieviel Selen braucht der Mensch pro Tag?

Selen ist in hohen Dosen giftig. Schrauzer und auch Kuklinski geben den täglichen Selenbedarf mit etwa 250 bis 300 mcg* an. »Chronische Intoxikationen (Vergiftungen) sind erst bei mehrmonatiger Einnahme von mehr als 2000 mcg (= 2 mg**) möglich« (13). Chronische Vergiftungen zeigen sich mit Haarausfall und brüchigen Fingernägeln, und das zuviel aufgenommene Selen wird über einen sehr auffallend stark nach Knoblauch riechendem Atem abgeatmet. Sobald das Selen abgesetzt wird, normalisieren sich diese Schäden wieder. Dazu Schrauzer (25): »Akute Vergiftungen durch die anorganischen Salze Selenit bzw. Selenat sind sehr selten. Dazu bedarf es einer täglichen Zufuhr von 100 mg = 100 000 mcg, also der tausendfachen Menge der empfohlenen Tagesdosis und mehr.«

Wie decken wir unseren Selenbedarf?

Wie decken wir nun unseren Selenbedarf auf natürliche Weise? Auch hier weiß Mutter Natur uns zu helfen. Die Kokosnuß mit 810 mcg Selen pro 100 g!, bei einem Vitamin-E-Gehalt von 730 mcg, wie auch die eiweiß- und kupferreiche (Kupfer wird bei Entzündungen gebraucht) Sesamsaat mit 800 mcg Selen und ca. viermal soviel Vitamin E sind wahre *Selen-Wunder.* Verzehren wir davon ca. 50 g täglich, decken wir den Tagesbedarf.
Eine befreundete Dame, die lange Zeit als Entwicklungshelferin in Afrika gelebt hatte, erzählte mir, daß sie einmal

---

*   mcg = Mikrogramm = millionstel Gramm. (1000 mcg = 1 mg).
** mg = Milligramm = tausendstel Gramm. 1 mg = 1000 mcg.

schwerst leberkrank in Afrika darnieder gelegen sei und niemand ihr hätte helfen können. Dann hätte ihr ein Afrikaner gesagt, daß sie den Saft von Kokosnüssen trinken sollte. Sehr bald sei sie gesund geworden, auch ohne eine andere Behandlung. Die Milch der Kokosnuß wird auch Selen enthalten, das in dieser leicht verdaulichen Form äußerst hilfreich ist. Aber Vorsicht: die Kokosnuß enthält außergewöhnlich viel Selen. Also nicht übertreiben. »Mäßig, aber regelmäßig« (siehe Kapitel 5 *Gesundheitstips für die Praxis*)

Der Selengehalt unserer Nahrungsmittel (Selen-Tabelle)

Der Selengehalt ausgewählter Lebensmittel in mcg pro 100 g Frischgewicht

Fisch

Forelle	80
Garnele	40
X Hering (Vitamin E 1500 mcg)	140
Hummer	130
Kabeljau, Dorsch (Vitamin E 260 mcg)	30
Makrele (Vitamin E 1250 mcg)	35
Renke (Felchen)	35
X Rotbarsch (Vitamin E 1250 mcg)	45
Sardinen	85
Schellfisch (Vitamin E 390 mcg)	20
Scholle	65
X Thunfisch	130

Fleisch

Gelatine	19
X Hammelfleisch	1
Huhn (Brust)	12

Der Selengehalt ausgewählter Lebensmittel in mcg pro 100 g Frischgewicht

Huhn (Leber)	65
Huhn (Schlegel)	14
Rinderfilet, Rinderherz	35
Rinderniere	100–500
Schwein (Filet, Bug, Blatt, Schulter)	7
Schweinekotelett	25
Schweineleber	60
Schweineniere	200–400

Gemüse

Blumenkohl	1–16
Endivien	13
Fenchel (4700 mcg Carotin!)	?
Grünkohl, Rotkohl	2
Gurken	0–60
Kartoffeln	0,5–20
Knoblauch	20
Kohlrabi	8–165
Kopfsalat	1–10
Meerrettich, Möhren	Spuren
Paprika, grün	1
Petersilie	0–110
Porree	0–10
Rettich	2–30
Rosenkohl	18
Rote Bete	1–20
Sellerie	1–10
Spinat (Carotin 4200 mcg, Vitamin E 1600 mcg)	2–18
Tomaten	1–10
Weiße Rüben (Wasserrüben)	3–25
Weißkohl (Vitamin E 1700 mcg, Vitamin C 45 mg)	18
Zwiebel (Vitamin C 9 mg)	1–10

Der Selengehalt ausgewählter Lebensmittel in mcg pro 100 g Frischgewicht

Getreide und Hülsenfrüchte

Bohnen, grün	1
Bohnen, weiß (getrocknet)	20
Dinkel	3
Erbsen, grün	1
Gerste, Hafer, Mais, Roggen	2
Kichererbsen	?
Linsen	11
Sojabohnen (Vitamin E 1500 mcg, Vitamin B6 1190 mcg)	60
Vollkornweizen (Vitamin E 1400 mcg)	2
Vollreis (auch polierter Reis)	10–70
Weizengrieß (enthält kein Vitamin E!)	1
Weizenkeime (Vitamin E 12000 mcg!)	um 100
Weizenmehl, Weizenbrot (Weißbrot)	2

Obst und Zitrusfrüchte

Äpfel	1–6
Apfelsinen (Vitamin C 50 mg)	4
Bananen (mögl. Bioladen)	4
Hagebutten (Vitamin C 1,045 g!)	Spuren
Obst (frisch)	0,3–4
Weinbeeren, getrocknet (Reformhaus)	5
Weintrauben (mgl. Bioladen)	3
Zitronen (Vitamin C 55 mg)	1–12

Kerne, Nüsse

Erdnüsse, Haselnüsse	2
Kokosnüsse (Vitamin E 730 mcg, Vitamin C 2 mg)	810
Mandeln (Carotin 120 mcg, Vitamin E 25 mg, Vitamin C bis 6,5 mg, Vitamin B6 60 mcg)	2
Pistazien (Vitamin E 5200 mcg, Vitamin C 7 mg)	450
Sesam	800

Der Selengehalt ausgewählter Lebensmittel in mcg
pro 100 g Frischgewicht

Sonnenblumenkerne	68
Walnüsse	8

Ei- und Milchprodukte

Butter	Spuren
Camembert	6
Chester, Emmentaler-Käse	11
Edamer	4
Eigelb (Vitamin A 1 mg, Vitamin E 2 mg, Vitamin B6 300 mcg)	30
Eiweiß	4–10
Hüttenkäse	5
Quark, 20%	5
Sahne, süß	1
Vollmilch	1

Die vorstehenden Werte stammen überwiegend aus dem Buch *Der kleine Souci/Fachmann/Kraut – Lebensmitteltabelle für die Praxis* (55). Bitte beachten Sie, daß »mg« 1000stel Gramm und »mcg« 1 000 000stel! Gramm bedeuten. Wenn ein Wert z.B. von »0–110« angegeben ist, so bedeutet dies, daß Selen je nach Bodenpflege, aus dem Boden aufgenommen werden kann oder eben nicht.
Es heißt in *Mineraloscop 1/89* (24), daß beim Kochen bis zu 50 Prozent des biologisch verfügbaren Selens verlorengehen und das in Fleisch und Fisch enthaltene Selen wesentlich schlechter verwertet wird als das in Getreide. Kuklinski macht darauf aufmerksam (13), daß Fische zwar viel Selen enthalten, dieses aber häufig bereits an Quecksilber und andere Gifte, von denen die Fische verseucht sind, gebunden sei, so daß man den Fischverzehr einschränken

sollte. Da die Gifte weiterhin ins Meer und in die Flüsse gelangen dürfen, werden auch die Nahrungsquellen, die diese uns bieten, versiegen, so daß die prophezeiten Hungersnöte (81) immer wahrscheinlicher werden.

Nüsse können giftig sein

In der Veröffentlichung des bga-Pressedienstes, Ausgabe 21/94, weist das Bundesgesundheitsamt darauf hin, daß Pistazien, Paranüsse, Chilies, Gewürzpaprika und Muskatnüsse relativ häufig mit Aflatoxin, dem hochgiftigen, krebserregenden Stoffwechselprodukt der Schimmelpilze belastet sind. Auch Mandeln, Haselnüsse, Erdnüsse und Feigen können belastet sein. Ein Befall der Lebensmittel ist rein äußerlich meist nicht zu erkennen.

Der Selengehalt unseres Brotgetreides hat sich bedrohlich verringert

Nach älteren Untersuchungen (Oehlschläger, Menke, 1968) wies unser Brotgetreide vor 26 Jahren noch durchschnittlich 20 mcg Selen per 100 g Brotgetreide auf. Jetzt sind es im Durchschnitt nur noch 2 mcg per 100 g (Brüggemann, Ocker, 1990). Auch Kuklinski kam bei Getreide zu Selengehalten von 1 bis 2 mcg.
Als ein Hauptnahrungsmittel sollte unser Getreide jedoch 50 bis 100 mcg Selen auf 100 Gramm aufweisen, was aufgrund der extrem sauren Niederschläge nur ein optimal gepflegter, natürlich behandelter Boden leisten kann.
Leider erhalten unsere Böden immer weniger das organische Material (Stroh als kompostierter Mist) wie früher.

Aufgrund der Humusverarmung können sich unsere Böden allgemein immer weniger gegen die sauren, schadstoffbelasteten Niederschläge wehren. Liefern wir den Böden organisches Material, wie es der private Gärtner in seinem Mulch-Garten macht, stellen sich sehr bald wieder die Regenwürmer ein, die unseren Böden durch ihre Ausscheidungen basische Düngestoffe liefern. In der einseitigen Düngung scheint – neben dem sauren Regen – der Hauptgrund für unsere Selenverarmung und den allgemeinen Spurenelementmangel und damit für das Ansteigen so vieler ernster Entgleisungen und Krankheiten bis hin zum Krebs zu liegen. Es ist auffallend, daß die Krebskrankheiten entsprechend der Abnahme des Selengehalts in unseren Hauptnahrungsmitteln angestiegen sind. Die Mykosen kommen jetzt hinzu. Wir stehen an einem gefährlichen Abgrund und dürfen feststellen, daß es sich rächt, wenn wir gegen Naturgesetze verstoßen. All unsere Fehler müssen wir mit Erkrankung und bedrohlicher werdender Klimaveränderung bitter bezahlen. Gott gab uns den freien Willen. Nutzen wir diesen zum Segen für uns und unsere Umwelt. Wir stellen die Weichen. Wir säen die Saat, und nach dieser Saat werden wir ernten. Wir ernten bereits!

Erst, wenn wir bereit sind, anzuerkennen, daß Gott, als unser Schöpfer und Vater, in Seinen Naturgesetzen mit genialer Weisheit alles aufs Wunderbarste geregelt hat und daß wir mit unserem begrenzten Verstand nur »den Schimmer am Horizont« erfassen können, und erst wenn wir endlich bereit sind, uns demütig Seiner Weisheit zu beugen und aufhören, als Blinde, wie Zauberlehrlinge, in die geheimnisvolle Ordnung Seiner Schöpfung einzugreifen, wird es eine bessere Zukunft geben können.

3 Gesunder Boden – gesunde Nahrung – gesunde Menschen

**Allergien und bedrohliche Erkrankungen
sind im Steigen begriffen**

Ein natürlicher, biologisch gepflegter Boden, so wie ihn unsere Vorfahren und die Naturvölker noch kannten, liefert den Pflanzen ganz besondere Schutzstoffe und Kräfte, die so stark sind, daß so gezogene Pflanzen und damit ernährte Tiere bei uns zur Zeit Tschernobyls keinerlei Atomverstrahlung aufwiesen. Leider haben wir seit ca. 100 Jahren den natürlichen Anbau immer mehr verlassen und sind damit aus der Ordnung, die Gott für uns vorgesehen hat, herausgetreten. Das rächt sich früher oder später. Die verheerende Zunahme schwerer Krankheiten bis hin zu Krebs und Aids sollte ausreichend warnen.

Um 1930 litt nur 1 Prozent der Bevölkerung an Allergien (11), heute sind es bereits 40 Prozent. Um 1900 wurde nur jeder dreißigste über 50 von Krebs betroffen, heute ist es – laut einer Statistik, die vor ca. zehn Jahren erstellt wurde – jeder Dritte. Auch immer mehr junge Menschen, selbst Kinder und Säuglinge bekommen Krebs, was man vor dem 2. Weltkrieg so gut wie gar nicht kannte. 1977 lag das Durchschnittsalter der Frauen, die an Lymphkrebs erkrankten, zum Beispiel laut DDR-Statistik, bei 33 Jahren; 1989 bereits bei 23 Jahren.

Man tröstet uns damit, daß wir viel länger leben als früher, wie die Statistik beweist. Aber da gibt es einen Haken. Neh-

78

men wir folgendes Beispiel. Wenn früher von zwei Kindern eines starb und das überlebende, sagen wir, 90 Jahre alt wurde, dann errechnet die Statistik daraus ein Lebensdurchschnittsalter von 45 Jahren. Und da die Kindersterblichkeit durch bessere Hygiene und wirksamere Medikamente eingedämmt wurde, errechnet sich heute auf dem Papier für uns eine viel höhere Lebenserwartung. Sind aber unsere Gesundheit und Stabilität wirklich besser geworden? Die Frage möge sich jeder selbst beantworten. Immer mehr Kinder haben zu schmale Kiefer und dadurch Gebißanomalien, d.h., die Hälfte aller Schulkinder benötigt heute eine Gebißregulierung, und die Karies hat erschreckend zugenommen.

Im Tierexperiment und beim Vergleich von sich unterschiedlich ernährenden Menschen (Zivilisationskost und Vollwertkost) wurde festgestellt, daß es bei der Zivilisationskost zu vermehrter Karies und zu schmalerer Kieferausbildung kam, was als Degenerationserscheinung zu werten ist.

Gefährdete Menschheit

Die oben erwähnten Degenerationserscheinungen sind bei allen Menschen, die sich so ernähren, wie es von unserem Schöpfer für uns vorgesehen ist, nicht zu finden. Zu diesem Thema gibt es ein sehr aufschlußreiches Buch von Albert von Haller mit dem Titel (28): *Gefährdete Menschheit.* Dort wird von dem Arzt und Zahnarzt Price aus Cleveland/USA berichtet, der als Sechzigjähriger – um 1920 – zu einer zehnjährigen Forschungsreise aufbrach, um herauszufinden, was in den USA falsch gemacht würde. In seiner Praxis hatte er mit einem erschreckenden Gesundheits- und Gebißverfall zu tun.

Er fand diese Inseln der Gesundheit. Überall, wo sich die Völker unberührt von jeglicher Zivilisation noch nach ihrer Gewohnheit ernährten, fand er die »totale« Gesundheit, praktisch keine Karies, und breite, gesunde Kieferbögen. Sobald aber diese Menschen zu den importierten Nahrungsmitteln des Weißen Mannes übergingen, wie zu ausgemahlenem Weizenmehl, Zucker und Konserven, begannen sich auch hier die Zivilisationskrankheiten auszubreiten, auffallend viel Karies inbegriffen (siehe *Macht und Geheimnis der Nahrung* [28] von Albert von Haller). Schon in der zweiten Generation fand Price bereits degenerative Veränderungen. Die Gesichter wurden schmaler, das Kinn spitzer, die Zahnbögen wurden so schmal, daß die Zähne keinen Platz mehr hatten und ungeregelt durchbrachen. Price reiste zu den Eskimos, zu den Ureinwohnern Australiens, nach Afrika, zu den Indianern in Peru. Wiesen all diese Völker vorher einen Kariesbefall von 0,0 bis 0,09 Prozent auf, fand Price schon kurz nach Einführung der weißen Zivilisationskost bei den Eskimos 13 Prozent, den Maoris auf Neuseeland 55 Prozent, bei den Ureinwohnern Australiens 70 Prozent und bei den Indianern in Peru 40 Prozent Karies. Diese Zahlen und die in dem erstgenannten Buch abgebildeten Gebisse können schon nachdenklich stimmen.

Die Eskimos ernährten sich traditionell vor allem von Fleisch und Fisch. Seetang, Kräuter, Wurzeln und Beeren ergänzten diese vorwiegend tierische Kost. Einige Völker in Afrika lebten vorwiegend von Reis, Palmöl, grünen Blatt- und Gemüsepflanzen, Früchten und Nüssen. Fleisch und Fisch waren Ausnahmen. Andere ernährten sich vorwiegend von Hirse oder Mais. Die Nahrung der Naturvölker enthielt weitaus mehr Vitamine, Mineralien und Spurenelemente als die verfeinerte Zivilisationskost.

Da die sonstigen Lebensgewohnheiten der von Price untersuchten Naturvölker sich nicht verändert hatten, mußte die Ursache für die auftretenden Krankheiten und die offensichtliche Degeneration (zu schmale Kieferausbildung) in der zivilisierten Nahrung liegen.

Das ausgemahlene Mehl und der Zucker

Ein Verursacher unserer gesundheitlichen Schwächung ist, wie gesagt, unser Hauptnahrungsmittel, das Brot. Unser Brot wird seit ca. 100 Jahren fast gänzlich seiner Mineralstoffe, Spurenelemente, wertvollsten Öle und Vitamine durch das Schälen des Getreides beraubt. Diese wichtigen Aufbaustoffe befinden sich in den Randschichten und im Keim des Getreidekorns. Aus Haltbarkeitsgründen werden diese entfernt. Auf diese Weise wird das Mehl zu einem reinen Zuckerstoff, sprich zu einem »denaturierten leeren, isolierten Kohlenhydrat«, das uns entmineralisiert. Geradezu gefährlich wirkt der raffinierte Zucker. Er ist ebenfalls ein denaturiertes, isoliertes Kohlenhydrat, das ohne Mineralstoffe und Vitamine mitzubringen, diese aber zu seiner komplizierten Aufspaltung im menschlichen Körper benötigt. Durch Zuckerkonsum werden unserem Körper viele Mineralien entzogen, wie das Calcium aus den Zähnen, Knochen und Venenwänden. Der Zucker ist ebenso ein Räuber des Nervenvitamins B_1.

Das Düngen mit nur wenigen Nährelementen

Obengenannte Gründe reichen für eine Erklärung nicht aus. In die Degeneration führt uns der Mangel *allgemein* an Vitalstoffen aufgrund der einseitigen Düngung unserer

Nahrungspflanzen. Ganz gleich, ob es sich hierbei um die Düngung mit wasserlöslichen Mineraldüngern, wie diese im konventionellen Anbau üblich sind, oder um die einseitige organische Mistdüngung handelt (Warum auch die Mistdüngung mit der Zeit zur Bodenverarmung führt, erkläre ich an anderer Stelle.) Durch jahrzehntelangen Intensivanbau – und das gilt auch für die Monokultur Wald – hat sich der Kulturboden überall bereits erschöpft. Die Nahrungspflanzen wie auch die Bäume weisen bereits *erhebliche* Nährstoffmängel auf.

Erstaunlich ist nur, wie lange wir selbst diese Mangelernährung schon aushalten. Während die Naturvölker sehr schnell reagieren, tritt bei uns Weißen erst in der dritten und vierten Generation die erwähnte Degeneration mit den äußeren Zeichen des Gebißverfalls auf. Da die degenerativen Gebißveränderungen der obengenannten Naturvölker bereits zwischen 1920 und 1930 auftraten, müssen wir die Ursachen hierfür in erster Linie in der Ernährung suchen, denn die sogenannten Umweltgifte, die uns jetzt belasten, traten erst nach dem 2. Weltkrieg auf.

Immer mehr kranke Weidetiere durch Selenmangel

Ich bin auf diese sehr ernstzunehmende Bodenmisere durch meine Beschäftigung mit dem Selen aufmerksam geworden. Durch den jahrzehntelangen Intensivanbau weisen unsere Böden bereits einen erheblichen Mangel an Mineralien und Spurenelementen auf, und der saure Regen bewirkt chemische Veränderungen, so daß auch hierdurch ein Ungleichgewicht entsteht.

Wie schon gesagt, verfügen unsere Böden z.B. noch über Selen, aber dieses wenige Selen kann in unseren immer saurer werdenden Böden immer weniger von den Pflanzen aufgenommen werden (13).

Unsere Böden sind bereits so selenarm, daß Weidetiere, besonders bei saurer Silagefütterung, sehr ernstzunehmende Symptome eines Selenmangels aufweisen, wie Wachstumsverzögerung, Verwerfung, Geburtsschwierigkeiten, Unfruchtbarkeit und Totgeburten. Einem organisch-dynamisch arbeitenden Bauern verendeten 1990 fünf ausgewachsene Schweine. Wie das Veterinäramt feststellte, war die Todesursache Selenmangel. Die sogenannte Weißmuskelkrankheit der Rinder, die sich in verdickten Sprunggelenken zeigt und bei der ganze Muskelpartien (auch des Herzens) absterben, weitet sich aus. Ältere Rinder haben immer mehr Schwierigkeiten beim Aufstehen und Hinlegen. »Schließlich führen lange Liegezeiten und somit dauerhafter Druck auf bestimmte Hautstellen dazu, daß die Haut aufplatzt und faustgroße Höhlen mit zersetztem Muskelgewebe freigibt« (siehe *Top Agrar 1/95*). Innerhalb von 8 bis 14 Tagen müssen solche Tiere notgeschlachtet werden. Immer mehr Bauern klagen über kranke Kälber. Diese sind ab Geburt schwach und matt, leiden an wiederkehrenden Durchfalls- und Atemwegserkrankungen, an Gelenkentzündungen. Plötzlicher unerklärlicher Tod, besonders nach Aufregungen, ist keine Seltenheit. Durch Selen- und Vitamin-E-Gaben lassen sich diese Symptome meist verbessern. Auch Schweine bekommen Selen ins Futter, womit ihre Herzinfarktgefährdung und allgemeine Anfälligkeit vermindert werden können.

Laut einer Untersuchung von 63 bäuerlichen Betrieben in Norddeutschland waren 76,7 Prozent der Kühe selenunterversorgt, d.h., der Selengehalt des Blutes lag 50 Prozent unter der Norm (siehe *Top Agrar 11/94* und *1/95*).

Der Selenmangel ist nur *ein* gravierender Mangel, und er

sollte stellvertretend für andere wichtige Stoffe stehen, denn in der Kette aller lebensnotwendigen Mineralstoffe, Spurenelemente und sonstiger Vitalstoffe darf *kein* Glied fehlen, wenn es nicht zu Erkrankungen kommen soll.

Der saure Regen blockiert das Selen im Boden

Die Böden in Deutschland zählen zu den selenarmen dieser Welt. Trotzdem hätten sie, laut Kuklinski, noch einen zufriedenstellenden Selengehalt. Die Pflanzen können sich aber diese Selen immer weniger verfügbar machen. Aufgrund der extrem hohen Belastung durch die sauren Niederschläge wird die Verfügbarkeit dieses Spurenelementes blockiert, so daß es unseren Nahrungspflanzen kaum noch zur Verfügung steht. Und das wird zur »heimlichen Katastrophe«.

Laut *Innere Medizin* (13) »kommt Selen in der Natur in den Wertigkeitsstufen Se^{6+}, Se^{4+}, Se^{2+}, Se^0 und Se^{2-} vor. Pflanzen verwerten besonders Se^{6+} als Selenat aus Böden mit einem pH-Wert um den neutralen Bereich von schwach sauer (laut Anke vom Institut für Ernährung und Umwelt in Jena liegt der unterste Wert bei 6,5 pH) bis schwach alkalisch, wie es ein guter humoser Boden aufweist. In einem zu stark alkalischen Boden wird dagegen zuviel Selen aufgenommen, was zu Wachstumshemmung der Pflanzen führen kann. Mit zunehmender Säuerung des Bodens wird das Selen in niedrigere Wertigkeitsstufen reduziert. Verantwortlich hierfür sind Schwefeldioxyd (SO_2) und Stickoxide (NO_3) aus den Schornsteinen der Industrie und die Verbrennung fossiler Brennstoffe (Flugzeug- und Autoverkehr, Ölheizungen). Selenite (Se^{2+}) binden sich in den Böden an Eisenhydroxide und Aluminiumoxide und sind damit den Pflanzen nicht mehr zugänglich. *Durch eine eintretende pH-Anhebung wird das gebundene Selen wieder frei und bioverfügbar.*

Selen (Se^0) kann ebenso wie Selenid (Se^{2-}) nicht mehr pflanzlich genutzt werden. Letzteres bindet sich an Schwermetalle, wie Blei, Quecksilber und Cadmium, die hauptsächlich aus dem Fallout fossiler Brennstoffe (dem »sauren Regen«) kommen. So wie mit sinkendem Boden-pH die pflanzliche Selenaufnahme sinkt, steigt deren Cadmium-Aufnahme, so daß trotz normaler Boden-Cadmium-Konzentration die Pflanzen zu hohe Cadmium-Gehalte aufweisen können. In die tierische und menschliche Nahrungskette gelangt, entsteht das unlösliche Cadmiumselenid (13). Das heißt, daß ein zu saurer Boden nicht nur selenarm ist, sondern daß die Pflanzen, die auf ihm wachsen, vermehrt das im Übermaß giftig wirkende Cadmium aufnehmen, was zu bedrohlichen Erkrankungen bei Mensch und Tier führt. (Waldpilze!)

Diese Forschungsergebnisse zeigen uns ganz deutlich die Bedeutung eines humosen, pH-neutralen Bodens für unsere Gesundheit.

Wesentlich höhere Selengehalte in Nordamerika und Kanada

Der amerikanische Weizen mit 45 mcg auf 100 g Getreide hat einen zu Europa vergleichbar hohen Selengehalt. In Kanada wächst der Durumweizen, der noch wesentlich höhere Selengehalte haben kann. Woher kommt das?

Die Böden Kanadas und der USA sind teilweise aus marinen (aus dem Meer stammenden) Sedimenten entstanden, die zum Teil sehr basisch sind und reichlich Selen enthalten. Da diese meist auch sehr humos sind, und Humus die Selenaufnahme durch Chelatisierung erleichtert, ist die hohe Selenaufnahme erklärlich. In Kanada gibt es zum Beispiel ausgedehnte, mit erstaunlichen Erfolgen arbeitende Demeter- sowie biologisch-organisch arbeitende Betriebe, die den humosen Boden, den sie vorgefunden haben, zu bewahren wußten.

Meeresalgen liefern Spurenelemente

Meeresalgen sind Mineralien- und Spurenelementträger größten Ausmaßes. Wie jahrhundertelange Erfahrungen der Küstenländer zeigen, haben vermahlene Meeresalgen eine enorme, den Boden in vielerlei Hinsicht verbessernde Kraft. Sie liefern uns reichlich Mineralstoffe und Spurenelemente im natürlichen Verbund, darunter auch Selen. Ihr Reichtum an Zuckerstoffen, Eiweiß, Vitaminen und Alginsäuren trägt auffallend zur Förderung des Bodenlebens bei. Das Bodenleben bedient sich all dieser Stoffe, um daraus z.B. Enzyme, Vitamine und Hormone herzustellen, die den Pflanzenwurzeln bioverfügbar gemacht werden. Solcherart ernährte Pflanzen werden auf diese Weise im wahrsten Sinne des Wortes »vollwertig« und zu Lebens-Mitteln.

Wir kennen zwei Hauptalgensorten, die sich gegenseitig ganz ideal ergänzen:

1. die grauen Kalkalgen, die außer Calcium ebenfalls einen hohen Anteil an Magnesium aufweisen und an der Atlantikküste der Bretagne lebend geerntet werden,
2. die vitaminreichen braunen Nordmeeralgen, auch Blasentang oder Seetang genannt, die an der Küste Mittel-

norwegens geerntet werden, wo sie laufend nachwachsen (15).

Zur Wirkung des *grauen* Meeresalgenkalks gibt es eine Arbeit aus Frankreich mit dem Titel *Maul- und Klauenseuche und Mineralstoffmangel* (115). In Frankreich entdeckte man die starke Schutzkraft der Algendüngung, als 1957/58 die Maul- und Klauenseuche grassierte, in deren Folge eine große Anzahl Rinder getötet werden mußte. Eine staatlich veranlaßte Untersuchung zeigte, daß über-all dort, wo die Bauern noch nach alter Sitte ihre Wiesen und Felder mit dem grauen Meeresalgenkalk versorgt hatten – manche hatten auch ihre Tiere damit gefüttert – *kein einziges* Tier krank geworden war. Die Höfe dieser Bauern waren auch tuberkulosefrei. Der Autor zitiert in seiner Arbeit (115) einen Fall aus den Jahren 1935/36: »Die Weiden zweier Höfe waren nur durch Zäune getrennt, über die hinweg sich das Vieh gegenseitig beschnuppern konnte. Auf dem einen Hof brach die Maul- und Klauenseuche aus, auf dem anderen, auf dessen Felder seit vielen Jahren der graue Meeresalgenkalk ausgebracht wurde, dagegen nicht!«

Aufgrund der Düngung meist mit nur wenigen Nährelementen, wie Kali*, Phosphor und synthetischem Stickstoff, haben unsere Nahrungspflanzen auch zuviel Phosphor. Ein erhöhter Phosphatspiegel kann – wie wir inzwischen wissen – zu Hyperaktivität bei Kindern führen. Phosphor tritt im Organismus als Gegenspieler des Calciums auf, was

---

* Kali oder Kalisalze sind natürlich vorkommende Salze des Kaliums – enthalten in den Salzgesteinen –, Verbindungen des Kaliums mit Chlor und Magnesium (Doppelsalze); der Wert der Kalisalze richtet sich nach dem Gehalt an Kalium.

zu der Annahme führt, daß die im Steigen begriffene Osteoporose hier ihren Anfang nimmt.

Die Elemente Kalium, Calcium und Magnesium befinden sich im Boden untereinander in Konkurrenz. Das Element, was überwiegt und leichter verfügbar ist (Ionenkonkurrenz), wie z.B. das Kali bei der üblichen wasserlöslichen Mineraldüngung, wird von den Pflanzen vermehrt aufgenommen, so daß es zu einer Überversorgung mit Kali (Luxuskonsum) und einer Unterversorgung mit Calcium und Magnesium kommt.

Der Kalk- und der Magnesiumgehalt der *grauen* Kalkalgen liegt in einem geradezu idealen Verhältnis vor: 80–85 Prozent Calcium (säurebindend!), 10–15 Prozent Magnesium (säurebindend!); über 60 Spurenelemente, darunter reichlich Jod, Bor, Kobalt und 100 bis 200 mcg Selen auf 100 g! kommen hinzu. Allein aufgrund ihres hohen Magnesiumgehaltes wäre diese Alge interessant, denn Magnesium fehlt bereits erheblich in unseren Böden. Der Algenkalk ist *sanft* und gefährdet das Bodenleben nicht, d.h., er verätzt die Regenwürmer nicht wie der sonst übliche anorganische Branntkalk. Man weiß, daß 50 Prozent und mehr des wasserlöslichen Kalks schnell und ungenützt im Boden versickern. In Sandböden hat man z.B. Verluste bis zu 90 Prozent gemessen. Dabei löst der Kalk seinerseits noch verschiedene Mineralien. Nicht umsonst heißt es: »Kalk macht reiche Väter und arme Söhne.« Andererseits werden Spurenelemente, wie Zink und Mangan, durch das Kalken im Boden festgelegt.

Die *braunen* Nordmeeralgen, auch Braunalgen genannt, weisen 90! Elemente und Vitamine auf. Es gibt keine Landpflanze, die einen solchen Vitalstoffreichtum aufweisen kann. Aufgrund ihres Element- und Vitaminreichtums werden aus Braunalgen auch Algentabletten für den Verzehr zur Nahrungsergänzung hergestellt. Braune Algen zeichnen sich durch einen hohen Gehalt an Aminosäuren (Eiweiß!), Algensäuren und Zuckerstoffen sowie einen besonderen Vitaminreichtum (u.a. das blutbildende Vitamin B_{12}!) aus. Beide Algensorten liefern Jod, das unseren Böden immer häufiger fehlt. Durch diesen Vitalstoffreichtum vermehren sich auch die Mikroorganismen im Boden oder Komposthaufen. Wir wissen heute: je mehr Mikroorganismen, um so besser und vollwertiger werden Nahrungspflanzen ernährt, denn es ist die Aufgabe der Bodenkleinsttiere, Bodenbakterien und -pilze, die Elemente in kleinste, für die Pflanzen aufnehmbare Teilchen umzubauen.

Die schwermetallbindende Kraft der braunen Nordmeeralgen gewinnt immer mehr an Bedeutung. Auffallend ist die sehr starke Wasserbindefähigkeit dieser Algen, was Sandböden dienlich werden kann.

Nicht nur die grauen Kalkalgen und Braunalgen des Nordmeeres sollten zur Kompostbereitung benutzt werden, sondern auch die an Mineralien und Spurenelementen reichen Urgesteinsmehle. Eine vollwertige Versorgung unserer Böden ist notwendiger als je zuvor. (Siehe »Bodenverbesserer« im *Bio-Branchenbuch* [15]).

Die Aufgabe der Spurenelemente

Spurenelemente oder Mikroelemente sind chemische Elemente, die von Menschen, Tieren und Pflanzen nur in relativ kleinen Mengen benötigt werden. Diejenigen, die eine lebenswichtige Funktion besitzen (als Bestandteil von Enzymen, Eiweißkörpern und Hormonen), werden als essentielle Spurenelemente bezeichnet. Spurenelemente sind Mikronährstoffe, die, wie die Makroelemente und Vitamine vom Körper selbst nicht gebildet werden können. Sie müssen ihm mit der Nahrung zugeführt werden. Menschen wie Tiere sind bei der Deckung ihres Bedarfs auf die Pflanzen angewiesen. Als essentielle sind bis heute die Elemente Eisen, Jod, Kupfer, Mangan, Zink, Kobalt, Selen, Chrom, Molybdän, Vanadium, Nickel, Zinn, Fluor und Silicium erkannt. (Sie werden als Salze zugeführt).

Der Anteil an Spurenelementen im menschlichen Körper beträgt nur rund 8 g bei 70 kg Körpergewicht. Spurenelemente sind unentbehrlich für das gesunde Funktionieren aller Stoffwechselvorgänge. Der Chemiker Justus von Liebig (1803–1873), der über den Stoffwechsel bei Pflanzen und Tieren arbeitete, drückte es noch so aus: »Es versteht sich von selbst, daß kein einziger der Pflanzennährstoffe (die aus kohlensauren und kieselsauren Verbindungen von Kali, Natron, Kalk, Magnesia, Eisen, Mangan, Schwefel, Phosphor, Chrom und Fluor bestehen) einen Wert *vorzugsweise* vor dem andern hat – sie sind alle für das Pflanzenleben gleichwertig,« (*Chemische Briefe, S. 385)*, und er fährt fort: »Alle die vorhin genannten Nährstoffe hat der Landwirt im Acker nötig, wenn seine Pflanzen üppig gedeihen, wenn seine Felder die höchsten Erträge liefern sollen. Diese Stoffe sind gleich Ringen einer Kette um ein Rad; ist einer davon schwach, so reißt die Kette bald: der fehlende ist immer der Hauptring, ohne den das Rad die Maschine nicht bewegt. Die Stärke der Kette bedingt der schwächste von den Ringen« (*Chemische Briefe,* S. 387).

Jeder Mangel nur eines Elements muß mit der Zeit zu einer Erkrankung im Organismus führen, da kein Element die Funktion eines anderen übernehmen kann. Mineralien und Spurenelemente stehen im Stoffwechsel naturgesetzlich in engster Wechselbeziehung zueinander.

Mit anderen Worten: ein gesunder Stoffwechsel ist ein Stoffwechsel im Gleichgewicht. Wir benötigen diese Elemente nur in kleinsten Mengen, in Spuren, die häufig in »mcg«, d.h., in millionstel Gramm! gemessen werden. Zuviel freigesetzte Elemente können – wie wir es heute durch die saure pH-Verschiebung unserer Böden erleben – auch ins Gegenteil umschlagen und eine Giftwirkung ausüben.

Mineralstoffmangel ist Mangel an Lebenskraft

– *Magnesiummangel:* Magnesium ist ein Makroelement; sein Mangel zeigt sich in: Arterienverkalkung, koronarer Herzkrankheit, Herzinfarkt, Herzrhythmusstörungen, Thrombosen, Muskelverspannungen, Muskelkrämpfen, genereller Schwächung des Immunsystems.
Magnesium ist für den Zellstoffwechsel wichtig, wirkt auf Nerven und Muskeln, spielt eine wichtige Rolle als Elektrolyt.
Alle Zellen, vor allem die Gehirnzellen, benötigen Magnesium.
Magnesium festigt das Knochengerüst.
Magnesium ist für die Aktivierung zahlreicher Enzyme notwendig, nach heutigem Wissen: 300.
Streß, (auch Elektrostreß) kann Magnesiummangel verursachen. Durch ihn können Tumore entstehen. Unspezifische Zeichen sind Übelkeit, Erbrechen, Tremor und Verwirrtheitszustände (Chronischer Alkoholmißbrauch führt zu Magnesiummangel.)
– *Kupfermangel:* Kupfer ist ein Spurenelement; sein Mangel zeigt sich in: Blutarmut (Anämie), Wachstumsstörungen, vorzeitigem Ergrauen, Haarausfall, Arterio-

sklerose, Osteoporose. Albinos: sie sind Opfer eines besonders starken Kupfermangels. Kupfer wird zur Heilung von Entzündungen verbraucht.

- *Zinkmangel:* Zink ist ein Spurenelement; sein Mangel zeigt sich in: Wachstumsstörungen, verzögerter Wundheilung, Haarausfall, verminderter Milchbildung bei stillenden Müttern, genereller Immunschwäche, verminderter Antikörperbildung, Prädiabetes (Zuckerkrankheit), rheumatischer Arthritis, verzögerter Geschlechtsreife, verminderter Produktion an Prostataflüssigkeit, verzögerter Reifung des männlichen Samens und Keimepithels. Bei Zinkmangel ist der Stoffwechsel von Eiweiß, Fett und Kohlenhydraten gestört. Bei schwangeren Frauen sollte der Zinkgehalt geprüft werden. Zinkmangel würde sich in unruhiger Frucht und später auch in hyperaktiven Kindern zeigen (nach Derek Bryce-Smith).

- *Jodmangel:* Jod ist ein Spurenelement; sein Mangel zeigt sich in: Unterfunktion der Schilddrüse (Hypothyreose), generellen Störungen des Hormonhaushaltes, Wachstumsstörungen (Kretinismus), Funktionsstörungen im Sexualbereich, starker Wetterfühligkeit und Stimmungsschwankungen, Antriebslosigkeit und Müdigkeit, Übernervosität und Reizbarkeit, in zittrigen, schweißigen Händen, beschleunigtem Puls und Herzklopfen und Schlafstörungen.

- *Chrommangel:* Chrom ist ein Spurenelement und kommt in der Natur in seinen Verbindungen vor. Chrom ist Co-Faktor der Insulinwirkung, ist wichtig für die Verwertung der Blutglucose.

- *Kieselsäuremangel:* Silicium ist ein Spurenelement und in Pflanzen enthalten, dient der Festigung (Halme, Nadeln), bei Tier und Mensch sind die Salze der Kieselsäure in verschiedenen Geweben enthalten; sein Mangel zeigt sich in: Skelett- und Haltungsschäden, Bindegewebsschwäche, Zahnschäden, brüchigen Fingernägeln, Haarschäden, Sehstörungen, erhöhter Anfälligkeit für Allergien und Hautpilze. – Der Siliciumgehalt der Gerste hat sich z.B. in den letzten 50 Jahren um 40 Prozent verringert. Durch diesen Mangel vermindert sich die Standfestigkeit der Getreidehalme und verlangt den Einsatz chemischer Halmverkürzer (Alle Gesteinsmehle enthalten Kieselsäure, bildet diese doch die Silikate, die wichtigsten gesteinsbildenden Mineralien. [Siehe Kapitel 2, Abschnitt *Das preiswerte Gesteinsmehl liefert uns Mineralien und Spurenelemente*]).

Auch als Laien können wir erkennen, daß wir uns auch um die Gesundheit unseres Bodens kümmern sollten, um die Ernährung unserer Nahrungspflanzen, denn die Pflanzen können nur das aufnehmen, was ihnen der Boden bietet. Mangelernährte Pflanzen bringen vitalstoffarme Nahrungsmittel, Vitalstoffmangel schwächt unsere Abwehr, führt zu Krankheiten, die Pilze können sich entwickeln und ausbreiten.

Wie können wir den Selengehalt unserer Nahrung erhöhen?

Der Selengehalt des konventionell angebauten Getreides liegt, laut Kuklinski, bei 1–2 mcg Selen auf 100 g. Ich machte mich auf die Suche nach selenreichem Getreide und stellte eigene Untersuchungen an. Als erstes ließ ich Dinkel eines befreundeten Bio-Bauern untersuchen. Ich war überzeugt, daß dieses Getreide einen sehr hohen

Selengehalt haben müßte, da Dinkel nicht gedüngt und gespritzt zu werden braucht. Sein Selengehalt lag aber auch nur bei 3,2 mcg. Ich ließ die Weizenproben aus einem anerkannten Bio-Anbau untersuchen, die leider auch nur 4 und 5 mcg Selen auf 100 g aufwiesen. Ein Beweis dafür, daß die Bodenmisere unseren *gesamten* Anbau betrifft. Ich sage dieses deutlich, damit interessierte Anbauer aktiv werden können, sich niemand in Sicherheit wiegt. Auch im natürlichen Anbau ist nicht alles in Ordnung. Der vielseitige Mangel ist bereits gefährlich geworden. Es sollte schnellstens alles getan werden, um die fehlenden Mineralien und Spurenelemente den Böden wieder zuzuführen.

Am besten schnitt bei meinen Selenuntersuchungen der »Oberkulmer Rotkorndinkel«, eine Art Urdinkel ab, der nicht nur ausgezeichnet schmeckt, sondern sich auch sehr gut verbacken läßt. Von Allergikern wird er überwiegend gut vertragen. Diese seltene Dinkelsorte wies 16,2 mcg Selengehalt auf 100 g auf. Der Anbauer sagte mir, daß er überhaupt nicht im üblichen Sinne düngen würde, sondern *sehr viel* Gründüngung mache, was die Regenwürmer und das Bodenleben enorm fördern würde. Alle drei, vier Jahre würde er Urgesteinsmehl ausbringen und auch alle paar Jahre Thomasmehl. Das Getreide würde meist mit Klee als Untersaat angebaut. Im Herbst würde er meist Phacelia einsäen, abschneiden und über den Winter liegenlassen. Er hätte immer ein Feld in der Brache liegen mit verschiedenen Kleesorten, Buchweizen, Sommerwicke, Ackerbohnen, Raps, Senf etc. im Wechsel. Diese würden laufend geschnitten und liegenbleiben. Wenden würde er nur noch sehr flach.

Wenn auf diesen Grünschnitt Gesteins- und/oder Algenmehl gestreut würde, würden die Regenwürmer diese Stoffe gleich mit den begehrten Tonhumuskomplexen (fruchtbarer Dauerhumus) in den Boden einarbeiten. Vermutlich ließ sich dadurch der Selengehalt von 16,2 mcg noch erhöhen. Bei richtiger Bodenpflege müßte ein Gehalt von 50 bis 100 mcg zu erhalten sein. Eine so gezogene Nahrung wäre dann Heilnahrung. (Eine Selenuntersuchung kostet derzeit ca. 80 Mark.)

Wie schon der griechische Arzt Hippokrates (460–377 v. Chr.), der Begründer der wissenschaftlichen Heilkunde, sagte, *sollten unsere Nahrungsmittel unsere Heilmittel sein, und unsere Heilmittel sollten unsere Nahrungsmittel sein!*

Hippokrates sah in einer falschen Ernährung eine der Hauptursachen für die Entstehung von Krankheiten. Wir sollten dringend die offensichtlich fehlenden Mikronährstoffe und Mineralien in Form von Meeresalgen und/oder Gesteinsmehlen den Böden zuführen. Das Getreide wird widerstandsfähiger, es schmeckt besser, es hält sich besser, es wird immer weniger von Schädlingen und Pilzen befallen, es löst weniger oder keine Allergien mehr aus.

Vor Selenüberschüssen, d.h., vor einer Überdüngung mit Selen ist zu warnen. Ich selbst konnte feststellen, wie hochselenhaltiger Weizen aus Übersee aus einem konventionellen Anbau reagiert. Der kinesiologische Armtest (39) zeigte eine deutliche Schwächung. Das Brot, das ich mit diesem Weizen buk, schimmelte auffallend schnell. Das zeigt wieder, daß Mangel bzw. Überfluß zu Ungleichgewichten führen; die Gesamtvitalität, das Gleichgewicht, muß stimmen. Wir müssen endlich unser Denken in Einzelstoffen, das uns in unsere Boden- und damit Gesundheitsmisere hineingebracht hat, zugunsten einer ganzheitlichen Sichtweise aufgeben. In den Algen und Gesteinsmehlen sind *alle* Mineralien und Spurenelemente in natürlicher Ausgewogenheit enthalten.

Gestein gibt Brot

Was hat es nun mit dem Gesteinsmehl auf sich? Wie ist unser Ackerboden entstanden? Er ist in Tausenden von Jahren aus der Verwitterung der felsigen Gebirge entstanden, deren feinstes Gesteinsmehl als milchiger Abrieb in Bächen und Flüssen zu Tal gebracht worden war. Ein gutes Beispiel für diesen Vorgang ist das Nildelta. Der Blaue Nil bringt aus den Bergen Abessiniens viel feinstes Gesteinsmehl mit, während der Weiße Nil, der in den Sumpfgebieten des Sudan entspringt, hohe Humusmengen mit sich führt. Diese Kombination von Gesteinsmehl und Humus war es, die zu einer unerhörten Fruchtbarkeit des Nildeltas führte, das zur Kornkammer Ägyptens wurde. Man benötigte in der Vergangenheit keine weitere Düngung. Diese gesegnete Fruchtbarkeit fand ein Ende durch den Bau des Assuan-Staudammes, der die Überschwemmung unmöglich macht (112).

Seit Jahrhunderten bebauen wir nun unsere Äcker. Mit jedem Getreidehalm, mit jeder Kartoffel entnehmen wir dem Boden bestimmte Mineralstoffe und Spurenelemente. Durch diese Auszehrung werden unsere Böden von Jahr zur Jahr ärmer, und die darauf gezogenen Pflanzen leiden Mangel. Durch ihre innere Minderwertigkeit ziehen sie Schädlinge an, was die so sehr belastende Giftspritzerei notwendig macht. Mit solchem bereits minderwertigen Futter wird dann das Vieh ernährt, und dessen gestörte, ungesunde Ausscheidungen gelangen wieder ins Erdreich zurück, so daß sich das Rad in den Untergang immer schneller dreht.

China – eine gesunde Landwirtschaft seit 4000 Jahren

Vor der Bodenerschöpfung hat Justus von Liebig immer wieder sehr eindringlich gewarnt. Er trat für einen natürlichen »Kreislauf der Stoffe« ein. Eindringlichst predigte er immer wieder, dem Boden die verlorengegangenen Stoffe wieder *voll* zuzuführen, wobei er auch für die Verwertung der menschlichen Ausscheidungen eintrat, die, genau wie der tierische Mist, wertvolle Stoffe enthalten, die dem Boden entnommen sind und die – richtig kompostiert, so daß alle Krankheitskeime zerstört werden – als idealer Dünger wieder zurückgeführt werden müßten. Einen solchen Trockendünger gab es damals schon. Man nannte ihn Poudrette.

Liebig interessierte sich sehr eingehend für die Anbaumethoden anderer Kulturen. Besonders erregten die Chinesen seine Aufmerksamkeit, die seit 4000 Jahren eine gesunde, intakte Landwirtschaft haben und immer mehr Menschen ernähren konnten. Obwohl sie nicht einmal über tierischen Mist verfügen, da sie kaum Viehzucht betreiben, funktioniert ihr System noch bis heute. (Siehe das hochinteressante Buch *4000 Jahre Landbau in China, Korea und Japan* [109]). Die Chinesen kompostieren alle organischen Substanzen, einschließlich der menschlichen Ausscheidungen; ja, diese haben sogar einen ganz besonders hohen Wert, unserem tierischen Mist vergleichbar. Ohne etwas von Chemie und moderner Wissenschaft zu wissen, haben sie, nach Liebig, genau das Richtige gemacht und können auf viel engerem Raum viel mehr Menschen ernähren als wir.

Es war Liebig darum zu tun, den Weg zu finden, der die Ernährung der anwachsenden Bevölkerung auch bei uns für die Zukunft sicherstellte. Wie er erkannte, gingen die großen Kulturen der Latiner, der Griechen und Römer zugrunde, weil sie Raubbau an ihren Böden betrieben, und es verabsäumten, alle nur möglichen organischen Abfälle wieder auf ihre Felder zu bringen. Auf diese Weise versteppten mit der Zeit große Anbauflächen durch Mangel an Humus und durch das Abholzen der Wälder.

Liebig errechnete genau die Menge an Mineralien, die dem Boden durch die Pflanzen entnommen werden. Wenn auch nur 1/2 Prozent mehr dem Boden entnommen würde, als zurückgeführt wird, so würde dieses mit der Zeit zu einer Auszehrung von wichtigen Bodennährstoffen führen bis zur Bodenunfruchtbarkeit.

Und wie machen wir es heute? Sind wir auch von dem Gedanken beseelt, die Bodenfruchtbarkeit, die allein unser aller Leben ermöglicht, für unsere Kinder und Enkel zu erhalten und alles Notwendige dafür zu tun? Liebig beschreibt 1856 in *Über Theorie und Praxis in der Landwirtschaft* (108) sehr eindringlich einen Zustand, der auch uns zum Nachdenken bringen sollte:

»Der Pächter, welcher ein Gut bewirtschaftet, welches nicht sein bleibendes Eigentum ist, hat das größte Interesse, seinen Feldern in seiner Pachtzeit den möglichst höchsten Ertrag abzugewinnen; der Zustand, in welchem er sie seinem Nachfolger hinterläßt, ist nicht Gegenstand seiner Sorge. Für diesen Pächter sind Ammoniaksalze und sehr stickstoffreiche Dünger, welche er von außen zuführt, die besten und vorteilhaftesten Düngemittel. Für den Besitzer der Felder wird durch die Anwendung der stickstoffreichen Düngemittel von seiten seiner Pächter jedoch der Ruin seiner Felder angebahnt; je mehr an wirksamen Bodenbestandteilen durch denselben in den Ernten dem Boden entzogen und je weniger davon durch die künstlichen Dünger wieder ersetzt worden ist, desto rascher

nimmt durch dies System der Aussaugung sein Bodenka-
pital an Wert ab.«

Liebigs Anliegen war es, durch richtige Fruchtfolge und
Bodenbearbeitung die Nährstoffversorgung der Pflanzen
zu verbessern. Er legte immer wieder größten Wert darauf, daß die Nährstoffbilanz des Bodens langfristig
beachtet wird und warnte vor zu starkem Intensivanbau:
»Die höheren Ernten sind nicht dadurch bedingt, daß
das Feld an Nährstoffen reicher wurde, sondern sie beruhen auf der Kunst, es früher ärmer daran zu machen«
(108).

Das preiswerte Gesteinsmehl liefert uns Mineralien und Spurenelemente

Bietet es sich nicht unter diesen Gesichtspunkten geradezu an, unseren ausgelaugten Böden die verbrauchten
Mineralien und Spurenelemente im natürlichen Verbund
durch fein vermahlene Gesteinsmehle wieder zuzuführen?
Was sie nicht mitbringen ist Jod. Deshalb empfiehlt es sich,
dem Gesteinsmehl einen gewissen Prozentsatz Meeresalgen hinzuzugeben.

Mit Gesteinsmehlen können wir auf preiswerte Weise
unserem Mineralienmangel im Boden begegnen.

Aber nicht aus allen Gesteinarten entsteht ein fruchtbarer
Boden. Was ist Gesteinsmehl, auch Steinmehl oder Urgesteinsmehl genannt? Was ist Gestein? Gestein ist ein Ge-
menge aus Mineralien, gelegentlich aus Mineralarten. Für
Gesteinsmehle werden Magmagesteine* – die kieselsäure-

---

* Magmagesteine kommen aus der Erdtiefe; sie bestehen vorwiegend aus Silikatmineralien.

reichen Tiefengesteine Granit, Diorit, Syenit (granitähnlich) sowie die kieselsäurearmen Vulkanite (wirken basisch) Basalt, Diabas, Porphyrit und der kristalline Schiefer (ursprüngliches Tiefengestein) und Gneis verwendet. (Die Magmagesteine nannte man früher Urgestein). Urgesteinsmehle sind sehr sparsam ausbringbar, weil sie nicht wasserlöslich sind. Sie liefern uns reichlich Tonmineralien, die aus der Zersetzung von Tonerdesilikaten (Feldspat, Glimmer) hervorgehen. Im Boden binden Tonminerale die mineralischen Nährstoffe für die Pflanzen und bewahren sie vor dem Auswaschen durch Sickerwasser. Auch organische Substanzen können angelagert werden, d.h., die (meist dunklen) Humusstoffe. Durch die Entwicklung von Tonhumuskomplexen wird die Krümelbildung gefördert. Für die Fruchtbarkeit des Bodens ist die Krümelstruktur günstig.

Eine MS-Kranke wird gesund

In diesem Zusammenhang möchte ich folgende interessante Geschichte wiedergeben. In der Zeitschrift *Natur und Medizin 4/92*, die Frau Dr. Veronika Carstens, Bonn, herausgibt, wurde folgender Fall beschrieben. Eine MS-kranke junge Frau, deren Zustand sich laufend verschlechterte, bekam zur Linderung ihrer Leiden ein Spurenelementpräparat verordnet. Da kam ihr Mann auf die Idee – sie haben einen eigenen Weinbau und eine kleine Landwirtschaft – die Versorgung mit Spurenelementen durch eine gesunde Nahrung zu sichern, und er begann, den Kompost und den Boden reichlich mit den verschiedenen Urgesteinsmehlen (Basalt, Gneis, Lava), mit der grauen Kalkalge und den vitaminreichen Nordmeeralgen

(Braunalgen) zu versorgen. Seit der ersten Ernte nach der Umstellung der Düngung – es sind inzwischen 18 Jahre vergangen – ist die Frau gesund.

Schwerere Ähren durch Urgesteinsmehl

Die »vollwertig« mit Gesteinsmehlen und Humus ernährten Pflanzen werden durch die Aufnahme vermehrter Mineralien stabiler und schwerer, als wenn sie nur mit leicht löslichen Mineraldüngern oder unbehandelter Gülle/Mist mit zuviel treibenden Nährstoffen überschwemmt, zu einem hektischen, mastigen Wachstum angetrieben werden. Dies schwächt die Pflanzen und läßt sie für Schädlinge anfällig werden. Ich erlebe es jetzt im Winter im eigenen Haushalt. Die gekauften Bio-Zwiebeln sind oft faul und weich. Vermutlich sind sie ebenfalls zu einseitig *nur* mit Mist gedüngt worden, während meine mit Stein- und Algenmehl versorgten Zwiebeln noch sehr fest und hart sind.

Man hat diese Festigkeit und Stabilität, die Pflanzen mit Steinmehldüngung im Gegensatz zu einer alleinigen Mistdüngung erreichen, in Grammgewichten festgehalten. In seinem Buch (105) *Das Urgesteinsmehl als Quelle der Fruchtbarkeit*, erschienen 1934, führt Karl Utermöhlen einige interessante Vergleiche an, von denen ich nur die zwei ersten anführe:

20 Roggenähren mit Steinmehl gedüngt:	39 Gramm
20 Roggenähren mit Mist gedüngt:	31 Gramm
20 Weizenähren mit Steinmehl gedüngt:	65 Gramm
20 Weizenähren mit Mist gedüngt:	43 Gramm

Dieses Mehr an Gewicht bedeutet: mehr Mineralstoffe und Spurenelemente, gerade das, was inzwischen so bedrohlich fehlt.

Deutlich verbesserte Wurzelbildung durch Gesteinsmehl

Karl Utermöhlen, der auf eine vierzigjährige Erfahrung mit Steinmehl zurückblicken konnte, erzählt sehr ausführlich von den Erfolgen dieser Düngung: Auffallend ist die Stabilität der Pflanzen und Bäume. Sie werden stark und wetterhart, frosthart. Die Blätter und Nadeln der Bäume werden dunkelgrün und fest. Das Getreide wird sehr kräftig und hoch. Es bekommt festere Halme und eine gute Standfestigkeit. Auffallend ist die sehr starke Wurzelbildung. Starke Wurzeln können Pflanzen um ein vieles besser und vollwertiger ernähren und sorgen selbst wieder für organische Substanz im Boden, was die Regenwürmer anzieht. Utermöhlen bemerkte auch einen geringeren Schädlingsbefall. Obstbäume tragen nicht nur reichlich und früh (bereits ab 4. Jahr!), sie sind auch nicht krankheitsanfällig. Gleich beim Setzen der kleinen Bäume sollte reichlich Steinmehl ins Pflanzloch gegeben werden. Ein schwerer, mit Humus und Steinmehl gelockerter Boden bringt beste Erträge an Gemüse, denn Steinmehl und Humus fördern das Bodenleben und damit die Fruchtbarkeit.

Utermöhlen berichtet auch von sehr zartem und feinem Spargel (nie zäh, faserig und holzig) von intensiv kräftigem, herzhaftem Geschmack. Bei den Früchten und Gemüsen war der gute, kräftige und feine Geschmack auffallend sowie die große Haltbarkeit. Bäume, Sträucher und Wiesenblumen, die mit Steinmehl gedüngt wurden, hatten Blüten mit einem außergewöhnlich starken Duft.

Der Honig war entsprechend gut. Die Bienen waren auffallend gesund. In seiner langen Praxis als Bienenzüchter kam *nie* eine Krankheit bei seinen Bienen vor.

Mir erzählte ein Imker, daß bei uns vermutlich schon alle Bienenzüchter mit einem Gift bzw. Ameisen- oder Milchsäure arbeiten müssen, um ihre Bienen überhaupt noch durchzubekommen.

Es gibt bereits Bauern, die die Kraft des Urgesteinsmehls erkannt haben. Und doch sind es noch zu wenige. Klären wir unsere Bauern auf. Im Schweizer Wallis existieren seit dem 14. Jahrhundert Gletscherwasserleitungen, die das gesteinsmehlhaltige Wasser der Gletscher bis zu einer Entfernung von 26 Kilometern in weite Gebiete auf die Felder leiten. Dadurch brauchen die Bauern ihre Wiesen nicht zu düngen und können erstklassigen Rohmilchkäse herstellen. Als sie die moderne, zu einseitige Mineraldüngung versuchten, gelang ihre Käseproduktion nicht mehr, so daß sie wieder zu ihrer Gesteinsmehlversorgung zurückgekehrt sind (105).

Das Urgesteinsmehl können wir als Schatzkammer der Natur betrachten. Versorgen wir unsere Felder, unsere Gärten mit Urgesteinsmehlen, Humus und Meeresalgen, und wir bekommen wieder einen gesunden Boden, stabile Pflanzen und damit selbst auch eine stabilere Gesundheit. Mehr denn je benötigen wir heute eine *vollwertige, giftfreie* Nahrung, die reichlich *alle* Mineralien und Spurenelemente enthält. Regen wir unsere Bauern zum Umdenken und Handeln an, seien auch wir bereit, ihnen den erhöhten Aufwand mit einem Mehrpreis zu bezahlen. Bessere Qualität und Bekömmlichkeit, Rückgang der Allergien und Pilzkrankheiten werden die beste Werbung sein. Adressen von Bauern, die schon umgestellt haben, können wir im *Bio-Branchenbuch* (15) finden.

Gesündere Nahrung durch optimale Humuspflege

Es zeigt sich immer wieder, daß wir dringend wieder zur fachgerechten Humuspflege zurückkehren müssen, wenn wieder vollwertige, gesunde Nahrungspflanzen auf unseren Äckern wachsen sollen, wobei dem Humus (Mull, Moder, Torf), der aus verrottetem organischen Material besteht, heute auch bereits wesentliche Mineralien und Spurenelemente fehlen werden. Auch der Humus muß dringend gepflegt werden. Humusgehalt und die tonigen Bodenbestandteile sind für die Bodenfruchtbarkeit besonders wichtig, da sie die Nährstoffe, die die Bodenorganismen durch ihre Säuren aus den Gesteinen herauslösen, binden und pflanzenverfügbar halten. Die Verwitterungszersetzung der Mineralien ist zu langsam, um die Nährstoffe schnell ersetzen zu könne, die die Pflanzen dem Boden entziehen.

Es gibt Obstbauern, die Humusversorgung auf den Grünstreifen zwischen ihren Obstbäumen sehr erfolgreich betreiben. Die grünen Streifen werden immer wieder gemäht, und das Gras bleibt als Mulchdecke liegen. Diese Mulchdecke wird dann mit Gesteinsmehl bestreut. Auf diese Weise wird das Bodenleben enorm gefördert. Der Klee vermehrt sich ganz von alleine in diesen Grünstreifen. Dieser stellt sich nur auf einem basisch versorgten Boden ein. Der Klee ist ein optimaler Stickstofflieferant für die Obstbäume. Die Kühe sollten wieder Stroh als Einstreu erhalten, denn wir benötigen das kompostierte Stroh als organische Komponente zur Fütterung der Bodenbakterien heute dringender denn je. Letztere mineralisieren durch ihre Stoffwechseltätigkeit alle organischen Stoffe und machen sie so den Pflanzen als Nährstoffe wieder verfügbar. Wollen wir unsere Böden noch retten, brauchen wir organisches Material und fachgerechtes Einbringen von Gesteinsmehl.

Wie ein Kleinbauer zur Steinmehldüngung kam

Ein fast nur noch mit Gesteinsmehl arbeitender Kleinbauer, der seinen Hafer im Lohnverfahren von einem Kollegen dreschen läßt, erzählte mir, daß dieser jedes Mal wieder über die Fülle und Festigkeit seines Hafers staunen würde. So etwas bekomme er heute nicht mehr zu sehen. Der Hafer wäre so hoch gewesen, daß er ihm bis unter die Achseln reichte, dabei außerordentlich stabil und standfest. Solch ein vollwertiges Stroh ergibt einen besonders hochwertigen Humus und auch ein gesundes Rauhfutter für das Vieh. Inzwischen sind seine Pflanzen und sein Vieh so gesund, daß er so gut wie keine Medikamente mehr braucht, auch keine prophylaktischen Antibiotikabehandlungen, wie meist üblich. Auch kann er zu 99,5 Prozent auf Pestizide verzichten. Er sei selbst erstaunt, wie gut es jetzt gehe und wieviel er sparen würde. In den ersten vier Jahren hatte er bis zu 10 Prozent weniger Ertrag. Jetzt genauso viel wie vorher bei wesentlich besserer Qualität. Nur beim Kartoffelanbau müsse er noch etwas Patentkali hinzugeben. Viele Direktverbraucher kommen zu ihm. Wenn sie den Stall besichtigen, sagen sie: »Bei euch stinkt es ja gar nicht.«

Dieser Bauer kam durch »Zufall« auf die Düngung mit Gesteinsmehl. Im Sommer waren die Fliegen stets eine große Plage im Stall. Ein landwirtschaftlicher Kontrolleur, mit dem er darüber sprach, hatte ihm dann von seinem kürzlichen Besuch zweier Betriebe erzählt. Der eine hätte noch mehr Fliegen gehabt als seiner, der andere dagegen kaum Fliegen. Er hätte letzteren gefragt, wie er das mache. Dieser hätte ihm erzählt, daß er überall im Stall Steinmehl streuen würde. Dadurch wäre der furchtbare Gestank verschwunden und zugleich die Fliegen.

Das tat nun auch unser Bauer und erlebte das gleiche. Als er das Gesteinsmehl das erste Mal streute, sah er, wie die Kühe das Mehl, das mit Jauche vermischt war, gierig aufleckten, was eine Kuh normalerweise nicht tut. Da sagte er sich, daß in diesem Pulver wichtige Stoffe enthalten sein müßten, so daß er auch im großen Stil seine Wiesen und Äcker damit versorgte. Seinen Tieren (auch den Schweinen) bietet er immer wieder Gesteinsmehl an. Aufgrund des Anfalls eines üppigen guten Strohs begann er wieder, Stroh als Einstreu zu nutzen, und dieses gleich im Stall mit Gesteinsmehl zu bestreuen, um den scharfen Ammoniakgeruch zu beseitigen.

Ideal wäre es, wenn jeder Bauer nur so viel Viehbestand hätte, wie er ohne Futterzukauf ernähren kann, denn er weiß nie, aus welchen Quellen das fremderzeugte Futter kommt (siehe Rinderwahnsinn, Schweinepest). Das Kränkeln der Tiere kommt vom minderwertigen Futter, das nicht nur nicht mehr alle Nährstoffe enthält, sondern auch oft pestizid- und aflatoxinbelastet ist. Und dieses »Kränkeln« geben die Tiere über Milch, Eier und Fleisch an uns Menschen weiter.

Ein Hähnchenzüchter, dessen 26 000 Hähnchen immer wieder Durchfall hatten, stellte fest, daß der Geruch der Ausscheidungen das Allgemeinbefinden der Tiere erheblich beeinträchtigte. Er ging dazu über, seinen Hähnchen 2 Prozent feinstes, pulverisiertes Gesteinsmehl ins Futter zu mengen, mit dem Ergebnis, daß die Ausscheidungen wieder fest wurden. Auch der scharfe Gestank verschwand. Auch bei Kälbern, die Durchfall haben, genügt es, einen

Eßlöffel Gesteinsmehl in die Milch einzurühren; der Durchfall ist meist nach drei Tagen gestoppt. Wir kennen diese Wirkung von der Heilerde. Es sieht so aus, daß nicht nur die Mikroorganismen des Bodens, sondern auch die des Darmes von Tier und Mensch von der »Erde« positiv beeinflußt werden, und die Gärung (saurer Stuhl bzw. Durchfall) damit verschwindet. Mit Gesteinsmehl vermischtes Futter passiert verlangsamt den Darm, so daß mehr Nährstoffe aus dem Futter verwertet werden können. Der Züchter der vorerwähnten Hähnchen spart jetzt 8 Prozent an Futter ein bei gleicher Fleischerzeugung.

Im Boden und in der Nahrung beginnt die Misere unseres gesundheitlichen Niedergangs und unser Verpilzung. Es sollte wieder mehr Wert auf die *Qualität* einer Nahrung anstatt auf die Quantität gelegt werden, die wir in diesen Überschüssen ja auch gar nicht benötigen.

Bereits Justus von Liebig warnte vor Bodenraubbau

Hören wir, was Justus von Liebig (108) uns hierzu zu sagen hat. Er berichtet darüber, wie alle großen Kulturen der Welt durch Bodenraubbau zugrundegegangen sind. Ich zitiere: »Nur da erhielt sich die Fruchtbarkeit der Felder ungeschwächt seit Jahrhunderten, wo eine feldbautreibende Bevölkerung auf einer verhältnismäßig kleinen Fläche zusammengedrängt wohnt, wo jeder ... sein eigenes Stückchen Feld mit seinen Gesellen bebaut. Der kleine Grundeigentümer ersetzt dem Feld nahezu vollständig, was er demselben nimmt. ... Denkt man sich dasselbe Land in den Händen von zehn großen Grundbesitzern, so tritt der Raub an die Stelle des Ersatzes. Dies ist der naturgesetzliche Grund der Verarmung der Länder durch die

Kultur; es gibt keinen anderen; nur die Lehrer unserer modernen Landwirtschaft kennen diesen Grund nicht und sind mit allen ihren Kräften bemüht, den Ruin des deutschen Feldbaues zu beschleunigen und unwiederherstellbar zu machen. Die fruchtbaren Felder sind, so lehren sie ja, unerschöpflich an den Bedingungen ihrer Fruchtbarkeit, nur an der Peitsche fehlt es, um sie in Bewegung zu setzen. In dem Guano (organischer Stickstoff-Phosphatdünger) sandte ihnen ein gütiges Geschick einen Rettungsanker in ihrer Not, die sie durch ihre Lehre selbst verschuldet; und in ihrer unglücklichen Hand wird diese Hilfe zu einem Mittel, um in dem Verlauf der Zeit die Verarmung noch vollständiger zu machen. Aber auch diese Hilfe wird versiegen, und was dann?«

Justus von Liebig warnte bereits zu einer Zeit, als es den synthetischen Stickstoffdünger noch gar nicht gab, in diesen treibenden Düngern ein Allheilmittel zu sehen. Er trat für die Kunst ein, den reichlich in der Luft vorhandenen Stickstoff, so wie es uns die grüne Natur überall vormacht, für die Landwirtschaft nutzbar zu machen. Liebig schreibt: »Diese Kunst hat ein Ende, wenn der Landwirt, von unwissenden, unwissenschaftlichen und blödsichtigen Lehrern verleitet, alle seine Hoffnungen auf Universalmittel setzt, die es in der Natur nicht gibt, wenn er, von vorübergehenden Erfolgen geblendet, sich auf ihre Anwendung verläßt, den Boden darüber vergißt und dessen Wert und Einfluß aus den Augen verliert« (108). Und weiter: »Weil die Landwirte das Naturgesetz der *richtigen* Fruchtbarmachung der Äcker nicht im Auge behielten, machten und machen sie so unzählige vergebliche Experimente! Heutzutage ist der *Stickstoff* und der *Phosphor* die Universalarznei, mit denen sie die krank gemachten Äcker gesundmachen wollen ... Es gehört ein Übermaß von Anmaßung dazu, die Landwirte glauben zu machen, daß alle Felder eines Landes *nur* Mangel an Stickstoff und Phosphor, daß sie aber an allen übrigen Bestandteilen, welche für die Kultur der Gewächse *unentbehrlich* sind, Überfluß hätten; und es gehört ein großes Maß von Unwissenheit und Leichtgläubigkeit dazu, eine solche Behauptung, für welche alle tatsächlichen Beweise fehlen, für *wahr* zu halten« (105).

Der von Justus von Liebig vorhergesagte Bodenbankrott beginnt sich bereits abzuzeichnen. Das immer kränker werdende Vieh und die immer kränker werdenden Menschen zeigen es uns an. Nutzen wir alles zur Umkehr, ehe auch bei uns die Äcker versteppen und die Wälder, die uns den Regen herbeiziehen, nicht mehr sein werden. Wir müssen die Fehler vergangener Kulturen nicht wiederholen, denn wir dürfen die Gefahr rechtzeitig erkennen. Warten wir nicht, ehe es auch bei uns unwiederbringlich zu spät ist.

Ohne Wasser kein Leben

Ein reichlich mit Humus und Gesteinsmehlen versorgter Boden hat Bodenorganismen, die organisches Material mineralisieren und Regenwürmer, die ihn mit organischen Stoffen lockern, durchlüften und durchmischen, mit Bakterien anreichern, die Krümelstruktur verbessern und Tonhumuskomplexe bilden. Dadurch wird der Boden saugfähig wie ein Schwamm, so daß das Regenwasser voll aufgenommen und gespeichert werden kann. Selbst der stärkste Regen kann einen solchen Boden nicht verschlämmen oder gar abtragen.

Wie wichtig die Wasserspeicherfähigkeit eines Bodens ist, erkennt man erst, wenn diese nicht mehr vorhanden ist.

Durch die einseitige Düngung mit wasserlöslichen Salzen wurden die vorhandenen Humusreserven der Ackerböden abgebaut, was inzwischen immer mehr zu Versalzung, Verkarstung und damit zur Verhärtung des Bodens geführt hat. Auf solcherart verhärteten Böden läuft das Regenwasser (häufig sogar noch zusammen mit der oberen Bodenschicht = Erosion) oberflächig ab, was einerseits zu immer bedrohlicheren Überschwemmungen, andererseits zu einer inzwischen immer gefährlicher werdenden Absenkung des Grundwasserspiegels führt. Ein humoser Boden kann dagegen gewaltige Mengen von Wasser speichern. Diese Feuchtigkeit gibt der Boden auch nur langsam ab. Sie führt zu Nebel- und Wolkenbildung und damit zu Regen, so daß ein fruchtbarer Wasserkreislauf entsteht. Es gilt, dieses Zusammenspiel aller Dinge in der Natur immer mehr zu erfühlen, zu verstehen und zu unterstützen, damit wir nicht mehr in so gefährlicher Weise wie bisher gegen die Natur und damit gegen die Ordnung Gottes arbeiten, uns und allem Leben zum Schaden.

Immer mehr Pestizide gefährden unsere Gesundheit

Vor einer sich im geheimen immer mehr aufbauenden Gefahr verschließt man noch die Augen. Und das ist der chemische Pflanzenschutz mit Giften, die täglich (laut Anog-Info 1/89) mit rund 100 Tonnen! auf Felder, Gärten und in Gewächshäusern, selbst in öffentlichen Anlagen in der BRD verspritzt werden. Diese chemischen Verbindungen sind der Natur fremd, so daß sie nicht abgebaut werden können, sondern sich immer mehr ansammeln. Sie vergiften auf diese Weise unsere Böden, vor allem die Mikroorganismen. Viele dieser Gifte sind jetzt auch schon immer häufiger im Trinkwasser zu finden, vom Nitrat der Gülledüngung (Jauche) ganz zu schweigen. Säuglinge sind an der sogenannten Blausucht, d.h. durch zu hohen Nitratgehalt in Wasser und Gemüse, bereits gestorben. Selbst in unseren Mineralwässern findet man zunehmend immer mehr Nitrat. Ohne gesundes Wasser kein Leben und auch keine Gesundheit.

Stinkende Gülle kann zum »schwarzen Gold« werden

Immer mehr Bauern tun es bereits. Sie verwandeln die Gülle in das »schwarze Gold«, in einen guten Dünger. Es gibt verschiedene Methoden, um die Gülle zu verbessern. Interessant ist die *Plocher-Methode* (104). Hier wird ein besonders behandeltes Quarzmehl in die Gülle geschüttet, was die sauerstoffliebenden Bakterien anregt, das Ammoniak der Gülle zu Nitrat umzubauen. Auch bei der Wiederbelebung von »umgekippten« Seen, bei veralgten Teichen hat sich das Plochersystem bereits mehrfach bewährt. Ich weiß vom Badesee des Campingplatzes in Bruchköbel bei Frankfurt, in dem das Baden verboten werden mußte, und der durch die Plocher-Methode innerhalb von eineinhalb bis zwei Jahren wieder so sauber geworden ist, daß er wieder freigegeben werden konnte.
Gesteinsmehl, das durch seine feine Vermahlung eine enorm große Oberfläche hat, hat eine starke Binde- und Umwandlungskraft für das so schädliche Ammoniakgas, das von tierischen Ausscheidungen abdunstet. Die im Steinmehl enthaltenen Tonminerale quellen zu sogenannten kleinen Schichtpaketen auf und verschaffen den Mikroorganismen, deren Aufgabe die biologische Umset-

zung der Gülle ist, optimale Lebensbedingungen. Diese biologische Umsetzung wird allerdings durch Antibiotika unterbunden. Schweinegülle von Masttieren, die bereits prophylaktisch Antibiotika ins Futter bekommen, kann nicht umgesetzt werden. Sie ist für Boden und Trinkwasser gefährlich. Wie wir wissen, sind gerade die so häufigen Antibiotikagaben bei Mensch und Tier ganz wesentliche Wegbereiter für die Verpilzung, so daß wir dringend wieder davon abkommen sollten. Nach Bruno Haefeli führt bereits eine *einzige* Gabe bei Mensch und Tier zur Entwicklung von Blutpilzen. Werden Antibiotika häufig angewandt und sogar prophylaktisch ins Futter gegeben, was in der Massentierhaltung immer häufiger geschieht, treiben wir die Tiere direkt in die Verpilzung hinein.

Die Tiere sollten so gesund und natürlich gehalten werden, daß sie sich wohl fühlen. Schwache, kränkliche Tiere zeigen immer an, daß etwas Entscheidendes in ihrer Ernährung und Haltung nicht stimmt. All diese Mängel sollten dringend abgestellt werden, anstatt geschwächte, kranke Tiere mit Antibiotika zu erhalten und damit auch uns Menschen den Weg in die Schwächung immer schneller zu bereiten.

Die althergebrachte alleinige Mistdüngung bringt dem Boden zwar organisches Material, doch führt sie, wie das Kalken, dazu, daß verstärkt Bodenmineralien herausgelöst werden. Sie läßt den Boden an Mineralstoffen verarmen, so daß auch der natürliche Anbau (wenn nicht Gesteinsmehle und/oder Algenmehl verwendet werden) zur bedrohlichen Verarmung des Bodens an Mineralien und Spurenelementen führt.

Wodurch kommt dieses? Mist und vor allem die Jauche wirken auf die an Kieselsäure gebundenen Mineralien des Bodens ähnlich lösend, zersetzend, wie die Wurzelsäure der Pflanzen. Darauf beruhen in erster Linie die Effekte der Stallmistdüngung. Da Mist und Jauche aber sehr viele Mineralien aus dem Erdreich herauslösen, die dann ungenutzt versickern, tritt allmählich eine Erschöpfung des Ackers ein, die sich uns immer mehr in den Krankheiten der Tiere (und Menschen) offenbart. Diese mineralstoffzersetzende Kraft können wir uns aber auf eine sehr einfache, preiswerte Weise zunutze machen, indem wir die tierischen Ausscheidungen gleich im Stall reichlich mit Gesteinsmehl überstreuen. Mineralien und Spurenelemente vermischen sich mit den Düngestoffen der tierischen Ausscheidungen, was eine ganz bedeutende Aufwertung des Mistes bzw. der Jauche darstellt. Die Kalkmeeresalgen sollten – und sei es auch nur in kleinster Menge – als Verstärker der biologischen Umsetzung nach Möglichkeit dazugegeben werden.

Das Ammoniakgas der unbehandelten Gülle tötet die Bodenmikroorganismen und treibt die Regenwürmer – sie sind u.a. auch Stickstofflieferanten – aus dem Boden, wo sie elendiglich zugrundegehen. Die Steinmehlgülle tut das nicht. Sie gewinnt auch eine andere Konsistenz. Eine solche Gülle bedeutet dann auch keine Gefahr mehr für unser Trinkwasser, da sie nachweislich in den oberen Bodenschichten festgehalten wird. So wären also gleich mehrere Fliegen mit einer Klappe geschlagen.

Auch das Futter solcher Wiesen bekommt einen ganz anderen Wert. Wir sehen wieder seltene Kräuter und Weißklee und die negative Gülle-Flora (u.a. zuviel Löwenzahn) verändert sich wieder zu gesundem Futter für das Vieh. Auffallend ist, daß sich alles Vieh, auch die Schweine, auf das Steinmehl stürzen, wenn es ihnen in den Futtertrog gegeben wird. Auf eine frisch bestreute Wiese sollte man einige Tage kein Vieh lassen, da es sonst begierig das Steinmehl aufleckt. Die Tiere fühlen instinktiv, daß ihnen diese wichtigen Stoffe schon lange fehlen.

Ein Pferdehalter berichtete, daß seine Pferde zu weiche Knochen hatten und die Gelenke nicht mehr stabil waren. Der Tierarzt hatte laufend mit ihnen zu tun. Seit man nun – seit zwei Jahren – die Weiden mit Gesteinsmehl versorgt, sind diese Erscheinungen sehr zurückgegangen. Mittlerweile ist ein Fohlen mit einem auffallend stabilen Knochenbau geboren worden, was den Tierarzt in Erstaunen versetzte, galt doch die Mutterstute bisher als schwächlich.

Mir erzählte ein Bauer, daß er, als er mit Steinmehl zu arbeiten begann, – er zog Jungvieh auf – von seinen Kollegen belächelt wurde. Später sahen sie, wie stabil und gesund sich sein Jungvieh entwickelte, während ihre schwachen und anfälligen Kälber ihnen immer größere Sorgen bereiteten. Da gaben sie ihm ihre Kälber zur Aufzucht, die sich schnell erholten. Wie immer liegt das Große im Einfachen. Gesunde Nahrung können wir nur von rundum gesunden und vollwertig ernährten Tieren erhalten.

Ein Bauer, der schon 25 Jahre lang erfolgreich nur mit Steinmehl und Mistkompost arbeitet, berichtete mir, daß er anfänglich eine Weide zur Hälfte mit der mit Steinmehl aufbereiteten Gülle gedüngt hätte; die andere Hälfte mit unbehandelter Gülle. Als das Vieh auf die Weide kam, fraß es begierig bis zum letzten Halm die mit der Steinmehlgülle gedüngte Fläche bis zur Grasnarbe gründlich ab, und ging dann erst, als nichts mehr da war, zum anderen Teil über. Das überzeugte ihn so, daß er seitdem nur noch Gesteinsmehl verwendet. Er hat nicht nur gesündere Pflanzen und gesünderes Vieh, sondern spart noch viel Geld.

Ideal wäre auch der Gülle-Beleber von *Grander* (86), der in wenigen Tagen das Ammoniak der stinkenden, hochbasischen, pflanzenunverträglichen Gülle in gut pflanzenverträgliches, pH-neutrales und fast geruchloses Nitrat umwandelt. Für diesen Umwandlungsprozeß (Nitrifizierung) sind Mikroorganismen zuständig, die durch die Information des belebten Wassers zu vermehrter Tätigkeit angeregt, in ihrer Arbeit sehr unterstützt werden. Ein Bauer berichtete hocherfreut, daß er nach 16 Tagen bereits die Gülle seiner 260 cbm-Grube dünnflüssig aufs Feld fahren konnte. Sie war erstaunlich geruchsarm. Vorher hatten sich Blasen und Schaum gebildet. Die Schwimmdecke hatte sich aufgelöst. Die Gülle brauchte nicht, wie sonst, aufgerührt zu werden und lief flüssig bis zum letzten Faß. Die mit dieser Gülle behandelten Wiesen brachten wieder Weißklee hervor. Das Ideale müßte die Kombination dieser beiden Systeme (Gesteinsmehl plus Grander-Beleber oder Plocher-Quarzmehl) sein. Die Verbesserung der Gülle wird noch aus einem anderen Grunde zu einem immer brennenderen Problem, wie wir im nächsten Kapitel hören werden.

Das Waldsterben nimmt erschreckend zu

»Wenn der Wald stirbt, so stirbt auch der Mensch.« Sind wir uns eigentlich wirklich im klaren darüber, was das bedeutet? Überall stirbt der Wald, und zwar weltweit, und ganz besonders hier bei uns in Europa. Seit den 50er Jahren findet ein langsam fortschreitendes Waldsterben statt. 25 Prozent aller Bäume sind bei uns »deutlich bis stark geschädigt«, das heißt, jeder vierte Baum. Besonders die über 60jährigen Bäume sind betroffen. Nach dem *Waldzu-*

standsbericht der Bundesregierung waren 1994 bereits 41 Prozent der über 60jährigen Fichten und Buchen, 50 Prozent der Tannen und 53 Prozent (!) der über 60jährigen Eichen »deutlich bis stark geschädigt.« Nach neuesten Berichten sind fast zwei Drittel aller Bäume in Deutschland krank.

In den Hochlagen des Riesen-, Isar- und Erzgebirges stirbt der Wald flächig. Aus den wichtigsten Erholungslandschaften sind innerhalb weniger Jahre Gebirge geworden, in denen Waldzerstörungen apokalyptischen Ausmaßes ablaufen. Heute sind nach amtlichen Angaben 40 000 ha Wald vollkommen vernichtet. Die Landschaft ist zu einer weiten, hügeligen Steppe geworden, unterbrochen von kahlen Baumgerippen (103).

Wir wissen, daß die Bäume, wie alle Pflanzen, das von uns ausgeatmete Kohlendioxid einatmen, umformen und als Sauerstoff wieder abatmen. Ein großer Baum filtert pro Jahr mehr als eine Tonne Staub aus der Luft und produziert stündlich 1,7 kg Sauerstoff – den Sauerstoffbedarf für 64 Menschen (!) (103). Wie wollen wir, wenn es keine Wälder mehr auf der Erde gibt, atmen ohne unsere »grüne Lunge«? Und die Wälder sind nur die Vorreiter im Pflanzenbereich. Wenn wir nicht bald dafür sorgen, daß die Ursachen abgestellt werden, wird auch Europa immer mehr versteppen, und die so erschreckend prophezeiten Hungersnöte (67 und 81) werden eintreten. Bereits 1977 sagte die UNO-Konferenz voraus, daß bei weiter anhaltendem Trend (keine Humuspflege) die Welt bis zum Jahre 2000 ein Drittel ihres anbaufähigen Landes aufgrund von Wüstenausbreitung verlieren wird.

Die Probleme, die die Wälder betreffen, sind vielseitig. Aus Industrieschornsteinen, Flugzeugen (besonders ihre massiven Treibstoffentleerungen in die Luft vor jedem Landen) und aus dem privaten Umfeld gehen täglich ungeheure Mengen von Schwefeldioxid und Stickoxiden in unsere Lufthülle. Durch Oxidation von Schwefeldioxid zu schwefeliger Säure und Umwandlung von Stickoxid in Salpetersäure entsteht der »saure Regen«.

Hinzu kommt noch verstärkend das Ammonium, das aus dem Ammoniakgas der Kläranlagen und der Gülle/Jauche (Massentierhaltung) verdunstet und ebenfalls mit dem Regen abregnet. Nach Messungen im Fichtelgebirge enthält Nebelwasser bis zu 350 mg Ammonium. Wie Hennig in seinem Buch *Ursachen und Auswirkungen des Waldsterbens* (103) aufzeigt, soll ein Drittel des Waldsterbens allein auf das Konto der Massentierhaltung gehen. Holländische Wissenschaftler von der Agraruniversität Wageningen fanden heraus, daß unbehandelte Gülle Ammoniakgas abdunstet, das sich in Säure verwandelt und mit dem Regen auf die Blätter und Nadeln der Bäume und den Waldboden fällt. Vor allem schädigt diese Säure den Wurzelbereich der Bäume. Experten haben festgestellt: Die Ammoniakwolken aus Holland, Belgien, Frankreich und Norddeutschland sind noch in Lappland (!) nachweisbar. Durch die sauren, giftigen Niederschläge, die als schwefelige Säure auf die Blätter und den Boden fallen, werden nicht nur die Blätter in ihren Aufgaben geschädigt; es sterben vor allem die sauerstoffliebenden Bakterien des Waldbodens ab sowie die für das Leben der Bäume *unbedingt* notwendigen humuslockernden Pilze, die mit den Waldbäumen in Symbiose leben und ihnen Wasser und Mineralsalze liefern; die Bäume wiederum versorgen die Pilze vor allem mit Kohlenhydraten. Dieses enge Zusammenleben (Mykorrhiza) von Pilzen mit den Wurzeln ist für manche Baumarten (Kiefer) obligatorisch.

Vergessen wir nicht die alles durchdringende Radioaktivität, die besonders vom Regen aufgenommen wird. Der ständig zunehmende lebensfeindliche Elektrosmog auf den gerade Nadelbäume durch ihre ausgestreckten Nadelantennen besonders empfindlich reagieren, kommt noch extrem schwächend hinzu. Im Ausstrahlungsbereich starker Sender in den Bergen und auch um die Radartürme an der früheren Zonengrenze ist ebenfalls aller Wald abgestorben. Im Riesen- und Fichtelgebirge sind vor allem die Wälder auf den Bergkämmen hinweggerafft worden, die die größte Strahlung einfangen. Man weiß heute zum Beispiel, daß Fichten, die durch Bestrahlung eines Senders braun geworden sind, wieder grün wurden, nachdem man den Strahlenbeschuß durch ein Drahtgitter (Prinzip des Faradayschen Käfigs) abgeleitet hatte (siehe *Krank durch Wellen- und Elektrosmog* [30]). Gerade aufgrund dieser Strahlenbeeinträchtigung wäre ein humoser Boden wichtig, der den Bäumen helfen würde, sich auch gegen diese Belastungen zu wehren (siehe Kapitel 3, Abschnitt *Ein humoser Boden kann Atom entstrahlen*).

Auch die Monokulturen der Nadelbäume wirken sich immer mehr nachteilig aus, da solche Böden erheblich verdichtet sind. Durch Humusmangel fehlt Sauerstoff im Boden. Die Böden werden dadurch noch saurer – man spricht bereits von Werten von 3,8 pH. Wobei der Säuregrad von z.B. 7 pH (neutral) zu 6 pH nicht doppelt so sauer bedeutet, sondern etwa *zehnmal* so sauer. So stellt ein pH-Wert von 3,8 pH bereits eine sehr extreme Versauerung des Bodens dar (112).

Im gesunden Mischwald finden wir eine lockere, humose, duftende Walderde, von Pilzen durchzogen. Der Laubwald läßt mehr Humus entstehen, als er selbst benötigt. Im Nadelwald finden wir normalerweise nur einen Rohhumus mit einem pH-Wert von 5–6. Die sauren Niederschläge übersäuern die Böden, diese werden u.a. »entmineralisiert«, und die Pilze können den Bäumen nicht genügend Vitalstoffe liefern. Immer häufiger tritt im Bereich der Feinwurzeln Sauerstoffmangel auf, ein krankhafter Naßkern entsteht im unteren Stammbereich der Tannen, der von Fäulnisbakterien besiedelt wird, so daß bei Sturm die Bäume häufig über dem Boden abbrechen (103). Und umgekehrt können die Bäume ihre Aufgabe in dieser Lebensgemeinschaft (Mykorrhiza) nicht mehr voll erfüllen.

Auch das Absinken des Grundwasserspiegels durch vermehrte Wasserentnahme der Wasserwerke zur Verdünnung der über die Höchstwerte bereits hinausgehenden Belastungen unseres Grundwassers mit Nitrat und Pestiziden führt zur Mangelversorgung.

Trotz all unserer Bemühungen stirbt der Wald weiter. Die Kalkung per Flugzeug bringt nur kurzfristig eine basische Anhebung des pH-Wertes. Das Kalken generell löst ebenfalls noch wichtige Mineralien aus dem Boden, die so dem Boden unnötig verlorengehen und ungenutzt im Erdreich versickern. Vor allem Zink und Mangan werden durch das Kalken festgelegt und stehen den Pflanzenwurzeln nicht mehr zur Verfügung. Die Intensivwirtschaft zur Holzgewinnung (Monokulturen) überfordert die Waldböden inzwischen in sehr hohem Maße, sie verarmen wie unser Ackerboden. Der saure Regen verursacht zudem chemische Verschiebungen und Veränderungen in den Elementen des Bodens, so daß die Pflanzenwurzeln z.B. auch kein Selen mehr aufnehmen können, dafür aber verstärkt Aluminium- (ab einem pH-Wert von 4,5–4,3) und Schwermetallionen, die durch das Zuviel eine Giftwirkung bekommen. Denken wir an die Waldpilze, vor deren Verzehr bereits gewarnt wird. Der Wald *muß* einfach zugrundegehen, wenn wir ihm nicht sehr bald den Boden bereiten, den er zu einem gesunden Leben braucht.

Unser Leben hängt von den Wäldern ab, denn sie sind wesentlicher Bestandteil des Wasserkreislaufs. Sind die Wälder tot, wird unser Land versteppen.

Wie Erhard Henning in seiner kleinen Schrift (103) *Ursachen und Auswirkungen des Waldsterbens – Humus als Grundlage der Waldernährung* schreibt, sollte aller Bio-Müll (aus der Bio-Mülltonne, Laubanfall, Kehrrichtmüll, zerkleinerte Tannenzweige) zur Humusabsättigung unserer Wälder verwendet werden. Dieser Bio-Müll könnte mit reichlich Gesteinsmehlen und möglichst mit etwas Meeresalgenkalk in besonderen Mischwagen zerkleinert und vermengt werden. Bei Neuanpflanzungen, so Hennig, bietet sich dieses Vorgehen an, wie sich seinerzeit gezeigt hat, als man in Berlin und anderen Städten die Trümmerhalden sehr schnell begrünte.

Henning berichtet auch vom »Märchenwald von Sauen« in Brandenburg, den Professor Dr. August Bier nach dem Grundsatz »Mischung der Gegensätze« auf einem einstigen Ödland angelegt hat. Dieser herrliche, gesunde Wald, mit tief humosen Boden und gesunden Bäumen, könnte unseren Forstleuten als Vorbild und Anregung dienen (103). Monokulturen, die immer noch angelegt werden, tragen den Keim des Untergangs bereits in sich. Jede Neuanpflanzung gibt uns die Chance, es richtiger und besser zu machen.

Ich möchte an dieser Stelle einen Vorschlag machen: Suchen wir uns einen Baum (oder mehrere) in der freien Natur, den wir als »Patenkind« übernehmen und den wir pflegen wollen. Ich habe mir einen Apfelbaum ausgesucht, dessen Äpfel von Jahr zu Jahr unansehnlicher werden. Sie sind fleckig, grün veralgt. Die Äste sind ganz und gar veralgt, voller Flechten. Teils fällt die Rinde schon ab, und die nackten Äste ragen in den Himmel. Ein Bild des

Jammers. Diesem Baum möchte ich helfen. Ich habe ihn reichlich mit Basaltmehl und Meeresalgenkalk (15) versorgt. Vermutlich wird er einer der wenigen sein, der uns später, wenn immer mehr Bäume gestorben sein werden, noch mit seinen kleinen, aber gut schmeckenden Früchten versorgen wird.

Der Schrei der Bäume,
er verhallt ungehört:
Wir weinen, wir leiden, wir sterben ...
Erst wir – dann ihr.

Das Stöhnen der Flüsse,
es tönt laut und dringlich:
Wir verenden, verenden elendig,
so haltet ein,
haltet doch endlich ein:
Erst wir – dann ihr.

Das Meer, das große, unendliche,
es ächzt und brüllt in seinem Schmerz:
Euer Gift, euer Müll, euer Öl,
seht ihr nicht mein wundes Herz?
Auch ich sage euch:
Erst ich – dann ihr.

Und der Tiere Schar,
gepfercht, gequält, gefoltert ...
In unsagbar traurigen Augen
steht das eine nur:
Erst wir – dann ihr.

M. H. Januar 1995

Forstleuten und den Verantwortlichen in den Gemeinden, die sich ernstlich um die Regenerierung des Waldes bemühen, sei die kleine Schrift (103) von Erhard Hennig dringend empfohlen.

Kleine Gemeinden könnten einen Aufruf an die Bevölkerung richten. Motto: »Rettet den Wald«. Die Menschen sind aufgeschlossener als man denkt. Man könnte zu Geldspenden zur Anschaffung von Gesteinsmehl und Algenerzeugnissen aufrufen. Mit vereinten Kräften kann viel geschehen. Bäume und Menschen gehören zusammen. Sterben die Bäume, so wird auch uns in absehbarer Zeit ein gleiches Schicksal ereilen. Wir alle können helfen, daß auch in unserer Gemeinde ein »Märchenwald« wie in Sauen entstehen kann.

Der Regenwurm

Für alle wunderbaren Zusammenhänge in der Natur sollten wir viel feinfühliger werden. Wir haben gesehen, wohin uns unser bisheriges Verhalten und unsere zu einseitige Denkweise geführt haben. Versuchen wir, die Bedürfnisse und Geheimnisse der Natur zu erspüren. Nur dann können wir sie schützen und uns ihrer Mithilfe versichern.

Auf einen ganz wichtigen Helfer im Garten möchte ich noch zu sprechen kommen: auf den Regenwurm. Er durchlüftet nicht nur durch sein Graben von unzähligen Gängen den Boden, wodurch das Regenwasser in die Tiefe der Erde eindringen kann, sondern er liefert uns in seinen Ausscheidungen den besten Pflanzendünger, den es gibt. Durch die Umsetzung des organischen Materials, von dem der Regenwurm sich ernährt, finden wir unter anderem in den Regenwurmhäufchen ein Vielfaches an Mineralien = Düngestoffen, und zwar – je nach Nahrungsangebot:

> 11–19mal mehr an Kalium
> 7mal mehr Phosphor
> 5mal mehr Stickstoff
> 3mal mehr Magnesium
> 2mal mehr Kalzium

Nach einer Untersuchung, die in *Praktische Gründüngung* (114) angegeben ist, heißt es, daß auf einem Hektar tiefgründigen humosen Lößboden die Regenwürmer in einem Jahr 65 kg Stickstoff, 69 kg Phosphor, 6 kg Kalium und 97 kg Kalk in pflanzenverfügbarer Form in eine Tiefe von 0,25 bis 1,25 m verlagert haben. Eine solche jährliche kostenlose Tiefendüngung bleibt langfristig nicht ohne Auswirkung auf die Erträge. Da die Regenwürmer Tonhumuskomplexe bilden, was durch Gesteinsmehldüngung gefördert werden kann, kann die Regenwurmerde auch der immer bedrohlicher werdenden Versauerung unserer Böden entgegenwirken. Wie wichtig gerade der basische (alkalische) Boden für die Selenaufnahme ist, haben wir bereits gehört.

Der Mulchgarten

Der Mulchgarten scheint ein Garten Eden zu sein. Gerne nenne ich das Buch von Ruth Stout *Mulchen – Gärtnern ohne Arbeit* (29), das uns eine Anbaumethode beschreibt, durch die wir uns schon bald an einem Garten von überdurchschnittlicher Fruchtbarkeit erfreuen können. Entsprechend dem Bibelvers »Ich will es den Weisen verbergen und den Einfältigen offenbaren«, begann eine einfache amerikanische Hausfrau, ohne wissenschaftliche Bildung, um 1930 damit, ihren gesamten Gartenboden einschließlich der Wege mit einer 15–20 cm hohen Heu- oder Strohschicht abzudecken. Das, was sie dann erntete, war von einer solchen Größe und Qualität, daß sie ihre Anbaufläche, die vorher wesentlich größer war, immer weiter verkleinern konnte, bis sie schließlich nur noch 250 qm (gemulchtes) Gartenland benötigte, um drei Erwachsene und viele Freunde ganzjährig – bis auf Getreide – vollständig zu ernähren. Durch das Abdecken des Bodens mit organischem Material entfiel das Umgraben, Hacken, Jäten und Bewässern etc. Nach einigen Jahren, als der Boden immer basischer und fruchtbarer wurde, brauchte sie auch keinen Kalk zu streuen und Mist unterzugraben. Die Schnecken blieben fort, da sie einen neutralen, gesunden Boden nicht mögen. Ruth Stout berichtet, daß sie Zwiebeln von 1 bis zu 1 1/2 Pfund geerntet hätte und daß eine einzige Möhre, die saftig und zart war, für eine Mahlzeit für fünf Personen gereicht hätte. Diese enorme Bodenfruchtbarkeit ist durch die vielen Regenwürmer zu erklären, die sich in einem solchen Gartenboden befinden, sehr schnell vermehren und sommers wie winters einen gedeckten Tisch (Mulchabdeckung) vorfinden. Ruth Stout ist 96 Jahre alt geworden. Sie arbeitete 40 Jahre lang mit ihrer Mulch-Methode und konnte bis kurz vor ihrem Tode mit 95 Jahren noch ihren Garten alleine versorgen. Sie besorgte sich Stroh oder verregnetes Heu, von dem sie immer einen Vorrat bereithielt. In den großen Trockenperioden bekamen ihre Tomaten manchmal zwei bis drei Monate lang kein Wasser, dennoch war die Ernte gut, so enorm humos und damit wasserspeicherfähig war der Boden geworden.

Kranke Pflanzen rufen ihre Schädlinge selbst herbei

Die anstrengende, zeitraubende Gartenarbeit reduziert sich, wenn der Mulchgarten erst einmal »steht«, tatsächlich auf ein Minimum. Schädlingsbefall gibt es aufgrund der Gesundung des Bodens immer weniger und wenn, sollte man mit Heilpflanzenbrühen etc. arbeiten. Entsprechende Anleitungen sind in der Abtei Fulda (35) erhältlich oder werden immer wieder in der Zeitschrift *Natürlich Gärtnern* (34) behandelt. Auf keinen Fall sollten wir mit Gift arbeiten, das im empfindlichen Organismus des Gartenlebens immer neue Schäden hervorruft.

Wie Erhard Hennig in seinem Buch *Die Geheimnisse der fruchtbaren Böden* (33) schreibt, senden geschwächte, kranke Pflanzen Informationen aus, die die entsprechenden Schädlinge herbeirufen. Der amerikanische Entomologe* Callahan, der sich ein Leben lang mit der Lebensweise von Insekten beschäftigt hat, entdeckte, daß Insekten über das Infrarotband des elektromagnetischen Spektrums miteinander korrespondieren und ebenso korrespondieren sie mit Pflanzen. Und so ist ein Schädlingsbefall der Pflanzen immer ein Zeichen dafür, daß einem Boden die Nährstoffe fehlen, die die darauf wachsenden Pflanzen benötigen, um gesund zu sein. Eine Pflanze muß so ernährt sein, daß sie sich selbst vor Pilz- und Schädlingsbefall schützen kann. Nur gesunde Pflanzen ernähren Menschen und Tiere gesund und schützen sie vor Pilzen und gesundheitlichen Entgleisungen aller Art. Mangelhaft ernährte Pflanzen, die diesen Mangel und damit ihre Gesundheitsschädigung weitergeben, werden durch die Weisheit und Fürsorge unseres Schöpfers »abgeräumt«. Der Mensch in sei-

* Insektenforscher.

ner Kurzsichtigkeit und Blindheit beginnt dann, diese geschwächten, mangelversorgten Pflanzen mit schweren Giften vor der Vernichtung zu schützen, anstatt für diesen großen Schutz dankbar zu sein und auf Abhilfe der Ursache zu sinnen.

In seinem Buch *Macht und Geheimnis der Nahrung* (37) berichtet Albert von Haller über interessante Düngungsversuche. Maispflanzen eines mangelhaft versorgten Bodens wurden stark von Schädlingen heimgesucht. Danebenstehende mit einem vollwertig und humosem Boden versorgte Pflanzen, waren starkwüchsig, außerordentlich stabil und frei von Schädigungen. Die geernteten Kolben beider Flächen wurden zusammen aufbewahrt. Die Kolben der mangelversorgten Pflanzen wurden vom Kornkäfer befallen, z.T. bis auf die Stümpfe vertilgt, die der vollwertig ernährten blieben unversehrt, bis auf diejenigen, die Berührung mit den befallenen Kolben hatten: eine oder zwei Bißstellen waren festzustellen. Fazit: Die Gesundheit schmeckte ihnen nicht.

Ein humoser Boden kann Atom entstrahlen

Das Zusammenspiel der Bodenmikroorganismen und Regenwürmer – in einem Kubikzentimeter fruchtbarster Erde hat man bis zu 10 Milliarden Bodenmikroorganismen gezählt! – liefert bei genügend Zufuhr von Urgesteinsmehl und organischen Substanzen einen außerordentlich fruchtbaren Humus, der viele Vergiftungen und Belastungen unserer Umwelt noch ausgleichen und aufheben kann.

Mir ist der große Schutz, den wir in einem gesunden Boden haben, so richtig erst nach Tschernobyl bewußt geworden. In der Zweimonatsschrift *Lebensschutzinformatio-*

nen LSI des Weltbundes zum Schutze des Lebens (32) las ich damals folgendes, das ich kaum fassen konnte:

Im Frühjahr 1986 waren »nach Tschernobyl« in Norddeutschland die Kühe schon auf der Weide, und die Milch wurde streng auf Atomverseuchung geprüft. Die Milch des biologisch arbeitenden Bauern war nicht verstrahlt, während die Milch des in 3 km entfernt wohnenden, konventionell arbeitenden Bauern wegen hoher Belastung weggeschüttet werden mußte. Die Werte wurden von der Meierei drei Tage lang bekanntgegeben und dann nicht mehr, um keine Wettbewerbsverzerrung zugunsten der Bio-Bauern herbeizuführen.

Ebenso erfuhr ich von einer biologisch-dynamisch arbeitenden Arzneimittelfirma, die im Frühjahr 1986 nach Tschernobyl Primeln für ihr Herzmittel pflückte. Man war in großer Sorge, daß die Primeln atomverseucht seien. Der Boden im Gebiet um die biologische Anlage der Firma wies Werte von 1800 bis 2000 Becquerel auf. Um so erstaunter und dankbarer war man, als der biologisch-dynamisch gepflegte Boden und die Primeln nur 1 Becquerel aufwiesen, das nach Fertigung des Arzneimittels auch verschwunden war.

Das gleiche konnte Franz Karl Rödelberger, ein Demeter-Bauer in Urberg im Südschwarzwald berichten, der die Freie Landbauschule Goldenhof betreibt und in 1000 m Höhe schon seit Jahren einen biologisch-dynamisch gepflegten Hof nach der Methode von Rudolf Steiner bewirtschaftet. Nach dem Tschernobyl-Unglück ließ er die Belastung seines Anwesens messen. Während das Gebiet um ihn herum hohe Werte aufwies, verzeichnete sein Boden kaum welche, und die Hügelbeete und das Mistkompostbeet, auf denen sich besonders viele Regenwürmer befanden, waren völlig frei. Franz Karl Rödelberger hat seine Erfahrungen in seinem fesselnd und sehr informativ geschriebenen Buch *Bodenlos – Das Stehaufbuch* (31) niedergelegt. Diesem Buch ist zu entnehmen, daß uns nur der natürliche, die Bodenorganismen fördernde Anbau vor Verstrahlung und weiterer Vergiftung und Degeneration schützen kann. Rödelberger beweist, daß man, wenn man es richtig macht, gute Ernten erzielen kann und, daß die Menschen, die sich von so gezogenen Pflanzen ernähren, ihre Gesundheit erhalten.

Diese Erfahrung hat mir damals ungeheuren Mut gemacht. Wir dürfen erkennen, daß Gott, als unser aller treusorgender Vater, uns auch in der gefährlichsten Situation nicht im Stich läßt und uns den Weg zeigt, um aus dem selbstverschuldeten Teufelskreis wieder herauszukommen.

Erhöhter Wirkstoffgehalt bei Heilpflanzen durch Kompost

Wer sich ernsthaft für die Heilung und Regeneration unserer Kulturböden interessiert, dem seien noch die wertvollen Arbeiten von Erhard Hennig (33) empfohlen. Hennig hat alles Wissenswerte über das Thema »Humus und Kompost« in leicht verständlicher Form zusammengetragen.

Fasziniert hat mich folgende kleine Geschichte, die Hennig in seinem Buch *Geheimnisse der fruchtbaren Böden* (33) erzählt: »Ein pharmazeutisches Werk, das aus Heilpflanzen Medikamente herstellt, baute viele Jahre Heilpflanzen an, um die hohen Kosten für das Einsammeln von Wildkräutern einzusparen. Nach den üblichen chemischen Regeln wurde auch synthetischer Stickstoff verwendet. Von

Jahr zu Jahr nahm aber der Wirkstoffgehalt, besonders der Alkaloidgehalt der Pflanzen, ab. Erst als man zur Humus- und Kompostwirtschaft überging, führte das zu einem unerwarteten Resultat: der Wirkstoffgehalt erreichte in kurzer Zeit die Wildpflanzenwerte. Die Verwendung von Urgesteinsmehl spielte hierbei eine große Rolle.«

Das größte Laboratorium der Welt

Bezüglich des pH-Wertes des Bodens schreibt Hennig (33), daß es interessant sei, zu sehen, daß »menschliches Blut einen pH-Wert um 7,4 hat, ein humoser Boden einen von 7,0–7,2 und ein reifer Kompost einen pH 6,8 bis 7,4. Diese Werte stammen aus ökologisch-biologischen Betrieben. Dagegen zeigten chemisch gedüngte Ackerböden beim Nachbarn einen pH-Wert von 5,5–6,0 an«.

Der Boden, und was sich in ihm abspielt, ist tatsächlich einem Laboratorium zu vergleichen, in dem nahezu alle organischen und anorganischen Nährstoffe umgeformt werden, d.h. organische Stoffe bis in ihre kleinsten Teile abgebaut werden, um mit Mineralien und Spurenelementen von Mikroorganismen wieder in pflanzenverfügbarer Form zu stabilen, porösen Krümeln zusammengefügt zu werden. Das Endprodukt dieser Arbeitsleistung des Bodenlebens ist dann der so begehrte Humus. Hierbei werden auf der anderen Seite Gifte und Schadstoffe unschädlich gemacht. Dieses »größte und genialste Laboratorium der Welt« – wie Erhard Hennig dieses Geschehen nennt – vertraut nun unser guter himmlischer Vater *jedem* von uns an, und sei er vor der Wissenschaft auch ein noch so ein kleines Licht wie die Hausfrau Ruth Stout (29). Erstaunlich ist, welcher Aufnahmeapparat von der Natur für die Versorgung der Pflanzen vorgesehen ist. An einer einzigen Roggenpflanze wurden zum Beispiel 13 Millionen Würzelchen gezählt. An jedem dieser Würzelchen wachsen feine bis mikroskopisch kleinste Wurzelhärchen, schätzungsweise etwas 14 Milliarden (!). Auch wir wissen heute, daß ein fruchtbarer Boden, auch ein reifer Kompost, Mikroben und Kleinstlebewesen in fast unvorstellbaren Mengen enthält: »Wenn man bedenkt, daß in 1 g Kompost, wie wir ihn aus Stalldung herstellten, bis zu 10 Milliarden Bakterien sowie einige Millionen Schimmelpilze und Strahlenpilze gezählt werden können, so kann man sich sowohl die enorme Abbauleistung der Mikro-Flora bei der Umwandlung der organischen Stoffe zu Kompost, als auch die Aufbauleistung zu Humus und der Bildung von Antibiotika und vielen anderen Wirkstoffen vorstellen« (33). Das Zusammenspiel dieses Wunderwerks von Bodenorganismen – das sind Kleintiere, Mikroben, Schimmelpilze, Hefepilze, Strahlenpilze, Algen, Regenwürmer etc. –, läßt den kostbaren Humus entstehen. Diese Mikroorganismen haben die Fähigkeit, Vitamine, Enzyme, Aminosäuren, Hormonstoffe, Spurenelemente und sogar antibiotische Stoffe in den Humus einzuarbeiten. Besonders wichtige Aufgaben haben die Schimmelpilze. Sie sind bedeutende Vitamin- und Penicillinproduzenten für die Pflanzen. Schimmelpilze und Hefepilze produzieren außerdem Enzyme (Fermente) in großer Menge, die, wenn die Pilze zerfallen, für die Pflanzen verfügbar werden. Je größer die Vielfalt (Artenreichtum und Individuenzahl) der Bodenlebewesen, desto stabiler und vollwertiger wird der Humus, um so vollwertiger und gesünder wird die auf einem solchen Boden gezogene Nahrung sein.

»Großes Aufsehen«, so berichtet Hennig weiter »erregte vor vielen Jahren ein Großversuch, in dem nachgewiesen wurde, daß 18 der gefährlichsten Krankheitserreger (Paratyphus, Wundstarrkrampf, Tbc, Milzbrand usw.) durch die aerobe (mit Sauerstoff ablaufende) Kompostierung abgetötet werden. Auch die Abtötung virulenter Keime der Maul- und Klauenseuche und der Schweinepest wurde seinerzeit einwandfrei nachgewiesen. Ganz anders dagegen »arbeitete« der ohne entsprechende Kenntnisse unter Abschluß von Sauerstoff fest aufeinander gestapelte Mist. Durch Sauerstoffmangel konnte die gesunde Verrottung nicht vor sich gehen, so daß Fäulnis entstand, die Gifte erzeugte. Hier, im Fäulnismist, der an seinem Gestank zu erkennen ist, blieben die Erreger nicht nur erhalten, sondern die Keime vermehrten sich in dem ihnen zusagenden »kranken« Milieu erheblich: kranker Dünger, kranker Boden, kranke Pflanzen, kranke Tiere, kranke Menschen. Welchen Segen und Schutz haben wir dagegen in einem biologisch gepflegten, richtig aufgesetzten Kompost, der die natürlichen Abläufe fördert. Dieser konnte zur Zeit Tschernobyls, wie uns belegte Fälle zeigen, nicht nur Radioaktivität unschädlich machen, sondern er besitzt auch die Kraft, gefährliche Erreger abzutöten. Als Hennig damals reifen Kompost von einem Arzneimittelwerk untersuchen ließ, kam Erstaunliches zutage: In 1 g Kompost wurde 1/2 Einheit reines Penicillin gefunden. Die sauerstoffliebenden Mikroorganismen konnten dieses Wunder durch die Verrottung vollbringen.

Hennig: »Nicht umsonst wird Humus als Wunderstoff der Natur angesehen. Das Fatale aber ist, daß unsere Ackerböden in den letzten Jahrzehnten nicht nur an Humus verarmt sind, sondern ihnen auch die wichtigsten Elemente wie Magnesium, Kupfer, Kobalt, Zink, Selen, Jod usw. fehlen, um nur diese zu nennen. Das ist aber noch nicht alles: Unentbehrliche Bodenkleinlebewesen und spezifische

Mikroorganismen sind bereits verschwunden – etwa aus-
gestorben?? Das bereitet uns große Sorge!«

Die Scheinerfolge der Hydrokultur

Erhard Hennig fordert gerade für die Bodenpflege ein
ganzheitliches Denken, während sich – auf der anderen
Seite – immer mehr Bestrebungen ausweiten, Nahrungspflanzen ohne natürliche Erde, nur in Nährlösungen aus
Elementverbindungen (Salzen) zu ziehen. Als Beispiel
wird uns die Hydrokultur vorgehalten. Man verschweigt
dabei aber, daß in einer solchen Nährlösung gezogene
Pflanzen so minderwertig versorgt werden, daß sie nicht
einmal mehr in der Lage sind, Samen auszubilden. Sie
degenerieren bereits in *einer* Generation, auch wenn wir
dieses – und das ist gerade das Tückische bei dieser neuen
bestechenden Methode – von außen nicht erkennen können. Das Kriterium für Gesundheit, der lebenweiterge-
benden Kraft *»bleibt«* die Fruchtbarkeit, die Vermehrungs-
fähigkeit.
Eine Nahrungspflanze muß keimfähig, muß vermehrungsfähig sein, denn nur dann ist sie noch Träger des Lebendigen, Vollwertigen, und sie gibt diese große schützende
Kraft an Mensch und Tier weiter, was auch uns Kraft und
Gesundheit schenken wird. Die Hydrokultur der Zimmer-
pflanzen gelingt nur, wenn immer wieder neue Pflanzen,
die in humoser Erde gezogen wurden, verwendet werden.
Mir erzählte jemand vor einiger Zeit, daß er in Holland
selbst einen Salatsteckling gesehen habe, der mit Gen-
technik in 48 Stunden zu einem großen Salatkopf aus-
wuchs.
Wir wissen, daß in speziellen »Labor«-Gewächshäusern

(z.B. in Holland) unter Bestrahlung mit UV-Licht bereits in großem Umfang Nahrungspflanzen in künstlichen Nährlösungen gezogen werden, was für den Verbraucher nicht kenntlich gemacht zu werden braucht. Eine Nahrung kann aber nur das weitergeben, was sie selbst beinhaltet – in diesem Fall den extremen Mangel. Pflanzen, die nur eine einseitige »Mangelernährung« genießen, sind dann verständlicherweise nicht lange lagerfähig, sie werden sehr leicht von Schädlingen und Pilzen befallen, aus diesem Grund werden sie neuerdings radioaktiv bestrahlt, d.h., alles Leben in den Zellen wird abgetötet, damit sich nichts verändern kann! Die allerorts immer mehr zunehmende Radioaktivität mit ihrer »Todesschwingung« scheint an unserem allgemeinen gesundheitlichen und sonstigen Niedergang (Ozonloch, Waldsterben, radioaktiv belasteter Regen, »totes« Wasser, radioaktiv belasteter Boden und belastete Pflanzen, schwere Erkrankungen bei Mensch und Tier) einen viel größeren Anteil zu haben, als wir bis jetzt glauben. Denken wir um, kehren wir um, ehe es zu spät ist.

Wir können nur so gesund sein wie unser Boden

Die Zerstörung des Bodens geht augenfällig einher mit der Zerstörung unserer Gesundheit. Hier, im ersten Glied der Nahrungskette, und das ist, wie die Bauern der Vergangenheit es so liebevoll ausdrückten, unsere »Mutter Erde«, liegen die Ursachen für unseren so schnell vorsichgehenden katastrophalen gesundheitlichen Niedergang. Werden wir wach und empfindsam für das Wunder des Bodens, diese großartige Werkstatt Gottes, aus der das Leben und unsere Gesundheit bereits seit Millionen Jahren hervorgehen. Wir haben die Wahl, wem wir folgen wollen, dem genialen Baumeister allen Lebens oder den heute sich so groß dünkenden Menschen, die nur die Wege, die ihr begrenzter Verstand ihnen zeigt, gehen können. Niemand kann sagen: »Warum läßt Gott das zu? Warum muß ich so leiden?« Uns ist als selbständigen Wesen, denen das große Geschenk des freien Willens anvertraut worden ist, die Entscheidung und Verantwortung überlassen, und alles, was wir tun, schlägt unerbittlich auf uns zurück.

Fühlen wir uns ein, in die Bedürfnisse alles Lebendigen – seien es die Pflanzen, die Tiere, die Gewässer, die Luft und wir Menschen, – so werden wir bald einen »Garten Eden« auf Erden haben, der allen Menschen und Tieren in Fülle gesunde Nahrung liefern wird. Von Gott ist alles dafür vorgesehen; nur wir sehen die Wege nicht und folgen einer anderen Stimme.

Erst wenn wir uns demütig einfügen in das große lebendige Ganze, wird es wieder aufwärtsgehen können, denn wie Dioskurides, der große griechische Arzt und Naturforscher des 1. Jahrhunderts n. Chr., sagte:

wird die Natur nie den Menschen folgen, sondern die Menschen haben die Gesetze der Natur zu befolgen.

4 Gesunde Ernährung – gesunde Lebensweise – gesunde Menschen

Es gibt zu viele krankmachende Faktoren

Unsere heute übliche Kost enthält zu viele krankmachende Faktoren: zuviel Zucker, zuviel Fett, zuviel Fleisch, Konserviertes, industriell Entwertetes, mit Giften Behandeltes, radioaktiv Bestrahltes etc. etc. Und vor allen Dingen – und das scheint mit das Wichtigste zu sein – unsere Nahrung erhält aufgrund der einseitigen Düngung und des sauren Regens nicht mehr die Vitalstoffe, die unsere Gesundheit bedingen. Eine gesunde, vitalstoffreiche Ernährung ist der Garant für unsere Gesundheit.

Zucker – der große Vitamin- und Vitalstoffräuber

Zucker, als ein chemisch isolierter Stoff aus der Zuckerrübe, wird in über 20 Schritten im Körper abgebaut, wobei jedes Mal Mineralstoffe wie z.B. Calcium oder Vitamine (hauptsächlich das Nervenvitamin B_1 dem Körper geraubt werden, da der Zucker selbst – und das gleiche gilt für das ausgemahlene Mehl der meisten Brotsorten – als industriell isoliertes Kohlenhydrat diese Stoffe nicht mitbringt. Hierin liegt ein wesentlicher Grund für die Zunahme der vielen »nervösen« Störungen. Als starker Calciumräuber entmineralisiert Zucker unsere Knochen, Gelenke, Zähne, Nägel, die Venenwände etc., was unter anderem auch zu

Krampfadern führt. Als ich Anfang 20 war, hatte ich selbst sehr stark mit Krampfadern und schweren und im Hochsommer sehr schmerzenden Beinen zu tun. Drei Krampfadern wurden damals verödet, und der Arzt sagte mir, ich würde noch sehr viel Venenprobleme bekommen, zumal Venenleiden in unserer Familie verbreitet seien. Nachdem ich dann meine Ernährung auf leicht verdauliche Vollwerternährung, ohne konzentriert Süßes, umgestellt hatte, wurde es deutlich besser. Wenn ich mich recht erinnere, aß ich damals viel und oft Weizenkeime, die vitamin-E- und selenreich sind. Auch ernährte ich mich von dem leichtverdaulichen vollwertigen Grahambrot bzw. Knäckebrot, von viel Gemüse, etwas Salat und aß kaum Fleisch. Und sehr bald fühlte ich mich allein durch diese Ernährungsumstellung sehr viel besser. Von da an begann ich mich immer mehr für den Anbau unserer Nahrungspflanzen zu interessieren. Richtig aufwärts ging es allerdings erst, als ich mir auch meine Amalgamfüllungen und die toten Zähne entfernen ließ. Jetzt begannen sich die Venenwände endgültig zu stabilisieren.

Festzustellen ist, daß der Zahnverfall immer früher eintritt und zwar durch die Karies, die in erster Linie von innen kommt. Außerdem verändert alles Süße (auch alle sogenannten gesunden Süßungsmittel wie Honig) unser Mundmilieu zum Sauren hin, so daß auch die Zähne von außen angegriffen werden. Nach dem Verzehr von Süßem sollte man die Zähne putzen, wobei es genügt, sie mit Wasser zu putzen. Besser wäre es, man würde versuchen, alles konzentriert Süße zu meiden. Säuglinge und kleine Kinder sollte man gar nicht erst an dieses gewöhnen. Der Konsum von Süßem wird bekanntlich sehr schnell zu einer Sucht, die uns dann durch laufende Unterzuckerung immer wieder zu Süßem greifen läßt.

Zucker stört erheblich unser Darmmilieu

Des weiteren stört Zucker ganz erheblich unser Darmmilieu, so daß auch mit den sogenannten gesunden Süßungs-
mitteln wie Honig, Trockenfrüchten, getrocknetem
Zuckerrohr, Ahornsirup usw. sehr sparsam umgegangen
werden sollte. *Zucker jeder Art verändert unser Darmmilieu*
zum Sauren hin, so daß fremde, uns krankmachende Bakterien immer mehr unseren Darm besiedeln, die ähnlich
wie Würmer nur in einem krankhaft veränderten Milieu
gedeihen können. Denken wir an die Frösche. Sobald
irgendwo ein Sumpf entsteht, sind auch schon die Frösche
da. Das Milieu, das sie zum Leben brauchen, zieht sie an.
Deshalb ist es so wichtig, darauf zu achten, daß unser
Milieu im Darm so gesund ist, wie nur irgend möglich.
Jeder von uns, und besonders die Hausfrauen und Mütter,
haben es in der Hand, ihren Familien die Gesundheit zu
erhalten oder wieder zu beschaffen.
Durch zuviel Süßes = isolierte Kohlenhydrate (und dazu
zählen ebenso Getreidespeisen aus ausgemahlenen Meh-
len) werden unsere Wächter im Darm, unsere guten, uns
schützenden Bakterien, die u.a. Vitamine für uns herstellen und uns vor schädlichen Darmbakterien und Pilzen
schützen, mit der Zeit immer mehr verändert und zurückgedrängt, weil ihnen der Lebensraum, den sie brauchen,
genommen wird. Vergärung des Süßen macht das Milieu
im Dünndarm immer saurer, so daß auch die Enzyme der
Bauspeicheldrüse, – die die Hauptverdauung unserer
Nahrung zu bewältigen haben – in diesem sauren Umfeld
die Speisen nur noch mangelhaft aufschließen können.
Durch diese mangelhaft greifende Enzymleistung der
Bauchspeicheldrüse wird die Nahrung nur noch unvoll-
ständig verdaut bzw. angedaut, und der größte Teil der

aufgenommenen Nahrung ernährt dann nicht uns, sondern eine aus dem Gleichgewicht geratene Darmflora, deren krankmachende Teilhaber sich enorm vermehren können und uns immer mehr mit ihren sauren und giftigen Stoffwechselprodukten überschwemmen. Wie schon einmal gesagt, besteht unsere Stuhlmasse fast zu 1/3 aus abgestorbenen Bakterienleibern. Haben wir ein gesundes Darmmilieu, besitzen wir in unseren Coli-Bakterien einen großen Schutz, wenn nicht den wichtigsten Schutz vor Krebs und der ebenso immer mehr um sich greifenden Verpilzung. Ist unser Darmmilieu aber durch zuviel Süßes und denaturierte Auszugsmehle (Brötchen mit Marmelade oder Honig bestrichen, Gebäck, Kuchen, Feinbrot jeder Art, gesüßte Getränke) so krankhaft verändert, daß die uns schützenden Bakterien entartet sind oder zurückgedrängt wurden, – was durch Antibiotikaeinnahmen noch verstärkt wird – dann haben wir uns eine eigene »Giftfabrik« geschaffen, in der fremde Bakterien und Pilze täglich mit ihren Stoffwechselprodukten, ihren Kampfgasen und Fuselalkoholen, unser Blut vergiften.

Unser Bindegewebe – eine Mülldeponie

Die Leber ist das zentrale Stoffwechselorgan. U.a. hat sie Entgiftungsfunktion. Bei Toxinüberlastung kann sie dieser nur noch mangelhaft nachkommen und schiebt dann diese »Schlacken« zur Zwischenlagerung ins Bindegewebe ab. Dort sammeln sie sich als »Rheuma« an, wobei ich unter Rheuma die Verschlackung des Bindegewebes verstehe. Unser Bindegewebe ist so genial angelegt, daß es ungeheure Mengen von Säuren und Giften jahrelang speichern kann, ohne daß wir viel davon merken. Man sagt, daß das Bindegewebe eines 50jährigen Menschen zur Hälfte bereits aus Säure und abgelagerten Giften besteht. Wird der Speicher aber zu voll, was wir auch an den zunehmenden dunklen Flecken auf der Haut bemerken, beginnen die Krankheiten, und zwar bei jedem anders, nämlich dort, wo jeder seinen schwächsten Punkt hat. Bei dem einen versucht sich der Körper über die Haut zu reinigen in Form von Hauterkrankungen bis hin zu offenen Beinen. Bei einem anderen über die Lunge als Bronchitis, Asthma, Hals-Nasen-Ohrenerkrankungen. Entzündungsschübe im Bewegungsapparat, Erkältungen oder Fieberschübe sind Ausdruck des Reinigungsbestrebens des Körpers. Dabei werden Belastungsstoffe »verbrannt« und selbst Krebszellen vernichtet. Akute Erkrankungen wie das Fieber sind keine Krankheiten, sondern »Gesundheiten«, d.h., Gesundungsbemühungen unseres »inneren Arztes«, die bedrohlicher werdende Flut von Säuren und Giften wieder aus dem Körper zu beseitigen. Wir sollten solche akuten Reinigungsprozesse dankbar mit natürlichen Mitteln unterstützen, anstatt – wie es heute üblich ist – diese zu unterbinden, indem wir mit Antibiotikagaben die »Toxine« ins Bindegewebe festlegen, wobei wir mit jeder erneuten Antibiotikaeinnahme unsere Abwehr weiter schwächen und damit den Pilzen in uns Raum zu weiterer Entwicklung geben.

In den letzten Jahren hat der Pilzbefall – insbesondere des Darmes und des Blutes – sehr stark zugenommen, was immer auf eine starke Immunschwäche und Übersäuerung hinweist. Pilzkrankheiten sind sehr ernste Vorboten von schweren gesundheitlichen Entgleisungen. Man weiß, daß alle Aidspatienten viele Jahre lang mit Aspergillaceen zu tun hatten. Namhafte Virologen, vor allem amerikanische, sind der Meinung, daß Aids nicht in erster Linie durch ein Virus übertragen wird, sondern, daß diese Erkrankung eine erworbene Immunschwäche ist, selbst verschuldet aufgrund falscher, ungesunder Lebensweise und Antibiotika- und Drogenmißbrauch. Eine derartige, unnatürliche Lebensweise schwächt das Immunsystem bis zum totalen Zusammenbruch, was wir dann Aids nennen. (Dazu empfehle ich die Dokumentation des Ehlers-Verlages: *AIDS – Dichtung und Wahrheit* [40]), in der verantwortliche Forscher aus aller Welt zu Worte kommen.)

Zucker jeder Art und gärfreudige Säure – der ideale Nährboden für Pilze

Aufgrund der Darmspülungen (Colonhydrotherapie), die ich bei meinen Patienten durchführe, kann ich die Zunahme des Darmbefalls durch Pilze beobachten. Pilze können sich nur in einem Darmmilieu ansiedeln, das lange Jahre, meist von Kindheit an, durch Süßigkeiten aller Art und Weißmehl (Kuchen und Gebäck) geschädigt worden ist, eine durch zuviel gärfreudige Säuren (Obstsäfte, zuviel Obstverzehr, gesüßter Joghurt [besonders gärfreudig] süße Nachspeisen, Limo, Coca Cola [extrem sauer durch Phosphorsäure und Zucker] etc.).

Einige Pilzarten wie der Hefepilz Candida albicans äußern sich durch starke Blähungen nach kohlenhydratreicher, gärfreudiger Nahrung, andere bemerkt man überhaupt nicht. Siedeln Candida-Pilze im Magen, setzen die Blähungen schon ein, wenn gärfreudige Nahrung in ihn gelangt ist. Stuhluntersuchungen geben leider nicht immer ein genaues Bild vom Ausmaß des Pilzbefalls, da die Pilze z.B. im Dickdarm nestweise in den Ausbuchtungen (Haustren) festsitzen. Die Pilznester werden erst durch längere Berieselung von den Darmwänden abgelöst, wo man sie dann – immer wieder nestweise – im abführenden Plastikrohr quirlend, gut sehen kann.

Unser Immunsystem, das heute mehr denn je leisten muß, ist vorwiegend im Darmbereich angesiedelt, wie ich schon ausführte, was heißt, daß eine mäßige, einfache und möglichst giftfreie Kost vor vielem Unheil bewahren kann. Auch Allergien haben ihre tiefere Ursache im geschädigten Darm, denn in ihm fühlen sich Pilze wohl, und deren Stoffwechselgifte wirken allergen. Häufig werden Allergien auch durch Weizen, Hühnerei oder Kuhmilch oder aber schleichende Vergiftung durch das hochgiftige Quecksilber, das in den Zahnfüllungsmaterialien enthalten ist (Silber – Zinn – Amalgame), ausgelöst.

Kuhmilch als Allergieauslöser

Konrad Werthmann schreibt in seinem Buch (36) *Kinderallergien – erkennen und behandeln durch individuelle Diät,* daß Kuhmilch wie Hühnereiweiß, wenn diese vor dem neunten Lebensmonat gefüttert werden, von der noch nicht voll ausgereiften Bauchspeicheldrüse des Kindes nicht ausreichend abgebaut werden können. Das zugeführte Fremdeiweiß kann nicht richtig verstoffwechselt werden und läßt Fäulnis und Säure entstehen. Der Körper versucht dann diese sauren Stoffe über die Haut in Form von Milchschorf auszuscheiden oder über Ekzeme in den Armbeugen und Kniekehlen, dort nämlich, wo die Adern und Venen an der Oberfläche liegen und die Säure vermutlich direkt aus den Gefäßen nach außen drängt. Wird dieses durch Kortison unterdrückt, suchen sich die Säuren andere Ventile wie einen allergischem Schnupfen (Heuschnupfen), eine chronische Bronchitis bis hin zu späterem Asthma. Die Säureausscheidung kann sich als dünnerer, säuerlich riechender Stuhl, Durchfallneigung und chronische Darmentzündung zeigen. Bei diesen Formen sind dann mit Sicherheit auch schon Candida-Pilze beteiligt. Besonders Säuglinge, Kleinkinder und alte Menschen sind aufgrund ihrer geschwächten Abwehr stark pilzgefährdet. Es ist auffallend, daß immer mehr Kinder Kuhmilch, wie sie heute angeboten wird, nicht vertragen. Zu beobachten ist, daß gerade Menschen, die unter dieser Kuhmilchunverträglichkeit leiden, »kuhmilchsüchtig« sind und häufig große Mengen trinken. Die starke Abhängigkeit von einem Nahrungsmittel ist schon das Zeichen für eine Allergie; die Allergene erzeugen eine Art Sucht. Ich hatte kürzlich eine junge Patientin, die jeden Tag ihre Milch trinken »mußte«. Sie litt unter häufigen Kopfschmerzen, hatte morgens keinen Appetit. Seit sie nun die Milch wegläßt, hat sie morgens wieder guten Appetit, und ihre Kopfschmerzen sind verschwunden.

Immer mehr Menschen greifen zur Rohkost

Wir finden immer mehr verschiedenartige Ernährungsrichtlinien. Meist resultieren sie aus den Erfahrungen kranker Menschen, die mit einer besonderen Ernährungsweise wieder gesund geworden sind und nun meinen, daß ihr System für alle Menschen anwendbar sein müßte. Da liegt der große Irrtum, denn jeder ist anders geschädigt und jeder Stoffwechsel ist individuell. Was dem einen bekommt, muß dem anderen nicht weiterhelfen.
Rohkost z.B., die postuliert und gepriesen wird, wird von vielen Menschen, besonders in größerer Menge, nicht gut

vertragen, dies zeigte mir meine Praxis wiederholt. Die entstehende Gärungssäure wird in diesen Fällen häufig über einen breiigen und ungeformten Stuhl ausgeschieden, oder sie staut sich bei Bindegewebsschwachen in den roten geplatzten Äderchen auf den Wangen. Andererseits bemerken viele Menschen das Entstehen dieser Gärungssäuren gar nicht. Sie fühlen sich wohl und manövrieren sich dabei immer tiefer in die Übersäuerung. Ich kenne aber auch Patienten und Freunde, die überwiegend von Rohkost leben und sich jetzt besser fühlen als zuvor. Jeder muß für sich selbst herausfinden, was ihm guttut. Bei einem kräftigen Verdauungssystem, das Rohkost zügig abbauen kann, ohne Gärungssäuren entstehen zu lassen, werden dem Körper viele basische Pufferstoffe geliefert. Ausgewogene Rohkosternährung enthält selenhaltige Ölsaaten wie Sonnenblumenkerne, Kokosnüsse und Sesam, Mandeln (viel Vitamin E!), die die Entgiftung beschleunigen. Da es leider allgemein nur noch energetisch totes Trinkwasser gibt, könnte es sein, daß das »lebendige« Wasser der Früchte den Rohköstlern diesen Mangel ersetzt, so daß sie sich tatsächlich besser fühlen.

Die verschiedenen Ernährungskonzepte stammen aus der fühlbaren Not der Menschen und dem Gefühl, daß etwas mit unserer Nahrung nicht mehr stimmt. Und in diesem Punkt haben sie recht. Da wir aber erst am Ende unseres Lebens wissen können, ob unsere Ideen stimmten, so bin ich für das Wissen, das Albert von Haller für uns in mühsamer Forschung und Kleinarbeit aus der Ernährungsodyssee der Menschheit zusammengetragen hat, von Herzen dankbar.

Das Geheimnis der vollkommenen Gesundheit

In seinem interessanten Buch (28) *Macht und Geheimnis der Nahrung* berichtet er unter anderem von dem Forscher McCarrison, der 1914 während der englischen Besetzung Indiens als Amtsarzt nach Indien gekommen und dem dort die unterschiedliche Gesundheit der verschiedenen Volksgruppen aufgefallen war. Er kam mit sechs Gruppen zusammen, die sich aus religiösen Gründen streng nach besonderen Vorschriften ernährten und deren gesundheitliche Verfassung bzw. Krankheiten einander sehr ähnlich waren. Die Gruppe der Sikhs, die keine einheitliche Volksgruppe darstellt, – sie ist aus einer Reformsekte entstanden – war die gesündeste. McCarrison erlebte die Sikhs als mutig, kräftig und so gesund, daß er bei ihnen als Arzt nicht viel zu tun brauchte. Bei Infektionen bekamen sie nur ein kurzes Fieber, und alles kam wieder in Ordnung. Die Madrassi stellten die gesundheitlich schwächste Gruppe. Ihre Mitglieder waren energielos, anfällig und körperlich unterentwickelt. Schwere Krankheiten waren zahlreich. McCarrison stand ein Forschungsinstitut zur Verfügung, in dem er ein ausgedehntes Experiment mit Ratten, deren Stoffwechsel dem Menschen sehr ähnlich ist, durchführte. Die Ratten wurden in sechs Gruppen aufgeteilt, und nach den Ernährungsgewohnheiten der sechs Volksgruppen ernährt. Der Versuch dauerte zwei Jahre. Die Ratten entsprachen danach umgerechnet einem Alter von 50 Menschenjahren. Die »Sikhs«-Ratten, als die kräftigsten, wogen 235 Gramm, waren lebhaft, gewandt, hatten ein glänzendes Fell, waren zutraulich und immun gegen ansteckende Krankheiten. Sie waren genauso gesund und munter wie die Sikhs. Die nach Madrassi-Art ernährten Ratten wogen nur 155 Gramm, und ihr völlig unbefriedigender Gesundheitszustand entsprach genau dem der Menschen. Sie waren unterentwickelt, kränklich und apathisch. Ein Teil der Ratten überlebte den Versuch nicht. Die Versuche zeigten auch, daß bei bestimmter Ernährung die Ratten zänkisch und bösartig wurden, so daß man sie in getrennten Gehegen halten mußte, sonst hätten sie sich gegenseitig aufgefressen.

McCarrison war nach diesem Versuch überzeugt, daß eine optimale Ernährung Krankheiten verhüten und auch für die seelische Gesundheit der Menschen verantwortlich sein müsse. Um die »Macht der Nahrung« zu demonstrieren, startete er einen weiteren Versuch mit 1000 Ratten. Er fütterte diese zwei Jahre lang von der Geburt bis zum beginnenden Alter mit der Sikhs-Kost. Diese bestand aus Fladen (ungesäuertes Brot) aus frisch gemahlenem Vollweizen (denken wir an die Waffeln oder das Knäckebrot), aus roher Milch und Milcherzeugnissen, Hülsenfrüchten, frischem grünen Blattgemüse, Blattsalaten, Kartoffeln, Karotten und Früchten; Fleisch gab es selten. Während dieser zwei Jahre gab es keinen einzigen Krankheitsfall! Wurden die grünen Salate gestrichen oder die Milchration erheblich eingeschränkt, traten bei den vormals so gesunden Tieren plötzlich Lungenleiden, Magen-Darm-Krankheiten, Nieren- und Blasenleiden auf. Eine kleine Änderung der Kost konnte den guten Gesundheitszustand sehr schnell verschlechtern.

Wir haben hier ein Beispiel, das uns zeigt, wie eine vollwertige, von moderner Düngung unbelastete und ausgewogene Nahrung, eine von Grund auf stabile Gesundheit ermöglicht. Hier ergänzen sich das Eiweiß des Vollkornweizens mit dem der Milch und dem der Hülsenfrüchte zu einem vollwertigen, sehr gesunden Eiweiß. Dieses ist von einer wesentlich höheren Wertigkeit als das durch

Fleischverzehr gewonnene, was zudem viel Belastendes mitbringt.

Auch die chinesische Bevölkerung, die überwiegend vegetarisch lebt, erfreut sich einer guten Gesundheit und das seit Jahrtausenden. Wir finden in China eine deutlich niedrigere Krebsrate. Die einfachen Bauern essen wenig Fleisch und trinken kaum Milch; sie decken ihren Eiweißbedarf durch Sojabohnen, die mit weiteren Eiweißquellen, wie Getreide und Gemüse kombiniert werden. Diese Ernährung ist vollwertig und selenreich durch Soja und Sesamsaat.

Die optimale Ernährung für den Menschen nach Jakob Lorber

Die Ernährungsweise der Sikhs deckt sich mit den Ratschlägen und Einsichten für eine gesunde Ernährung wie sie in den Schriften des Propheten Jakob Lorber zu lesen sind. (*Johannes – das große Evangelium* [38]). Zur Ernährung wird dort gesagt: »Fische von guter Art, die in reinen Gewässern sich aufhalten, sind ... die allergesündeste Kost für den menschlichen Leib. Wo aber derlei Fische nicht zu haben sind, da ist das Weizen- und Gerstenbrot an und für sich die gesündeste Nahrung des Menschen, so wie auch die Milch von gesunden Kühen, Ziegen und Schafen. Unter den Hülsenfrüchten nehmen die Linsen den ersten Rang ein, wie auch zur Bereitung des Muses der persische Maisweizen. Fleisch ist nur von einigen Hühnern und Tauben, dann von gesundem und reinem Rinde sowie auch von Ziegen und Schafen im vollkommen blutlosen Zustande, entweder gebraten oder gekocht, als Speise zu genießen. Das gebratene aber ist dem gekochten vorzuziehen. Das Blut der Tiere soll von niemandem genossen werden! Das jetzt Gesagte ist und bleibt für den Menschen die einfachste, reinste Kost; alles andere – besonders im Übermaß genossen – ist für den Menschen schädlich.«

Er fährt fort: »Das genießbare Obst muß völlig reif sein, in welchem Zustand man es dann auch mäßig genießen kann«, wobei dieses gekocht, gebraten oder gedörrt besser bekömmlich ist. Und auch die Wurzelgemüse werden erwähnt, wobei nur eine Sorte Wurzelgemüse zu einer Mahlzeit gegessen werden sollte. Und es wird weiter gesagt: »Du kennst das Obst und die Wurzeln, die für den Menschen zum Genuß geeignet sind; die hungrigen und freßgierigen Menschen aber begnügen sich nicht mit dem, sondern erfinden in einem fort noch eine große Menge Nährmittel, sowohl aus dem Pflanzen- als auch aus dem Tierreich, und die Folge davon sind die stets mehr und mehr zunehmenden, verschiedenartigsten Leibeskrankheiten.« Als bekömmliches Getränk wird neben reinem, durchsonnten Quellwasser die Milch von gesundem Vieh öfter erwähnt und in Maßen mit Wasser verdünnter, gut abgelagerter reiner Wein.

Die Heukuh

Zu dem Thema Milch ist noch etwas zu sagen. In seinem Buch *Kraut und Rüben. Erinnerungen und Erfahrungen eines biologischen Landwirtes* (37) erzählt Karl Stellwag eine sehr zum Nachdenken anregende Begebenheit. Er sagt, daß jeder weiß und sagt, daß stillende Mütter sehr auf ihre Ernährung achten müßten, aber über das Futter der Kühe, mit deren Milch die Kinder später ernährt werden, mache man sich gar keine Gedanken.

Stellwag war als landwirtschaftlicher Berater tätig und kam auf verschiedene Höfe. Einmal fiel ihm ein Baby auf, das ununterbrochen schrie. Er bat darum, das Kind sehen zu dürfen. Das Kind war wachsgelb, hatte dunkle Ringe unter den Augen und ein ganz eingefallenes spitzes Gesicht. Er fragte, ob man dem Kind Milch aus dem Kuhstall gäbe, den sie vorher besichtigt hatten. Man bejahte. »Wenn Sie das Kind noch retten wollen, so geben Sie dem Kind keine Milch mehr aus diesem Stall«, riet er, denn ihm war der »scharfe« Geruch der Kälber aufgefallen, die aufgrund des Silofutters von schwerem Durchfall geplagt waren. »Ich werde Ihnen eine gesunde Kuh aussuchen, sie kommt in den Pferdestall, und diese darf dann nur mit Heu gefüttert werden. Morgen bekommt das Kind diese Milch noch verdünnt, und in drei Tagen geben Sie die Milch kuhwarm und roh, so wie sie von der Kuh kommt.« Stellwag, der unzählige Injektionen zur Tbc-Bekämpfung gemacht hatte, wählte eine gerade neu eingetroffene gesunde Kuh aus. Er hörte dann drei Wochen nichts mehr von den Leuten. Als er dann wieder auf den Hof kam, begrüßte ihn die Mutter freudestrahlend und zeigte ihm ein gesundes, dickes, in seinem Bettchen fest schlafendes Kind. Die Frau fragte ihn, wieso er denn so schnell die Wurzel des Übels erkannt hätte. Er erwiderte: »Ich habe doch eure Silofuttergruben gesehen und weiß, daß ihr pro Hektar 600–700 kg Kunstdünger zu den Zuckerrüben geben müßt. Behalten Sie ihre Heukuh bis zum Grünfutter, dann kann nichts mehr geschehen.«

Anläßlich eines Vortrags vor Frauen erzählte Karl Stellwag diese Geschichte. Da meldete sich eine Ärztin und sagte: »Ich kann mir nun die hohe Sterblichkeitsrate der Säuglinge in den Wintermonaten erklären.« Stellwag nahm darauf Einsicht in die Unterlagen bei den Gesundheitsbehörden und fand tatsächlich ein auffälliges Ansteigen der Todesfälle in der Zeit, in der mit Silofutter gefüttert wird.

Diese Geschichte zeigt, daß es nicht die Kuhmilch allein sein kann, die nicht in Ordnung ist, denn sonst hätte ein vom Tode gezeichnetes Kind (gelbes, spitzes eingefallenes Gesicht) sich nicht so schnell wieder erholen können. Es müssen andere Ursachen sein, die die Kuhmilch heute so unverträglich machen. Wie uns diese Geschichte lehrt, liegt die Ursache im Futter der Kühe, das durch die moderne Düngungsmethode mit nur wenigen treibenden Mineralsalzen bzw. frischer Mist- bzw. Gülledüngung negativ verändert wird. Besonders problematisch ist das Silofutter, das für eine Kuh, die ein Wiederkäuer ist, völlig unnatürlich ist. Die Kühe werden immer häufiger für Krankheiten anfällig, bekommen häufig Antibiotika und haben dadurch auch bereits Pilze im Blut, wie ich noch näher erläutern werde. Je artfremder und minderwertiger das Futter ist, um so mehr Pilze finden wir im Blut der Kühe.

Der Demeter-Bauer Franz Karl Rödelberger erzählt in seinem fesselnden Buch *Bodenlos – Das Stehaufbuch* (31) von einem kleinen Jungen, der die übliche reichliche Nahrung, die ihm seine Eltern vorsetzten, erbrechen mußte und an schwerster Verstopfung litt. Diesem Jungen stellte Franz Karl Rödelberger einen Ernährungsplan zusammen. Die Nahrungsmittel kamen alle von einem Bio-Hof. Der Junge bekam Milch von einer Bio-Heu-Kuh (roh und kuhwarm), Vollkornbrot, das mit Honig und Salz aus biologischem Getreide gebacken wurde. Der kleine Junge erholte sich zusehends und war zur Freude seiner Eltern bald ganz gesund.

Rödelberger berichtet auch von einer kleinen alten, sehr stabilen Kuhrasse, den »Hinterwäldlern«, die sich noch

149

aus der Zeit der Kelten erhalten hat und eine köstliche, sehr gesunde Milch gibt. Diese Milch hat auch mit 6 Prozent einen höheren Fettgehalt und eignet sich besonders gut zum Buttern. Eine Kuh dieser Rasse gibt im Durchschnitt, je nach Futter, 8–10–14 Liter Milch. In einer Trockenzeit, als bei einem Bauern in der Schweiz die Hochleistungskühe aufgrund von Futtermangel unfruchtbar wurden und auch keine Milch mehr gaben, gab die kleine Kuh immer noch 2 Liter Milch und brachte ein gesundes Kälbchen zur Welt. Durch ihr geringes Gewicht kann diese kleine Kuh auch steilste Hänge weiden, ohne die Grasnarbe zu zertreten. Diese gesunde, alte Rasse bringt im Durchschnitt 14 Kälbchen zur Welt, während Hochleistungskühe es auf 2,6 Kälber bringen (so Daten von 1987) und neuere Daten auch schon von 1,1 Kälbern sprechen. Aufgrund der sich abzeichnenden Zunahme von Trockenperioden und des damit einhergehenden Futtermangels, könnte es sein, daß wir noch einmal dankbar auf diese kleine bewährte alte Rasse zurückgreifen werden, die sich mit dem bescheidensten Futter zufriedengibt.

Pilze auch im Blut der Kühe

Nach all diesen Gedanken um die Milch der Kühe, wuchs in mir immer stärker die Überzeugung, daß Kühe durch Antibiotikagaben sowie artfremdes Futter (Silo- und Eiweißmastfutter), dem zudem noch immer häufiger wesentliche Spurenelemente fehlen, auch bereits Pilze im Blut haben dürften, die sie – zumindest deren Sporen und Toxine – mit ihrer Milch weitergeben. Als mir dann eine Patientin erzählte, daß ihre Katze die frische, unpasteuri-

150

sierte Milch des konventionell arbeitenden Bauern (einseitige Düngung mit »Kunstdünger«, Silofutter, Antibiotikagaben) verweigern und nur die rohe Milch einer »Heukuh« trinken würde, da war ich mir sicher, daß hier ein sehr erheblicher Qualitätsunterschied vorliegen mußte. Ich ließ das Blut von vier Kühen, zwei Silofutterstallkühen und zwei Heukühen, untersuchen.

Alle vier Kühe hatten Pilze im Blut! Von den Silofutterstallkühen war eine krank, die andere gesund. Das Blut der häufig an Euterentzündungen leidenden und antibiotikaschluckenden Kuh wies nach Bruno Haefeli, BHS-Labor, bereits »eine gigante mykotische Belastung durch Candida, Mucoraceen, Aspergillaceen, Skleromyceten und erhöhter Mykosporulation (Pilzsporen!) im 3°« auf. Hier liegt bereits ein vielfältiger Pilzbefall im stärksten Stadium vor. Die Pilze produzieren ständig Säuren und zum Teil schwere Gifte, die somit auch in der Milch zu finden sein dürften. Klinisch gilt solch eine Kuh als gesund, so daß ihre Milch verzehrt werden darf. (Ich vermute, daß es sich bei der neuen Krankheit, hämolytisch-urämisches Syndrom genannt, die durch Kuhmilch bzw. rohes Fleisch verursacht wird, – es sollen bereits Kinder daran gestorben sein – um eine Krankheit handelt, die im Zusammenhang mit Pilzen gesehen werden muß. Wahrscheinlich stammen die Produkte von Tieren mit starkem Pilzbefall des Blutes. Antibiotikagaben sollen bei dieser Krankheit nicht helfen bzw. diese noch verschlimmern. *Immer wenn Antibiotikagaben nicht helfen, haben wir es mit Pilzen zu tun,* von denen – leider – bisher Ärzte und Kliniken noch so gut wie gar nichts wissen.)

Auch die gesunde Kuh aus dem Silofutterstall hatte bereits einen stärkeren Pilzbefall: »Mucoraceen, Aspergillaceen im 2°, zunehmend höhervalenter mykotischer Befall. Dazu Candida und Skleromyceten im 2°, niedriger mykotischer Befall«.

Die zwei Heukühe, die eine war eine Bio-Heukuh, hatten auch bereits Mucoraceen erhöht im 2°, allerdings keine anderen Pilze wie Candida oder Apergillaceen, Skleromyceten etc. Das erste Stadium gilt bei Bruno Haefeli noch als pilzfreies, gesundes Stadium. Das zweite Stadium zeigt erst die Entwicklung von Pilzen an, entweder schwach (niedriger mykotischer Befall), erhöht (also mittelstark) oder stark (höhervalenter mykotischer Befall.) Der Bio-Bauer sagte mir, daß seine Milch auch von den meisten Kindern, die gegen die konventionelle Milch allergisch seien, vertragen würde. Er würde zwar weniger Milch produzieren, aber dafür eine bedeutend besser verträgliche. Auch würde er die neuartigen tetraploiden Gräser, die durch eine Genveränderung sehr stark eiweißhaltig sind, nicht anbauen. Er hätte es einmal vor einigen Jahren versucht. Nach deren Verzehr sei seine ganze Herde schwer krank gewesen. Auch hätte er noch nie Antibiotika verwendet und kein Silofutter. Seine Kühe seien sehr stabil, so daß sie im Durchschnitt 14 Kälber bekämen.

Der Pilz Mucor racemosus, Mitglied der Mucaraceen, ist, wie wir inzwischen wissen, obligat in uns vorhanden, d.h., seine Anwesenheit in uns ist normal. Im gesunden Stadium seiner Kleinstform hat der Mucor als Endobiont in uns große Schutzaufgaben (siehe Kapitel 6, Abschnitt *Die Bakterien – Cyclogenie*). Erschreckend ist, daß selbst der Bioanbau nicht vor Pilzen schützen kann. Ursache wird der Spurenelementmangel im Boden sein – auch im Bioanbau werden bisher kaum Gesteinsmehle und/oder Algenmehle im großen Stile verwendet – wie auch Elektrosmog und Radioaktivität, denen alle Lebewesen immer mehr ausgesetzt sind und die das Blut schwächen und saurer machen, so daß sich in Menschen und Tieren in zunehmendem Maße Pilze entwickeln können. Die obengenannten Heukühe sind aber eindeutig besser dran, denn sie haben weder den sehr belastenden Hefepilz Candida albicans noch Schimmelpilze (Aspergillaceen), die viel Säuren und auch sehr starke Gifte produzieren, im Blut.

Es ist erschütternd zu sehen, wie wir immer mehr unsere Nahrung verderben. Wir sollten alles daran setzen, besonders alle Tiere, die uns Nahrungsmittel liefern, so natürlich und vollwertig wie nur möglich zu ernähren und zu halten. Wie wir gesehen haben, ist dazu ein optimal biologisch gepflegter Boden unerläßlich, der, wie die Messungen nach Tschernobyl zeigten, uns auch vor der Verstrahlung schützen kann. Wir sollten das Steinmehl auch nicht erst den schwer geschädigten, hochgradig verpilzten, durchfallkranken Tieren ins Futter geben, sondern es gleich beim Futteranbau über den Boden zuführen. Das Bodenleben wird damit so gesund und die damit versorgten Pflanzen so stabil und vollwertig, daß es zu den schweren gesundheitlichen Entgleisungen in Form von Durchfallkrankheiten, immer wiederkehrenden Entzündungen, Muskelerkrankungen, Durchblutungsstörungen (Herzinfarkt), hormonellen Störungen (Unfruchtbarkeit) gar nicht erst kommt. Wie mir Bruno Haefeli sagte, finden wird in den Ausscheidungen der verpilzten Tiere die Information und Gifte der Candida- und Schimmelpilze etc., die wiederum das mit diesen Ausscheidungen gedüngte Futter über eine negative Veränderung der Bodenbakterien und des Bodens minderwertig verändern. Wir haben es seinerzeit im Krieg erlebt, wie die Menschen durch unkompostierte Fäkaliendüngung krank wurden und verwurmten.

Eiweiß ist nicht gleich Eiweiß

Wie wir heute wissen, werden die konzentrierten Eiweiße aus der aufgenommenen Nahrung in unserem Körper in Aminosäuren zerlegt. Wir kennen inzwischen 30 Aminosäuren (die wichtigsten Bausteine der Eiweiße), wovon der Körper 13 nicht selbst herstellen kann, so daß diese jeden Tag mit der Nahrung, möglichst in ausgewogenem Verhältnis, zugeführt werden müssen. Vor einigen Jahren wußte man nur von 22 Aminosäuren, davon waren 8 als essentiell (lebenswichtig) erkannt. Die moderne Forschung bekommt immer mehr Einblick in die Werkstatt unseres genialen Schöpfers und versucht, der Natur ihre Geheimnisse abzulauschen.

Man bezeichnet diese unentbehrlichen 13 Aminosäuren, die der Körper nicht selbst herstellen kann, als »essentielle« Aminosäuren. Fehlt aber eine essentielle Aminosäure oder ist davon zu wenig vorhanden, soll das gesamte aufgenommene Eiweiß nur in dieser Größenordnung verwertet werden können. Überschüssige Abbauprodukte (die nicht zum Aufbau von Eiweiß benötigt werden) füttern dann unsere Pilze bzw. lagern sich als Säureschlacken ab. Beim Hühnerei (beim Eigelb noch günstiger) soll das Verhältnis dieser 13 essentiellen Aminosäuren so günstig sein, daß 94 Prozent des im Ei vorhandenen Eiweißes vom Körper verwertet werden können. In tierischem Eiweiß (Fleisch und Milch) ist das Verhältnis der 13 Aminosäuren derart gestaltet, daß ca. 70 Prozent des Eiweißes aufgenommen werden können. Der Rest belastet unseren Stoffwechsel. Das Eiweiß von Weizen, Gerste, Roggen, Reis, Buchweizen, Hafer, Dinkel etc. weist einen relativ niedrigen Lysingehalt auf, so daß es unbedingt mit anderen lysinhaltigen Eiweißen kombiniert werden sollte, z.B. mit denen der Vorzugsmilch oder aus dem Bio-Rahm, um optimal ausgewertet werden zu können. Wird Getreide mit Milch oder Käse kombiniert, steigt die Eiweißverwertbarkeit an, weshalb uns ein Vollkorn-Käsebrot so gut sättigt.

Das Eiweiß der Sojabohne enthält etwas weniger Methionin als Fleischeiweiß. Ähnlich sieht es bei den Hülsenfrüchten aus. Wird z.B. Bohnensuppe mit Rahm kombiniert, erhöht sich die Verwertbarkeit des Eiweißes ganz wesentlich. Aber auch die Kombination von Hülsenfrüchten und Getreiden führt zu einer optimalen Verwertbarkeit. So wird durch die Kombination von Mais und Bohnen – von denen viele Indianerstämme leben und eine außergewöhnlich stabile Gesundheit bis ins hohe Alter haben –, eine höhere Wertigkeit des Eiweißes erreicht als es das Hühnerei mit seinen 94 Prozent bietet. Aus diesem Grund kommen diese Völker mit sehr viel weniger Nahrung aus als wir. Das Verhältnis von Getreide zu Hülsenfrüchten sollte im allgemeinen 2:1 betragen, d.h., man nimmt doppelt soviel Getreide wie Hülsenfrüchte.

Die drei α-Aminosäuren Lysin, Tryptophan und Methionin sind häufig schon nicht mehr in ausreichender Menge vorhanden.

Gehalt von Aminosäuren in Nahrungsmitteleiweißen
in mg auf 100 g

Lysin

Rindfleisch	2020	Weizenkeime	1900
Gelantine	380	Vollkornweizen	380
Kuhmilch	260	Dinkel	275
Schafsmilch	440	Roggen	400
Ziegenmilch	340	Vollreis	290
Mandeln	580	Mais	290

Gehalt von Aminosäuren in Nahrungsmitteleiweißen
in mg auf 100 g

Sesam	640	Hirse	280
Sonnenblu-			
menkerne	890	Haferflocken	50
Mohn	1390	Buchweizen	580
Kokosnuß	150	Kakaopulver	770
Mungobohnen	1950	Hüttenkäse	1000
Kichererbsen	1370	Doppelrahmfrischkäse	1200
Linsen	1890	Emmentaler	2390
Erbsen	2130	Edamer	2370
Bohnen	1870	Hühnerei	890
Sojabohnen	1900	Eigelb	1300

Tryptophan

Rindfleisch	260	Weizenkeime	330
Gelantine	6	Vollkornweizen	150
Kuhmilch	45	Dinkel	180
Schafsmilch	70	Roggen	110
Ziegenmilch	50	Vollreis	90
Mandeln	170	Mais	70
Sesam	290	Hirse	180
Sonnenblu-			
menkerne	310	Haferflocken	190
Mohn	380	Buchweizen	170
Kokosnuß	40	Kakaopulver	230
Mungobohnen	380	Hüttenkäse	150
Kichererbsen	360	Doppelrahmfrischkäse	150
Linsen	250	Emmentaler	790
Erbsen	350	Edamer	400
Bohnen	230	Hühnerei	230
Sojabohnen	450	Eigelb	290

Methionin

Rindfleisch	570	Weizenkeime	560
Gelatine	760	Vollkornweizen	220

Gehalt von Aminosäuren in Nahrungsmitteleiweißen
in mg auf 100 g

Kuhmilch	85	Dinkel	400
Schafsmilch	140	Roggen	140
Ziegenmilch	95	Vollreis	170
Mandeln	270	Mais	190
Sesam	640	Hirse	250
Sonnenblu-			
menkerne	490	Haferflocken	240
Mohn	430	Buchweizen	190
Kokosnuß	70	Kakaopulver	330
Mungobohnen	390	Hüttenkäse	150
Kichererbsen	450	Doppelrahmfrischkäse	150
Linsen	220	Emmentaler	790
Erbsen	350	Edamer	780
Bohnen	260	Hühnerei	450
Sojabohnen	480	Eigelb	470

Hastiges Essen

Die Ruhe beim Essen ist sehr wichtig, weil nur der uns in
Gelöstheit und Ruhe bestimmende »Vagus«-Nerv alle Säfte für die Nahrungsaufschließung »zum Fließen« bringt,
während uns, wenn wir erregt sind, der Streßnerv »Sym-
pathikus« regiert, der alle Verdauungstätigkeit sofort
stoppt. Eine unter Streß verzehrte Mahlzeit liegt uns
schwer im Magen und geht leicht in Gärung und Fäulnis
über, was wir an Blähungen und Druckgefühl bemerken
können. Je übler die Blähungen riechen, um so mehr Gifte gehen auch ins Blut und belasten die Leber.
Durch zu hastiges, unkonzentriertes Essen (durch gleich-
zeitiges Reden, Fernsehen, Lesen und Aufregungen) und

dadurch bedingtes ungenügendes Kauen (jeder Bissen sollte bis zur Verflüssigung in Ruhe eingespeichelt und dankbar genossen werden), gelangen auch zu viele, nur grob zerkleinerte Nahrungsteilchen in Magen und Darm, die dann nicht vollständig von unseren, meist auch nicht ausreichend vorhandenen Verdauungsenzymen und Verdauungssäften bis zu Ende aufgeschlossen und verarbeitet werden können. Aber nicht nur das gründliche Zerkleinern der Nahrung im Mund ist wichtig, sondern auch das gründliche, längere Einspeicheln. Unser basischer Speichel verdaut kohlenhydrathaltige Nahrung bereits weitgehend vor, im Mund vollzieht sich ein Schritt der Verdauung. Diese Vorverdauung durch gründliches Einspeicheln sollte unbedingt genutzt werden, damit der Speisebrei fehlerlos weiterverarbeitet werden kann.

Auch das häufige Essen zwischen den drei Hauptmahlzeiten, ohne wirklich Hunger zu haben, verhindert eine einwandfreie Nahrungsaufschließung, da ständig neue Nahrung in den Magen und Darm gelangt, während die alte noch gar nicht bis zu Ende verdaut ist. Das Neuankommende hat Vorrang, und der ältere, noch nicht fertig aufgeschlossene Speisebrei wird im Darm an die Seiten gedrückt, woran sich dann uns schadende Bakterien und Pilze mästen. Auch essen wir gewohnheitsmäßig meist zuviel auf einmal, und dieses Zuviel an Nahrung kann ebenfalls nicht vollständig abgebaut werden. Essen wir aber knapper mit möglichst großen Pausen zwischen den Mahlzeiten, so merken wir, daß wir mit der Zeit immer weniger Nahrung benötigen. Und wenn wir noch auf vollwertige, uns alle Nährstoffe liefernde Nahrung umstellen, werden wir uns bald stärker und gesünder zu fühlen beginnen.

Ständiger Hunger auf Süßes – Unterzuckerung

Die Unterzuckerung, die man als Vorstufe der Zuckerkrankheit bezeichnen kann, deutet bereits auf eine große Schwäche der Bauchspeicheldrüse hin, die sehr ernst zu nehmen ist, und der man durch Vermeidung von Süßem aller Art und rechtzeitiger Nahrungszufuhr begegnen kann, sobald sich ihre ersten Anzeichen zeigen. Hier bietet sich besonders die so wertvolle Spirulina-Alge (41) (Kapitel 5 *Gesundheitstips für die Praxis*) mit 60 Prozent Eiweißanteil an, von der meist einige Tabletten gelutscht, genügen, um die Unterzuckerung zu beheben. Aufgrund der Zunahme von Stoffwechselgiften, der sich mehrenden Mykotoxine (Stoffwechselgifte der Pilze) und der ständigen Freisetzung von Quecksilber aus den Amalgam-Zahnfüllungen ist die Bauchspeicheldrüse bei sehr vielen Menschen heute bereits so irritiert und überreizt, daß sie zuviel Insulin ausschüttet. Das Hormon Insulin ist der Schlüssel, der die Zellen öffnet, so daß der aus der Nahrung stammende Blutzucker in die Zellen eintreten kann, wo er zur Energiegewinnung benötigt wird. Schüttet eine irritierte Bauchspeicheldrüse aber zuviel Insulin aus, so wird zuviel Zucker aus dem Blut entfernt. Besonders Gehirn und Herz benötigen aber ständig Zucker, so daß ein Absinken des Zuckerspiegels unter die Norm sofort einen Schwächeanfall auslöst. Meist ist auch schon die Leber mitgeschädigt, und diese kann den Zucker nicht mehr genügend in der Speicherform Glykogen bevorraten. Vor allem der häufige Verzehr von Süßigkeiten, wodurch sich die Blutpilze sehr schnell vermehren und mit ihren giftigen Stoffwechselprodukten auch die Bauchspeicheldrüse reizen, kann eine solche Störung des Zuckerhaushaltes verursachen, so daß man Kindern nichts Gutes tut, wenn man ihnen viel Süßigkeiten gibt, sondern – wie gesagt – ihnen auf mehrfache Weise schadet. Hat jemand bereits sehr viele Candida-Pilze im Blut, rauben diese ihm zusätzlich noch den so wichtigen Blutzucker, so daß er immer schneller in eine Unterzuckerung gerät. Ist jemand bereits zuckersüchtig, sollte er sehr geduldig und langsam damit beginnen, Vollwertgetreide aus biologischem Anbau in den Speiseplan einzubauen, besonders auch die sehr angenehm schmeckenden Weizenkeime (aus dem Reformhaus) und mit dem Süßen langsam zurückgehen. Wichtig ist, daß wir unseren Kindern reichlich antioxidantienhaltige Lebensmittel geben, die nicht nur die Abwehr, sondern auch den ganzen Körper stärken, so daß eventuell sich schon im Körper befindende Pilze zurückgedrängt werden. Liegt ein Candida-Pilzbefall vor (Heißhungeranfälle, Blähungen, Wesensveränderung nach gärungsfreudiger Nahrung), sollte möglichst *ganz* auf Süßes verzichtet werden: auf Brot, der Backtriebmittel wegen, wenn es Blähungen auslöst. Das sollte individuell ausprobiert werden. Knäckebrot und selbstgebackene Waffeln, zu anfangs nur aus Hirse- und Buchweizenmehl gemacht, können gut als Brotersatz dienen. Je vollwertiger ein Mensch ernährt wird, um so weniger verspürt er Hunger auf Süßes. Es gibt viele gute Rezeptbücher. Der süße Nachtisch nach dem Mittagessen (auch Obst) stört erheblich die Verdauung, da alles Süße leicht in Gärung übergeht, so daß dadurch ein großer Teil der Mahlzeit für den Aufbau unserer Zellen verlorengeht und wiederum negative Bakterien und Pilze gefüttert werden. Diese erzeugen ihrerseits wiederum Gifte und Alkohole, die ins Blut gelangen, so daß die Bauchspeicheldrüse weiter überreizt und die Leber weiter geschädigt wird. Nach einer solchen Mahlzeit verspürt man bald wieder Hunger, da durch die Gärgifte und Mykotoxine etc. unsere Bauchspeicheldrüse wieder zuviel Insulin ausschüttet, und der Zucker immer schneller aus dem Blut genommen wird. Das geht solange weiter, bis sich die Bauchspeicheldrüse in ihrer Insulinproduktion erschöpft, und es zu der sehr ernsten Krankheit Diabetes kommt, bei der zu wenig Insulin produziert wird.

Warum Vollwertgetreide so wichtig ist

Unsere üblichen Brotgetreide enthalten in den Randschichten und im Keim wertvollste Aufbaustoffe, solange wir sie nicht denaturieren, d.h. Schale und Keim entfernen. Leider entfernt man seit circa 100 Jahren die wertvollen Randschichten und den Getreidekeim. Diese sind jedoch das Kostbarste am Getreide. Es gibt aber einen Grund für diese Denaturierung: die wertvollen Öle, die darin enthalten sind, sind nicht lange lagerfähig.

Interessant ist, was die große Seherin und Prophetin, Hildegard von Bingen, uns vor 800 Jahren zu diesem Thema sagte: »Die Fruchtgattung Weizen erhitzt (erwärmt) den Menschen und ist so vollkommen, daß sie keine Ergänzungsstoffe braucht. Wenn man nämlich das richtige Weizenmehl herstellt, dann wird das Brot aus diesem Vollmehl für Gesunde und Kranke nur gut und führt im Menschen zum rechten Fleisch und rechten Blut. Wenn dagegen ein Müller den Markdunst, das heißt, den Grieß (Kleie) der Weizenkörner heraussiebt, und man aus diesem Mehl Brot bäckt, dann wird dieses Gebäck auf den Menschen krankmachend und schwächend wirken.« Und an anderer Stelle heißt es: »Weizen (das ganze Korn) ist wertvoll und kräftigend.« Aus *Küchengeheimnisse der Hildegard-Medizin* (45). Das Wort »erhitzt« (erwärmt) erklärt der Autor Hertzka noch deutlicher: Auch das Weizenvollmehl stärkt, indem es erhitzend wirkt, *das Seelische* des Menschen. Hertzka betont, daß der feinvermahlene Vollkornweizen im Gegensatz zu grober Vermahlung am besten verdaut wird und uns den größten Nutzen schafft.

Wie wichtig gerade der Getreidekeim für unsere körperliche und seelische Gesundheit ist, erfahren wir noch im besonderen durch den bereits erwähnten Propheten Jakob Lorber, der von 1800 bis 1864 lebte und in Graz wirkte. Still, demütig und auch heute noch kaum bekannt, durfte er in zehn großen Bänden alles über die Lehr- und Wanderjahre Jesu aufzeichnen. Dieses Werk heißt *Johannes – das große Evangelium* (38). In der Bibel hören wir in Joh. 16,12, daß uns noch weitere Offenbarungen von Gott gegeben werden, wenn wir reifer geworden sein werden und »es tragen« können. Denn in der Bibel ist nicht alles enthalten, was zu Jesu Lebzeiten geschah, wie uns der Lieblingsjünger Jesu, Johannes, im letzten Vers seines Evangeliums sagte: »Es gibt noch vieles andere, was Jesus getan hat; wollte man dieses einzeln aufschreiben, so, glaube ich, würde die Welt *die Bücher* nicht begreifen, die zu schreiben wären.«

Durch Jakob Lorber sagt uns Jesus auf die Frage, ob denn auch im vermahlenen Mehl der Keim als etwas Geistiges, d.h. als gesammeltes göttliches Leben noch fortlebt und wirken kann: »Allerdings; denn, wenn du das Brot issest, so wird das materielle Mehl bald wieder durch den natürlichen Gang aus dem Leibe geschafft; das Keimleben aber geht dann als Geistiges sofort in das Leben der Seele über und wird nach entsprechender Beschaffenheit eins mit ihr. Das mehr Materielle des Lebenskeimes aber wird Nahrung des Leibes und geht endlich, als gehörig geläutert, auch in die Seele über und dient ihr zur Bildung und

Ernährung der seelischen Organe als ihrer Glieder, d.h., es dient zur Ernährung all dessen, was du an einem menschlichen Leibe findest.« (38) Und an anderer Stelle des Lorberwerkes wird uns gesagt, daß *nur* die Seele als »Dirigent« des Ganzen (der »innere Arzt«) den Leib heilen kann, weshalb es so wichtig sei, für die Gesundheit der Seele zu sorgen, die auf der einen Seite geistige und seelische Nahrung benötige wie religiöse Ausrichtung, d.h. Liebe zu allem Geschaffenen und zu Gott, innere Harmonie, Vertrauen, Freude, Stille für die innere Einkehr und Selbstbeschau, gute harmonische Musik, zum Guten hinführende geistige Literatur etc., zum anderen aber auch materielle vollwertige, giftfreie Nahrung, wobei besonders die Getreidekeime, die Nüsse und Ölsaaten mit ihren »Lebenskeimen« als »gesammelte Geistkraft Gottes«, die die Kraft zu einer unendlichen Vervielfältigung des Lebens in sich tragen, besonders unsere Seele stärken und froh machen.

Aufbau eines Weizenkornes

Samenschale
Feinzellulose
Mineralstoffe
Eiweiß

KEIM

SAMENSCHALE

UNTER DER
SAMENSCHALE

KÖRPER

Keim
hochwertigstes Eiweiß,
Stärke, Zucker, hochwertigstes
Öl, Mineralstoffe, Vitamin B_1,
Vitamin B_2, Vitamin B_6 und viel Vitamin E

Unter der Samenschale
vollständiges Eiweiß, lecithinhaltiges

hochwertiges Öl und die Mineralstoffe und Spurenelemente Calcium, Kalium, Phosphor, Eisen, Magnesium,
Vitamine, besonders das nervenstärkende Vitamin B_1.

Körper
der weiße Mehlkörper, der allgemeinhin nur verwendet
wird (nur Kohlenhydrate und etwas Eiweiß, entmineralisiert wie Zucker).

Aus wirtschaftlichen Interessen hat man das Wertvollste
des Getreidekorns entfernt und uns für unsere Ernährung
nur den leeren, uns langfristig krankmachenden Mehl-
kern gegeben. So enthält unser »normales« Brot (nicht
nur das Weißbrot, sondern auch Graubrot, Mischbrot und
Schwarzbrot) zumeist nur diesen inneren Mehlkörper,
den wir als Mineralstoff- und Vitaminräuber bezeichnen
können. Gerade das Nervenvitamin B_1, das wir in unserer
Nahrung allgemein zu wenig aufnehmen, ist aber für das
einwandfreie Arbeiten der vielen Steuerungsvorgänge, die
wir nur als ein großes Wunderwerk unseres Schöpfers
bestaunen können, unbedingt notwendig. Wir bemerken
dieses besonders an den Kindern, die immer nervöser werden, immer früher Löcher in ihre Zähne bekommen und
häufig auch durch diese Degenerationskost schon einen
zu schmalen Kiefer ausbilden, also bereits Gebißanomali-
en aufweisen, die man früher sehr selten kannte.

Sondermüll im Mund

Durch den Verzehr von ausgemahlenem Getreide entstehen immer früher Zahnlöcher (Karies), die dann mit Amalgam, das meist zu mehr als 50 Prozent aus Quecksilber

besteht, gefüllt werden. Wie wir wissen, ist Quecksilber eines der schwersten Gifte, so daß alte Amalgam-Zahnplomben von den Zahnärzten als »Sondermüll« entsorgt werden müssen. Durch saure Speisen, Kauabrieb und besonders durch Elektrolyse der verschiedenen Metalle im Mund werden vermehrt Quecksilberionen frei, die zur schleichenden Schwächung von Nerven, Bauchspeicheldrüse, Nieren, Leber und Hormonsystem führen wie eine regelrechte Allergiebereitschaft verursachen. Ich habe selbst in meiner Praxis diverse Fälle erlebt, wo *nur* durch Entfernung von Amalgam Allergien wie Heufieber, schwere psychische Leiden und Angstzustände, Krupphusten, schwerste Herzrhythmusstörungen sowie ein sehr bedrohliches Quinke-Ödem bei einer jungen Frau verschwanden.

Einem Bericht der Ärztezeitung zufolge hat der Kemptener Allergologe Kurt Müller nachgewiesen, daß ständig Quecksilber aus den Amalgamfüllungen freigesetzt wird. Nach über zehn Minuten Kauen von einem zuckerfreien Kaugummi lag die Quecksilberkonzentration bei den Trägern von Amalgamfüllungen bei 60 Mikrogramm pro Liter, was auf »ganz massive Quecksilberfreisetzung aus den Füllungen hinweist«. Eine ähnliche Studie in Wien erbrachte ein zusätzliches Ergebnis: 20 Minuten nach Beendigung des Tests war auch die Quecksilberkonzentration im Blut angestiegen. Die Träger von mindestens vier Amalgamfüllungen zeigten schon vor dem Kauversuch Quecksilberwerte, die um mehr als das Vierfache höher lagen als bei Personen, die keine solchen Zahnfüllungen aufwiesen. Müller: »Das Argument der Zahnärzte, Quecksilber sei in Füllungen so stabil gebunden, daß es nicht freigesetzt werde, ist damit eindeutig widerlegt.« Auch der Toxikologe Max Daunderer aus München hat bei über 2000 Patienten Quecksilbervergiftungen durch Amalgamfüllungen festgestellt. 800 Fälle hat er wissenschaftlich dokumentiert und diese, den für die Zahngesundheit verantwortlichen Gremien zur Prüfung angeboten. Es hat aber niemand ein Interesse daran, diese Unterlagen zu prüfen, und es wird weiterhin behauptet: »Die Schädlichkeit von Amalgam sei wissenschaftlich nicht erwiesen.« (60) Widersprüchlich ist allerdings, daß das Quecksilber nach dem Herausbohren, d.h. nach Verlassen des Mundes eine schwere Bedrohung unseres Trinkwassers darstellen soll und daher zum »Sondermüll« erklärt wurde, es andererseits aber in unseren Mündern in Gehirnnähe keinerlei Schaden anrichten soll.

Wer mit Angstzuständen und erhöhter Krampfbereitschaft zu tun hat, mit Depressionen, innerer Unruhe, mit Kopfschmerzen, Akne etc., der sollte sich in den Mund schauen lassen oder wo kleine Kinder ungezogen und übernervös sind, da sollte man dasselbe tun. Ich hatte eine kleine Patientin, die an starken Kopfschmerzen und Schwindel litt. Der Arzt und die Kliniken konnten nichts finden, außer einer Liquordruckerhöhung. Die Kleine mußte viele schmerzhafte Untersuchungen über sich ergehen lassen. Die Erkrankung begann nach einer Impfung. Impfstoffe werden häufig mit Quecksilber (Thiomersal) haltbar gemacht. Das Mädchen hatte vermutlich eine außergewöhnliche Empfindlichkeit gegenüber Quecksilber. Erst als dem Kind seine vier Amalgamfüllungen entfernt worden waren, hörten die Hirnkrämpfe auf. Sie erfreut sich seitdem bester Gesundheit.

Wer Amalgamfüllungen hat, hat häufig nicht nur einen auffallenden Mangel an Selen, sondern auch an Calcium und Magnesium, die vermutlich durch das sauer reagierende Quecksilber laufend verbraucht werden. (Zink wird für die Ausleitung von Quecksilber benötigt.)

Mangel an Calcium und Magnesium erhöht unsere Krampfbereitschaft, schwächt unser Bindegewebe (Sehnen, Bänder, Venenwände!) und Knochen etc., kann uns ängstlich und depressiv machen. Wadenkrämpfe treten bei Magnesiummangel auf; nächtlicherweise eingeschlafene Hände und Arme sind Folgen von Calciummangel. Es kann auch zur Schilddrüsenüberfunktion kommen, denn die Schilddrüse ist unser »Entgiftungsmotor«, die sich durch stärkeren Grundumsatz (stärkerer Blutumlauf, erhöhtes Schwitzen, schnellerer Puls etc.) bemüht, Gifte aus dem Körper zu entfernen.

Auch tote Zähne können zu einer Belastung für unsere Gesundheit werden. Das Eiweiß der abgestorbenen Zahnwurzeln zersetzt sich, und es entsteht – wie amerikanische Untersuchungen gezeigt haben – der hochgiftige Thioäther, der in Wirkung und Formel engstens mit den Gelbkreuzkampfstoffen des Ersten Weltkrieges verwandt sein soll. (Siehe das Buch *Mehr Heilungen von Krebs* von Dr. Issels [56]).

Wie gut sind Impfungen wirklich?

Wer diese Frage ernsthaft beantwortet haben möchte, kann sich jetzt umfassend informieren. Inzwischen sind die Wirkungen von Impfungen weltweit erforscht worden, und es sind eine Reihe wichtiger Bücher zu diesem Thema entstanden. Auch das neueste Buch von Gerhard Buchwald mit dem Titel *Das Geschäft mit der Angst – Impfen*, dessen 1. Auflage in wenigen Wochen vergriffen war, gibt uns einen umfassenden Überblick über alles, was mit dem Impfen zusammenhängt. Buchwald ist Arzt und in Deutschland der Vorsitzende des Schutzverbandes der

Impfgeschädigten (72). Zu nennen sind auch *Impfschutz – Irrtum oder Lüge?* von Simone Delarue (73) und *Impfungen – der Großangriff auf Gehirn und Seele* (74) des amerikanischen Medizinhistorikers Harris L. Coulter. Dieser – ich zitiere – »hat 50 Jahre medizinische Spezialliteratur zum Thema Autismus, Minimalhirnschäden, Entwicklungsstörungen, Lernbehinderungen, Hyperaktivität, Allergien und Impfungen analysiert«. Coulters umfassende Auswertung der Fachliteratur ist alarmierend. Sie zeigt, daß die genannten Störungen und Schäden, fast immer von Enzephalitis (Gehirnentzündung) verursacht sind. Wie Coulter darlegt, ist die »Hauptursache für Enzephalitis in den Vereinigten Staaten und anderen Industrienationen das Impfprogramm für Kinder.« Der Mitautor Gerhard Buchwald sagt zu den Impfschäden: »Von diesen Schäden und Gefahren weiß Ihr Arzt fast nichts, denn sie werden Ärzten, Presse und Öffentlichkeit verschwiegen. Prof. Ehrengut, Hamburg, prägte dafür den Ausdruck ›Mauer des Schweigens‹. Die wahren Tatsachen über Impfschutz und Impfschäden werden hier zum ersten Mal in einer weltweiten Bestandsaufnahme offengelegt. Das Thema Impfen und Impfgefahren ist jetzt hervorragend erforscht, um falsche Behauptungen von sog. Experten und ihren Helfern, die daran verdienen, so einfach hinzunehmen.« In dem Buch *Impfungen – der unglaubliche Irrtum* (75) weisen F. und S. Delarue anhand weltweiter Forschungen und Literatur enge und erschreckende Zusammenhänge zwischen Impfungen und neurologischen Schäden, Aids, Krebs, Leukämie, Herzschäden, multipler Sklerose, plötzlichem Kindstod, Charakterschäden etc. nach. Im zweiten Teil des Buches finden sich 13 graphische Darstellungen »Epidemieverläufe und Impfungen«, die zeigen, wie sich die Krankheiten ohne und mit Impfungen entwickeln.

Die Rohkost, das Müsli und die Säfte

Nach meinen Erfahrungen vertragen heute viele Menschen »Rohes« nicht mehr gut, wozu auch das rohe Müsli zählt. Gerade das Müsli, das rohes Getreide, Trockenfrüchte, Nüsse, Honig oder Zucker enthält, – also eine Kombination schwerstverdaulicher Nahrungsmittel – wirkt stark säuernd, denn Getreide zusammen mit Zucker oder Getreide zusammen mit Obst verzehrt, gären sehr leicht. Die Bestandteile liegen lange im Magen. Durch den, den Müslis beigefügten Zucker und durch den konzentrierten Zucker in den Trockenfrüchten geht alles leicht in Gärung über. Rohes Getreide wie rohe Hülsenfrüchte enthalten Phytinsäure, die ein erheblicher Mineralstoffräuber ist. Calcium, Magnesium, Eisen und Mangan sind im Dünndarm ihre Opfer, so daß wir uns mit rohem Getreide eher schaden, als daß wir uns etwas Gutes antun. Wie bereits erwähnt, entstehen beim Müsli, wenn es längere Zeit quillt (Feuchtigkeit), sehr leicht Schimmelpilze, die das hochgiftige Aflatoxin erzeugen.

Für die Aufschließung roher Nahrung bedarf es eines starken, gesunden Verdauungssystems – über das heute immer weniger Menschen verfügen –, damit diese leicht in Gärung übergehenden Stoffe schnell und restlos verarbeitet werden können. Obst, in kleiner Menge, möglichst zwischen den Mahlzeiten alleine gegessen, wird zum Beispiel nur dann basisch verstoffwechselt, wenn es – möglichst ohne gärfreudige andere Nahrung wie Getreide – zügig von den Verdauungsenzymen aufgeschlossen werden kann. Ansonsten wird das Obst zu Gärsäure. Besonders können auch Salate und Rohes, auch grobes Vollkorn, ab 17 Uhr allgemein nicht mehr richtig aufgeschlossen werden, so daß in der Nacht im Klima von ca. 40 Grad C Wärme eine üble Gärung vor sich geht. Das kann z.B. auch ein Grund für Schlaf- und Durchschlafstörungen sein sowie für ein schlechtes Befinden am Morgen, daß man sich nicht ausgeschlafen fühlt und wie narkotisiert aufwacht.

Auch das Trinken von Obstsäften in größeren Mengen ist nicht ratsam. Im Saft haben wir nur die löslichen Teile der Frucht, und es fehlen die Enzyme, Vitamine und Mineralstoffe der festen Fruchtanteile, die zu einer fehlerlosen Verdauung ebenfalls nötig wären. So gehen diese Säfte überwiegend in Gärung über und schaden uns mehr als sie nützen. Wer Säfte zu sich nehmen möchte, sollte diese likörglasweise trinken und jeden Schluck lange und gut einspeicheln. Günstig wirken z.B. der säurearme biologische Möhrensaft, Papaya-Muttersaft, Heidelbeer-Muttersaft, Rote-Bete-Saft, Holundersaft etc.

Gärsäure füttert den Hefepilz Candida albicans. Besonders schnell wächst er mit Gärsäuren von Bier und allen anderen Alkoholika. Candida albicans erzeugt große Mengen giftiger Alkohole (Fuselalkohole) und sogar Kampfgase. Auch aus diesem Grund sollte man möglichst generell auf alkoholische Getränke verzichten. Jeder Alkohol wird im Körper sehr schnell zu Säure umgewandelt und verschärft die Probleme unnötig. Alkoholgenuß führt – wie das Kuklinski aufzeigte – zu erhöhter Bildung von freien Radikalen, verbraucht dadurch unnötig viel Antioxidantien und schädigt langfristig die Leber.

Immer wieder hört man von Menschen, die laut ärztlicher Untersuchung viel Alkohol im Blut haben, ohne daß sie Alkohol getrunken hätten. Inzwischen wissen wir, daß wir große Mengen Alkohol allein durch unsere falschen Eßgewohnheiten, die unseren Darminhalt gären lassen, selbst erzeugen. Dadurch kommt es auch zu Reizzuständen im Darm, das heißt, es kommt zu chronischen Entzündungen im Verdauungstrakt, die häufig nicht bemerkt werden. Man kann dieses an der weißlich belegten Zunge sehen und/oder am ungeformten Stuhl. Der saure Darmbrei reizt die Darmwände. Das Gleiche geschieht auch, wenn zur Anregung des Stuhlgangs zuviel grobes Vollkornbrot gegessen und nicht genügend gekaut wird. Das mangelhaft Gekaute geht in Gärung über, und der saure Darmbrei reizt die Darmwände. Der Darm will diesen, ihn reizenden Darminhalt schnell loswerden, so daß wir einen breiigen, ungeformten Säurestuhl haben, der manchmal auch richtig sauer riecht. Der gesunde Stuhl ist dagegen immer geformt, gut abzusetzen und sollte untergehen. Schwimmt er oben, enthält er zuviel Gärstoffe.

Aber nicht jeder Mensch reagiert so massiv mit Säureausscheidungen und dünnerem Stuhl. Bei vielen wird der Darm durch die anfallenden Gifte so gelähmt, daß Verstopfung eintritt. Wieder andere merken gar nichts an ihrem Stuhl und sammeln die Säuren still in Depots, bis sie nach Jahren an rheumatischen Beschwerden erkranken. Je mehr Kraft ein Körper hat, um so mehr versucht er, diese ihn schädigenden Stoffe über akute Erkrankungen wie Erkältungen, Hautkrankheiten, über die Bronchien bis zum Asthma, über Fieber, Schwitzen, Durchfall oder Katarrhe aller Art, wie Schnupfen, oder auch über Allergien, auszuscheiden.

Entmineralisierung des Körpers durch Säure

Der Körper ist bestrebt, das Blut in seinem gesunden pH-Wert von 7,4 pH zu halten. Treten nun immer mehr Säuren ins Blut über, so versucht der Körper mit basischen Mineralstoffen diese Säuren abzupuffern. Fügen wir diese basischen Pufferstoffe nicht regelmäßig mit der Nahrung zu, so holt sich der Körper diese Stoffe, wie zum Beispiel das Calcium, aus den Knochen (Osteoporose), den Gelenken (Arthrose) und aus den Venenwänden etc. Auch Magnesium geht uns auf diese Weise verloren, was Arthrosen sehr begünstigt und zu schwachen Nerven und Ängsten wie zu Waden- und Herzkrämpfen führt.

Der Körper versucht bei vorhandenem kräftigen Magen durch Bildung von Magensäure diesem Geschehen entgegenzutreten, denn bei der Abspaltung der scharfen Salzsäure wird das basische Natriumbikarbonat frei, welches zum Abpuffern von Säuren im Körper gebraucht wird. Die ständige Produktion von Magensäure – bei leerem Magen – kann zu Magenschleimhautentzündungen und Magengeschwüren führen. Ein starker Magen schützt durch seine übertriebene Magensäureproduktion vor Säureschäden im Stoffwechsel so lange, bis sich die Magensäureproduktion erschöpft. Erst dann treten durch vermehrte Einlagerung von Säuren ins Bindegewebe vermehrt rheumatische Beschwerden auf. Die Neigung zu Magengeschwüren zeigt also an, daß der Körper mit zu viel Säure zu kämpfen hat und dringend basische Pufferstoffe braucht. Und dieses haben unsere Großeltern und Vorfahren instinktiv noch gewußt. Als altes Hausmittel setzten sie bei allen möglichen Beschwerden und sogar beim Kochen, z.B. von Kohl und Hülsenfrüchten, Natron (= Natriumbikarbonat) ein. Auch bei Sodbrennen und Magenbeschwerden, nach zuviel Alkoholgenuß etc. griff man zum Natron. Und das war – wie wir heute erst erkennen können – genau das Richtige. Um ein großes Manko an basischen Pufferstoffen aufzufüllen, kann man dieses als Natronpulver eine Zeitlang zuführen. Langfristig eingenommen könnte es vermutlich unseren Elektrolythaushalt stören. Viele Menschen nehmen es heute bereits ständig zu sich, weil sie noch keinen anderen Weg gefunden haben, um die Lebenskraft so anzuheben, daß die Pilze und deren sauren Mykotoxine zurückgedrängt werden.

Die pH-Wert-Messung des Stuhls

Wir können an unseren Ausscheidungen messen, ob unser Darm übersäuert ist oder nicht. Viele Menschen neigen dazu, Säure über den Stuhl auszuscheiden. Der Stuhl ist dann meist ungeformt, breiig bis zum Durchfall, und er riecht sauer. Der gesunde pH-Wert des Stuhls liegt zwischen 7 und 8. Man mißt dieses mit einem pH-Indikatorpapier (Lackmuspapier, in der Apotheke erhältlich). Man feuchtet den Streifen mit Leitungswasser an und drückt ihn an den Stuhl. Unter 7,0 pH (also 5,0, 5,5, 6,0, bzw. 6,5 pH) liegt ein Gärungssäurestuhl vor, d.h., daß Kohlenhydrate und Rohes allgemein schlecht aufgeschlossen werden. Die Bauchspeicheldrüse, die heute mehr denn je durch Gifte belastet und geschwächt ist, ist mit der Aufschließung der meist zu vielen Kohlenhydrate (Getreide, Süßes, Rohes) restlos überfordert. Dieses ist häufig bei Vegetariern zu beobachten und bei schwachem Bindegewebe, das durch die Übersäuerung ja auch immer weiter geschwächt wird, an deren roten Wangen mit den »geplatzten Äderchen« zu erkennen. In diesen kleinen Äderchen sind die durch Säure starrer gewordenen roten Blutkörperchen steckengeblieben. Man sollte dann konsequent mit Kohlenhydraten sparen, d.h., nichts Süßes essen und so wenig Brotgetreide wie möglich. Auch auf das »Rohe« sollte man vorerst bis auf Kräuter wie Petersilie, Schnittlauch, Alfalfa-Keimlinge etc., verzichten, bis der Stuhl wieder seine feste Konsistenz und den richtigen pH-

173

Wert erreicht hat. Ebenfalls sollte auf alle milchsauren Produkte verzichtet werden, da Milchsäure und Quark das Blut besonders sauer machen. Alles Saure wie Essig, Milchsäure und Obstsäure belastet eine geschwächte Bauchspeicheldrüse in dem Maße, wie es auch unsere Selenaufnahme erheblich behindert. Wir können die Bauchspeicheldrüse aber auch kräftigen, indem wir beginnen, gekochtes Gemüse (zu anfangs möglichst dreimal täglich [unbedingt aus Bio-Anbau]) zu essen, als Brotersatz selbstgebackene Buchweizen-Hirse-Waffeln oder die runden Puffreis-Waffeln aus Bio-Anbau mit etwas Bio-Butter bestrichen, ebenso Maisgrieß- (Polenta) und Vollreisbreie mit 1/3 Sojamilch und 2/3 Wasser (mit Zimt, ohne Zucker) gekocht. Als vorrübergehende Therapie ist auch mehr Fleisch angezeigt (z.B. Bio-Geflügel und Lamm, ab und zu Fisch etc.) So kann sich eine überstrapazierte Bauchspeicheldrüse erholen. Wer Fleisch ablehnt, kann seinen Eiweißbedarf durch Grünalgen Spirulina und/oder Chlorella decken (Bezugsadresse [41]), die zu 60 Prozent aus höchstwertigem Eiweiß bestehen und viel ß-Carotin enthalten, durch Hülsenfrüchte und Nüsse, besonders Mandeln (nur frische Bio-Mandeln, keine Bruchware) und den selenhaltigen Sonnenblumenkernen, Kokosnüssen und Sesam. Vor allem Selen stärkt außerordentlich eine geschwächte Bauchspeicheldrüse. Bei schwereren Darmstörungen ist eine entlastende und schonende Darmreinigungskur, wie meist die Mayr-Kur (siehe unten), angezeigt. Nach einer solchen Kur erholt sich die Bauchspeicheldrüse nach einiger Zeit wieder.

Eiweißfäulnis – wenn der Stuhl zu basisch ist

Bei über 8 pH liegt ein basischer Eiweißfäulnisstuhl aus nicht richtig abgebautem Eiweiß vor, d.h., die Eiweißverdauung ist fehlerhaft. Ein solcher Stuhl hat häufig einen zu starken Geruch; gesunder Stuhl ist fast geruchsfrei. Was da so übel riecht, sind schwere Gifte, die auch ins Blut übertreten und mit der Zeit die Leber schädigen, so daß man dringend auf Abhilfe sinnen sollte. Eine Schonkost über längere Zeit im Sinne einer Darmreinigungskur nach Franz Xaver Mayr, wie in den Büchern von Erich Rauch *Die Darmreinigung nach Dr. F. X. Mayr* und *Blut- und Säftereinigung* (4 bzw. 57) beschrieben, kann hier gute Hilfe bringen. Ein gesunder Mensch hat so gut wie keine Blähungen.

Auch die Stuhlfarbe sagt uns etwas über unseren Stoffwechsel. Je heller der Stuhl (bei gemischter Kost), desto weniger Gallensaft gelangt in unseren Dünndarm, wobei zu beachten ist, daß bei überwiegendem Verzehr von Getreidespeisen der Stuhl – wie bei kleinen Kindern – auch heller, gelblicher ist. Bei gemischter Kost sollte der Stuhl braun sein. Der richtige Gallenfluß, zu dem es nur in der Entspannungsphase optimal kommt, ist sehr wichtig für unsere Verdauung, denn damit soll – wie die alten Praktiker sagten – der Cholesterinspiegel zusammenhängen. Gelangt zu wenig Gallensaft in den Dünndarm, dann produzieren die Dünndarmzellen unkontrolliert Cholesterin. Bei zu hohem Cholesterinspiegel wäre also besonders die Leber zu unterstützen und der Gallenfluß anzuregen.

Empfehlenswert sind bei einem gestörten Darm, besonders auch bei langjähriger Verstopfung, mehrere Darmspülungen mit der Colonhydrotherapie, bei der sich durch langsame Berieselung der Darmwände mit lauwarmem Wasser alte Verkrustungen, die an der Darmschleimhaut festsitzen und die Pilze füttern, lösen können.

Harn und Speichel können auch hochbasisch sein

Immer wieder begegnen mir Patienten mit einem hochbasischen Harn und Speichel, die sich sehr schlecht fühlen und mir extrem mit Pilzen belastet erschienen. Wie Halina Neumann (sie tritt sehr für die Rohkost ein) in einem sehr empfehlenswerten Buch *Stopp der Azidose, Allergien und Haarausfall* (44) schreibt, kann im Zuge der Candida-Vernichtung das hochbasische Ammoniak in größeren Mengen anfallen, so daß bei Patienten, die mit Candida befallen sind, ein extrem basischer Harn und Speichel (über 8 pH) gemessen werden können. Da ja immer wieder – auch ohne Behandlung – Pilze schubweise durch Alterung zerfallen, was Bruno Haefeli deutlich als »Detritus« (Pilzmüll) unter dem Mikroskop erkennt, könnte der pH-Wert auch auf diese Weise erhöht werden. Durch die Auflösung der Pilze fällt viel Säure an, und da dem Körper basische Pufferstoffe (Natriumbikarbonat) fehlen, ist er gezwungen, zur Abpufferung dieser gefährlichen Säureschwemme das aus dem Eiweißstoffwechsel täglich anfallende basische – leider giftige – Ammoniak zur Abpufferung dieser Säureflut ins Blut zurückzugeben. Besser wäre es jedoch, er könnte ungiftige basische Pufferstoffe aus der Nahrung beziehen bzw. über das Hausmittel Natron. Auch die Spirulina-Alge, die basisch sein soll, hat sich bewährt. Ebenso können wiederholte Obstessigeinreibungen dem Körper basische Stoffe zuführen. Mit derartigen Essigeinreibungen hat sich der Forscher Gerhard Orth aus Leutkirch, der mit einer schwersten Meningitis (Hirnhautentzündung) schon auf dem Sterbebett im Krankenhaus gelegen hatte, retten können. Seine Ärzte hatten ihn schon aufgegeben. In seiner Todesnot begann er inbrünstig zu beten, und die innere Eingebung brachte ihn auf Obstessig. Zwölf Stunden lang rieb er sich alle fünf bis sieben Minuten den ganzen Körper mit Obstessig ein. Schon bald fühlte er sich besser, die rasenden Schmerzen ließen nach. Nach diesen zwölf Stunden war er wieder gesund.

Bei starkem Pilzbefall sollten wir nicht zu massiv vorgehen, und erst einmal alles tun, um die Leber, das Immunsystem, den Darm und die Ausscheidungsorgane wieder zu regenerieren, das heißt, uns Hilfe bei einem erfahrenen Arzt oder Heilpraktiker holen. Unser Blut, das durch die zunehmende Elektrosmog-Verstrahlung laufend saurer und elektrischer wird, sollten wir durch viel Wandern in der freien Natur oder Baden in lebendigem Quell- bzw. Meerwasser oder »belebtem Wasser« nach Johann Grander (86) in der eigenen Badewanne wieder magnetischer machen. Auch das »belebte« Leitungswasser (86) hilft uns über die innerliche Aufnahme. Der mit magnetisiertem hochlebendigem Wasser gefüllte »Harmonierungsschlauch« (siehe Kapitel 5, Abschnitt *Gesunder Schlaf*), den man unter das Bett legen kann, ist auch sehr hilfreich. Wie wichtig es ist, daß wir auch der elektrischen Verstrahlung entgegensteuern, werden Sie im Abschnitt »*Die lebensfeindliche DOR-Energie* in diesem Kapitel 4 erfahren.

Auch ist es hilfreich, sich durch eine vollwertige, einfache, an Antioxidantien reiche Ernährung erst einmal richtig zu stärken. Wie ich es an meinem eigenen Blutwerten sehen durfte, bringt uns dies der Gesundheit näher. Das neue Blut, das ja immer wieder gebildet wird, wird dann selenreicher und damit stabiler, und es kann, da es mit Vitaminen, Mineralien und Spurenelementen aus der lebendigen vollwertigen Nahrung wie auch mit Energie aus einem belebten Trinkwasser versorgt wird, nicht mehr so leicht von Pilzen befallen werden. Welch eine eminent wichtige Rolle lebendiges Trinkwasser im Kampf gegen die Pilze spielt, werde ich noch ausführen.

Der Fleischverzehr

Auch der Genuß von zuviel Fleisch überfordert unser Verdauungssystem. Bei der Verdauung von Fleisch, besonders wenn dieses reichlich genossen wird, entstehen die uns sehr belastenden Abbaustoffe wie Harnsäure, Purinstoffe, Fäulnisgifte, die die Leber und den Stoffwechsel unnötig belasten und unbemerkt unsere »Blutpilze« füttern, die, wie einst Günter Enderlein und heute Bruno Haefeli sagten, »gierige Eiweißfresser« sind. Eine zusätzliche Bedrohung stellt das Masttierfutter dar, das überwiegend schon pilzfördernde Antibiotika enthält, von Pilzgiften, wie Aflatoxin, belastet sein kann oder Krankheitsstoffe von vermahlenen verendeten Tierkadavern enthält. Diese Stoffe fördern das Wachstum der Pilze. Bei Pilzbelastung und auch als Schutz vor Pilzen ist es angezeigt, so wenig Fleisch wie möglich zu verzehren. Und wenn man Fleisch ißt, sollte es gesundes Fleisch von gesund und ohne Antibiotika gehaltenen Tieren sein.

Die Säureschlacken des Fleischstoffwechsels werden jahrelang, ohne viel Beschwerden zu machen, ins Bindegewebe abgeschoben, bis sie sich eines Tages in Schmerzen, Verhärtungen, Muskelveränderungen etc. bemerkbar machen. Vor allem sollte Schweinefleisch gemieden werden. Der Zellaufbau des Schweines ist dem menschlichen sehr ähnlich, so daß unser Körper besonders gern Schweinefleisch zum Aufbau seiner eigenen Zellen benutzt. Da aber gerade das Schwein allen Unrat frißt und das Masttierfutter, wie wir immer wieder hören, schwere Belastungsstoffe enthalten kann, sollte Schweinefleisch möglichst gemieden werden. Das Schwein speichert in seinen Zellen sehr viele Gifte, die wir mitentgiften müssen. Bedenken wir auch, daß Schweinefleisch in den meisten Wurstsorten unsichtbar enthalten ist (Näheres in der Broschüre *Schweinefleisch und Gesundheit* [58]).

Wird zuviel tierisches Eiweiß verzehrt, mästen wir in uns die Blutpilze (die von Eiweiß leben), die durch ihr Auswuchern wesentlich zur Blutverdickung beitragen.

Am besten verträglich sind Fische aus reinen, natürlichen Gewässern, dann folgt Bio-Geflügel (wovon es von beidem leider kaum noch etwas gibt), dann Fleisch vom Lamm oder Rind, wobei die Tiere so natürlich und medikamentenfrei wie nur möglich gehalten werden sollten. Die Schafe haben noch im großen und ganzen die besten Lebensbedingungen, da sie sommers wie winters draußen in der freien Natur sein dürfen und bei ihrem Weidegang auch natürlich gewachsenes Futter bekommen bzw. sich suchen. Ein Schäfer erzählte, daß er, wenn seine Schafe auf mit Steinmehl gedüngten Wiesen weiden dürfen außerhalb dieser Weiden keinen Hund aufstellen muß. Die Schafe fressen so begierig das Steinmehlgras, daß sie nicht daran denken, sich woandershin zu begeben. Von Wiesen, die z.B. mit rohem Klärschlamm der privaten Klärgruben gedüngt sind und offensichtlich dadurch kranke Informationen und Stoffe abgeben, holen sich die Schafe Erkrankungen ihrer Klauen/Füße. Wasserbelebung nach Grander tut hier not. Belebtes Wasser würde den Inhalt dieser Klärgruben bereits zu einem gesunden, guten Dünger umgewandelt haben, d.h. vermutlich –

genau wie in der Güllegrube – alle kranken Keime umgewandelt haben. Die Wasserbelebung nach Grander wäre ein wesentlicher Beitrag zum Umweltschutz.

Wir trinken meist zu wenig

Um unsere Schlacken herausspülen zu können und unseren Nieren die Arbeit zu erleichtern, damit diese nicht vorzeitig durch zu »dicken« gesättigten Harn »verstopfen« und ihren Dienst einstellen, sollten wir genügend trinken. Am besten nicht zu starke Kräutertees und mineralarmes Wasser, das möglichst ohne Kohlensäure! sein sollte, wie Volvic, Vitel und Spar. Heilkräutertees sind, laut Bodo Kuklinski, allen anderen heute üblichen Getränken vorzuziehen, da unsere Heilkräuter (da meist biologisch gezogen) reichlich Flavonoide (z.B. das gefäßabdichtende Vitamin P = Rutin etc.) und andere uns schützende Heil- und Entgiftungsstoffe mitbringen, ebenso Vitamine, Mineralien, Spurenelemente etc., die wir heute aufgrund der üblichen zu einseitig gedüngten und industriell entwerteten Nahrung in zu geringem Maße zugeführt bekommen. Wenn wir Kräutertee trinken, sollten wir nicht einseitig, nur immer dieselbe Sorte trinken, sondern häufig wechseln. Sehr schön ist es, wenn man im Frühling sich selbst in sauberen Gebieten Brennesseln, Weißdornblüten, Holunderblüten etc. sammeln kann und diese, zum Beispiel auf den Dachboden ausgelegt, trocknen läßt.
Ohne Flüssigkeit kann der Körper seine Schlacken nicht abgegeben, wobei wir darauf achten sollten, gesundes, »lebendiges« Wasser zu trinken, worauf ich in diesem Kapitel 4 noch eingehen werde. Trinken wir zu wenig, verstopfen mit der Zeit die Nierenkanälchen. Mineralwasser,

das zuviel Mineralien enthält, hat dieselbe Wirkung. Der Harn wird blaß und hell, weil die Nieren nur noch einen Bruchteil ihrer harnpflichtigen Substanzen herausgeben können. (Ein gesunder Harn ist gelb wie Bier und ganz klar.) Es besteht die Frage, ob der Mensch diese Mineralien (der Wässer) direkt aus dem Erdreich überhaupt oder nur sehr schlecht aufnehmen kann. Synthetisieren können aber nur die Pflanzen. Durch stark gesättigte Mineralwässer soll es zu Konkrementen bis hin zu Nierensteinen kommen. Stark gesättigte Lösungen wie sie auch Kaffee, Kakao und Säfte darstellen, können unsere Schlacken nicht aufnehmen.

Gesundes Wasser – unser stärkster Gesundheitsschutz

Nun ist Wasser nicht gleich Wasser. Dem Wasser kommt eine Schlüsselfunktion zu. Die Wasserqualität entscheidet über ein immer Kränkerwerden oder eine gesundheitliche Verbesserung. Es kommt darauf an, ob wir energetisch totes und somit uns schwächendes oder lebendiges und damit lebenstärkendes und energiespendendes Wasser trinken. Die Wasserwerke versuchen unser Trinkwasser im großen und ganzen chemisch rein zu halten, doch die chemische Reinheit des Wassers ist nicht alles. Die Wasserwerke tun sich immer schwerer, die vielen chemischen Gifte der Industrie, die Pestizide und das Nitrat aus dem Wasser »herauszufischen«. Greenpeace veröffentlichte im Frühjahr 1995 eine Pestizidverseuchungslandkarte. Diese zeigt, daß das Wasser bereits von der Hälfte aller Orte in Deutschland die zugelassenen Höchstwerte überschreitet. Pestizide sind schwere chemische Gifte, zum Teil Abfallprodukte aus der Lackindustrie, die jedes Jahr zur Schäd-

181

lingsbekämpfung und Unkrautvernichtung tonnenweise auf den Feldern versprüht werden. Diese Gifte sammeln sich im Boden und bereits auch im Grundwasser an.

In Großstädten wird das häufig sehr schwer belastete Wasser durch verschiedene Verfahren aufbereitet: es wird gefiltert, mit UV-Licht bestrahlt, chemisch behandelt, zum Teil mehrfach destilliert und immer mehr auch mit Grundwasser vermischt, um die Werte der Belastungsstoffe herunterzudrücken, wodurch der Grundwasserspiegel gefährlich abgesenkt wird, was wiederum vor allem die Bäume gefährdet, die schon genug zu kämpfen haben.

So entsteht, wie Wilfried Hacheney es in seinem *raum und zeit*-Interview (85a) ausdrückte, ein »hygienisiertes Brauchwasser«, dem alle Lebendigkeit verlorengegangen ist. Wasser kann jedoch nicht nur chemisch verunreinigt werden, sondern es prägen sich ihm auch die Informationen der Gifte, z.B. von Nitrat, Quecksilber, Blei, von Pestiziden etc., bleibend ein. Der Physiker Wolfgang Ludwig, der seit Jahren die elektromagnetische Abstrahlung gesunder Zellen und Materialien erforscht, formuliert es einmal so: »Wasser hat ein Gedächtnis wie ein Elefant«. (Siehe hierzu auch das Buch *Umweltmedizin* [99] mit seinen Themen »Über das Gedächtnis des Wassers« und »Wasser als Informationsträger«). »Es (das Wasser) behält z.B. trotz chemischer Reinigung und zweimaliger Destillation die elektromagnetischen Schwingungen der Schadstoffe. Während das Trinkwasser also chemisch rein ist, ist es physikalisch nach wie vor schadinformationsbelastet. Nicht die chemische Substanz ist es, die dann auf den Organismus wirkt, sondern ungünstige Frequenzen.« Ludwig rät, »auf günstigeres Wasser auszuweichen, wenn das Trinkwasser geschädigt oder biologisch tot ist, und zwar nicht gemessen anhand irgendwelcher Grenzwerte des Gesetzgebers, sondern anhand eines Spektrometers, das alle Frequenzen von 0 Hertz bis in den Megahertzbereich erfaßt. Mit solchen Messungen erhielte die sogenannte Grenzwertdiskussion eine völlig neue Dimension: die der Definition von lebendigem oder dem Leben nützlichem Trinkwasser, dessen Blei- und Cadmiumgehalt lediglich deshalb unschädlich sein soll, weil er bestimmte Grenzwerte nicht überschreitet. Angesichts dieser Erkenntnis besteht unsere Verantwortung darin, nicht nach neuen Grenzwerten zu suchen, sondern den Hebel an einer ganz anderen Stelle anzusetzen: dort nämlich, wo wir von Leben sprechen und nicht von der Materie« (99).

Wasser als Energielieferant

Wasser ist ein ganz besonderer, faszinierender, kostbarer Stoff. Die Aussage »Wasser hat ein Gedächtnis wie ein Elefant«, besagt, daß es begierig von überall her Informationen, d.h. die abstrahlenden elektromagnetischen Schwingungen der Materialien aufnimmt, mit denen es in Berührung kommt. Alle sogenannten materiellen Körper senden Schwingungen aus. Auch Licht und Ton bestehen aus Schwingungen, die in Frequenzen gemessen werden können. Diese Energie kann heute z.B. mit der Kirlianfotografie sehr gut sichtbar gemacht werden. Auch die Pflanzen und wir Menschen geben Energie ab, da, wie wir wissen, alle lebenden Zellen ein elektrisches Potential haben. Anhand der fotografierten Abstrahlung unserer Hände und Füße können z.B. sehr zuverlässige Aussagen über unseren energetischen Zustand gemacht werden und damit über unsere Gesundheit. Ein starkes elektromagnetisches Potential in unserem Körper entspricht der

Gesundheit, und unser »innerer Arzt« kann kräftig und zügig alle Bedrohungen abwenden. Hat er aber nur wenig Kraft, so kann unsere genial angelegte innere Regulation nur noch die wichtigsten Lebensvorgänge mühsam aufrechterhalten. Die Lebensenergie fehlt. Die Akupunktur zum Beispiel arbeitet mit der Verteilung und Regulierung dieser Körperenergie. Wenn ein Mensch nur noch eine schwache Lebensenergie hat, dann ist der Erfolg der Akupunktur auch dementsprechend.

Zuerst aber heißt es, die allgemeinen Energien aus der natürlich gezogenen Nahrung zu entnehmen, von der Erde (Naturboden), ebenso aus der Luft, dem normalerweise *sehr* heilsamen Sonnenlicht, das wir durch unsere Schädigung der Atmosphäre mit Giften aller Art bis hin zu radioaktiver Strahlung und der damit einhergehenden Ausdünnung der Ozonschicht immer mehr schädigen. Ganz besonders heißt es, die Lebensenergien aus einem lebendigen Wasser wieder aufzunehmen, denn wir bestehen nun einmal zum größten Teil aus Wasser. Die außerordentlichen Erfolge, die Pfarrer Kneipp mit seinen Wasserkuren erzielte, beruhten darauf, daß er die enorme Heilkraft eines noch mit starker, natürlicher Lebensenergie aufgeladenen Wassers genutzt hat und nutzen konnte, denn das Wasser war damals noch im großen und ganzen gesund. Je kühler das Wasser ist, um so energiereicher ist es und, nebenbei bemerkt, auch um so basischer.

Das Wasser hat von unserem Schöpfer die große Aufgabe, als hochempfängliches Medium die elektromagnetischen Kräfte der Gesteine, d.h. der verschiedenen Mineralien, die wichtige Energien und Informationen für uns haben, sowie die Lebensstrahlung, die aus dem Licht der Sonne und aus der Luft, d.h. aus dem Kosmos kommt, einzufangen, und diese verschiedenen Energien an alles Leben und den Boden weiterzugeben. Im Inneren der Berge und in der Tiefe der Erde nimmt es neben den gelösten Erdmineralien die für uns so wichtigen elektromagnetischen Schwingungen der verschiedenen Mineralien auf, die seine Lebendigkeit sehr erhöhen. Je stärker und positiver die natürlichen Magnetfelder der Mineralien sind, um so mehr Informationen kann ein Wasser aufnehmen. Das Wasser von Lourdes hat z.B. eine besonders starke natürliche magnetische Kraft und kann diese Kraft weitergeben. Aufgrund dieser Energieaufnahme ist ein Wasser, das aus einem Berg kommt, so gesund. Tritt es dann als Quelle ans Tageslicht, nimmt es als lebendiges Wesen die Schwingungen des Lichtes und der Luft auf.

Das »levitierte« Wasser nach Wilfried Hacheney

Die lebenhemmenden Kräfte oder Schwingungen unseres Trinkwassers können nur durch sehr hohe, aus der Natur kommende Schwingungen, gelöscht werden ([zu einem großen Teil auch durch Destillation] wie Reinhold D. Will diese Vorgänge in seinem Buch *Geheimnis Wasser* [76] beschrieben hat), indem so einem geschädigten Wasser wieder starke, natürliche Schwingungen aufgeprägt werden. Ein solcherart »lebendiges« Wasser kann dann auch in uns starke Reinigungseffekte auslösen, die Wilfried Hacheney (84), der »Erfinder« des »verwirbelten« levitierten Wassers, als »Verstärkung der Saugeffekte des Lymphsystems« beschreibt. Und dies vermag es nicht, weil es ein »Heilwasser« ist, sondern nur, weil es unserem Körper hilft, seine von der Natur in das Wasser hineingelegten Kräfte wieder im natürlichen, gottgewollten Sinne zu entfalten. Durch die unglückselige einseitige, rein materielle

185

Sichtweise wird unser Wasser bisher völlig falsch behandelt und damit seiner Reinigungs- und Belebungskräfte beraubt. Vermutlich geht auf das Konto »Wasser« ein sehr großer Teil unserer immer mehr und mehr zunehmenden gesundheitlichen Entgleisungen, wie auch die Verpilzung. Im wesentlichen wird das Wasser in der Natur über zwei Wege energetisiert,

1. durch Verwirbelung/Bewegung. Hierdurch entsteht Elektrizität, was zur Energieübertragung führt, und

2. durch den natürlichen Magnetismus der Stoffe, der seine Informationen, ohne daß hierbei Energie entsteht, dem Wasser überträgt.

Es ist gelungen, diese Vorgänge mit Wassernachaufbereitungsgeräten erfolgreich nachzuvollziehen. Zu nennen ist die Levitationsmaschine von Wilfried Hacheney aus Detmold (76). In dieser sehr großen, für den Privathaushalt kaum erschwinglichen Anlage wird das Wasser in Spiralbahnen extrem stark beschleunigt. Die Spiralbewegung ist in der Natur die Grundlage alles Lebendigen. Diese Erkenntnis haben wir dem Österreicher Viktor Schauberger zu verdanken. (Siehe das faszinierende Buch über Viktor Schauberger *Lebendes Wasser*, das neue Techniken vorstellt, um unsere Umwelt zu retten [111]). Es ist Wilfried Hacheney gelungen, die Bewegungsenergie auf die Wasserstruktur zu übertragen. Diese Informationen bleiben ca. 14 Tage lang im Wasser stabil. Es gibt bei uns in der Bundesrepublik bereits in vielen Städten solche Wassernachaufbereitungsanlagen, »Wasserstellen« genannt, wo man für DM 1,– per Liter levitiertes Wasser kaufen kann (76). Viele dieser Wasserabnehmer berichten immer wieder von interessanten Vorgängen: In Keimversuchen keimen die Samen schneller. In umfangreichen Versuchen zeigte sich, daß kranke und mit Schädlingen befallene

Pflanzen, die mit diesem Wasser begossen und besprüht wurden, sich wieder regenerieren konnten. Wellensittiche, die das übliche Leitungswasser oft tagelang in den Näpfchen stehenließen, bis es grün wurde, trinken jetzt das levitierte Wasser in einem Tage aus. Dieses Wasser muß eine hohe Reinigungskraft für unsere Lymphe haben, denn immer wieder berichten Verbraucher, daß u.a. Hautunreinheiten aller Art besser geworden sind. Ein Bäckermeister berichtet, daß sich die Reifezeit des Sauerteiges mit diesem lebendigen Wasser um die Hälfte verkürzt und daß sich mehr Milchsäure und weniger Essigsäure gebildet hätte, ebenso auch eine bessere Krume, was zu einer besseren Schnittfestigkeit bei frischem Brot führt. Neben besserer Bekömmlichkeit des Brotes tritt die Schimmelbildung (Pilze!) erst nach doppelt so langer Zeit wie sonst ein. Mit diesem Wasser kann man z.B. auch mit Hilfe eines besonderen Verfahrens Zement (85) eine doppelt so starke Festigkeit verleihen. Auch ein Zahnarzt stellte fest, daß seine Ionomerzemente, mit leviertem Wasser angemischt, »in der Kavität eine deutlich höhere Festigkeit und Klebverhalten« zeigen. (Nähere Informationen: [84]).

Dem geschädigten Wasser die Urkraft wiedergeben – die Bionen

Verschiedene begnadete Wasserforscher (ich verwende hier bewußt das Wort »begnadet«, denn das Geheimnis des Lebendigen kann nur der entschlüsseln, der mit dem Geist des Lebendigen innerlich in Resonanz steht und der eine große Achtung und Liebe zu Gott und seinem Meisterwerk »Natur« hat) sind in das Geheimnis des Wassers eingedrungen, und ihre verblüffenden Erfolge hinsichtlich der Vitalisierung von Pflanzen, Tieren und Menschen zeigen, daß es ihnen gelungen ist, dem Wasser die Vitalität, das Lebenspendende wieder zurückzugeben. Die moderne Wasserforschung bezeichnet unser Leitungswasser als in den meisten Fällen geschädigt, als energetisch tot.

Der ältere Mensch besteht zu 60 Prozent aus Wasser, das Kleinkind zu 80 Prozent. Würde dieser große Wasseranteil in unserem Körper von gesunder Lebensschwingung durchpulst sein, so wie es unser Schöpfer für alle Lebewesen vorgesehen hat, so könnten sich vermutlich Keime aller Art bis hin zu Pilzen, die ja nur Sterbendes, Geschwächtes, Faulendes abzubauen haben, gar nicht in uns entwickeln. Leben, gesundes, intaktes Leben bedeutet: angefüllt sein mit Lebensenergie, mit Lichtschwingungen, wie dieses neueste Erkenntnisse (siehe *Biophotonen: Licht in unseren Zellen* [118]) belegen. Hier liegt der Schlüssel zur Gesundheit, hier die Erklärung für die Zunahme der inneren Verpilzung. Denn woher bekommen wir heute noch gesunde Lebenskraft? Es stimmt nichts mehr (Boden, Nahrung, Wasser, Licht und Luft).

»Dem geschädigten Wasser die Urkraft wiederzugeben, darin liegt die Aufgabe der Wasserbereitung.« Und: »Es hat mir gelingen dürfen, die lebenswichtigen, hohen Lichtschwingungen konzentriert, d.h. auf bleibend, ins Wasser zu bringen.« So wie es aussieht, ist dieses dem Tiroler Johann Grander tatsächlich gelungen. Johann Grander (86) hat u.a. ein System zur Wasserbelebung entwickelt. Seine Geräte werden als flexibles Gerät zum Durchlaufen von Flüssigkeiten in der Küche benutzt oder fest in die Wasserleitung eingebaut. Einige industrielle Unternehmen arbeiten bereits mit belebtem Wasser, was bei bestimmten Betrieben zu sehr großen Einsparungen geführt hat. Die Wasserbelebungsgeräte enthalten in zwei

Kammern hochwertiges, lebendiges, natürliches Quellwasser. Durch ein spezielles Verfahren, das Johann Grander in jahrelanger Forschung entwickelt hat, werden diese positiven natürlichen Quellwasserschwingungen dem vorbeiströmenden Wasser aufgeprägt.

Wir wissen heute, daß sich bei einem gesunden, lebendigen Wasser die einzelnen Wassermoleküle zu Familien von mehreren 100 Wassermolekülen, »Cluster« genannt, zusammenschließen. Erst diese Gruppenbildung macht das Wasser lebendig und gibt ihm die Fähigkeit, Strukturen zu bilden, wie die Eisblumen im Winter. Die Cluster-Strukturen sind hochenergetisch, und diese Energien sind inzwischen mit dem Spektrometer meßbar. Im Lichtmikroskop von 6–7000facher Vergrößerung sieht man, wie kleinste Teilchen – Johann Grander nennt diese *Bionen* (siehe Abbildung 1) in einem solchen gesunden Quellwasser mit ungeheurer Schnelligkeit umherwirbeln. Je mehr solcher Bionen in einem Wasser vorhanden sind, um so energiereicher ist es. Trinken wir nun so ein Wasser, gelangt diese kräftigende Energie in unseren Körper und kann unsere kleinen »Zellbatterien« wieder aufladen. Wir fühlen uns froh und stark und die uns reinigenden, uns schützenden geheimnisvollen Vorgänge, die unsere Gesundheit bewirken, können sich – für uns unbewußt – in unserem Körper vollziehen. Wird das bereits mehrfach aufbereitete, geschwächte und geschädigte Wasser unter hohem Druck aber durch Metallröhren geleitet, so geben die Wassermoleküle ihre Energie vollständig an die Wasserleitung ab. Bereits nach 60 bis 80 m Rohrdurchlauf ist das Wasser gewissermaßen entladen. Die Wassermoleküle verlieren ihrer Energie. Sie kleben träge zusammen und können sich nicht mehr bewegen. Ein solches Wasser ist energetisch »tot«. Es kann uns die so sehr benötigte Lebenskraft nicht mehr vermitteln. Auch kann es sich gegen Verunreinigungen und Verstrahlungen, d.h. gegen negative Schwingungen nicht mehr wehren. Und wo etwas »tot« ist, da entstehen die Pilze, denn das ist ihr Milieu, das sie zu bereinigen haben. Da Wasser ständig bestrebt ist, seine Energien wieder aufzufüllen, entzieht es uns unsere Lebensenergie. Baden wir in einem solchen energielosen Wasser, sind wir danach müde und erschöpft. Ganz anders dagegen, wenn wir in einem lebendigen Wasser baden. Wir empfangen deutlich spürbar dessen stärkende Energien.

Tiere, die Leitungswasser verweigerten, vor allem Katzen, trinken wieder Wasser, wenn es nach Grander belebt wird. Das Lichtmikroskop zeigt warum: Die Energiekörperchen, d.h., kleinste Mikroorganismen, die sogenannten Bionen, befinden sich jetzt auch im belebten Wasser. Und diese lebendige Kraft bleibt im Wasser erhalten, auch wenn es nachher wieder Reibung, Druck und chemischer Belastung ausgesetzt wird. Sie bleibt dauerhaft erhalten, auch wenn das belebte Wasser gekocht oder destilliert wird, durch ein Umkehrosmosegerät geht oder durch Metallrohre geleitet wird. Es geht gestärkt und belebt in die Natur zurück. Und Wassernachaufbereitung ist ein ganz wichtiger Beitrag, den jeder einzelne zum Umweltschutz leisten kann. Selbst Schadstoffe, Reinigungs- und Waschmittel können der Umwelt nicht mehr so schaden, weil durch die Belebung dem Wasser wieder die Kraft verliehen wird, sich selbst zu reinigen. Denn belebtes Wasser hat die Kraft, dem toten, faulenden, kranken Wasser, mit dem es in Berührung kommt, regenerierende Impulse zu verleihen. Denken wir an die Güllegrube. Auch da genügen an einer kleinen Stelle gesunde Informationen, um der Kraft der Selbstheilung zum Durchbruch zu verhelfen, so daß alle Fäulniserreger verschwinden. Wer einmal eine Klärgrube sah, deren Kloake durch belebtes Wasser wirklich »klar« wurde, wird dieses Geschenk an die Natur begreifen können.

Pflanzen, die mit solch einem belebten Wasser begossen werden, zeigen ein besseres Wachstum; bei Heilpflanzen stellt man erhöhte Wirkstoffgehalte fest.

Auffallend ist immer wieder das Verhalten der Tiere. Sie geben uns am neutralsten über die Qualität eines Wassers Auskunft. Ein Bauer in Österreich, der seinen ganzen Hof auf belebtes Trinkwasser umstellte, konnte folgendes berichten. Seit in seinem Dorf das Trinkwasser mit UV-Strahlen keimfrei gemacht worden war, weigerte sich sein Pferd, das Wasser im Stall zu trinken. Wenn es nach draußen kam, stürzte es sich auf jede Wasserlache und jeden Bach. Nachdem das Wasserbelebungsgerät von Grander im Stall eingebaut worden war, trank es mit großer Freude das Leitungswasser im Stall. Ebenso verhielt sich ein Hund, der über zwei Monate an das belebte Wasser gewöhnt war. Als die Familie verreiste und er unterwegs »normales« Wasser trinken mußte, tat er es nur widerwillig. Nach Hause zurückgekehrt, trank er wieder begierig große Mengen des aufbereiteten Grander-Wassers. Auch Kinder trinken das belebte Leitungswasser sehr gerne und wollen meist kein anderes Getränk mehr.

In diesem Zusammenhang möchte ich noch aus Wills Buch *Geheimnis Wasser* (76) etwas sehr Interessantes zitieren: »Der Forscher Gerhard Pioch entdeckte, daß im Körper abgelagerte giftige Chemikalien, Schwermetalle und andere schädliche Stoffe Minuspolarität aufweisen und deshalb nicht ausgeschieden werden können. Belebtes Wasser nach Grander nimmt ihre Umpolung vor, und nun erst kann der Körper sie ausscheiden. Eine Langzeituntersuchung, bei der zwei Personen mittleren Alters täglich ca. zwei Liter belebtes Leitungswasser zu trinken bekamen und in belebtem Wasser badeten, ermittelte im Badewasser und im Urin dieser Patienten ca. 50 (!) verschiedene, meist chemische Schadstoffe. Darunter befanden sich Chemikalien, die bereits Jahre zuvor nicht mehr zugelassen waren, u.a. E 605 und DDT. Durch das regelmäßige Wassertrinken und Baden konnten die Ablagerungen dieser Gift- und Schlackenstoffe in fünf bis sechs Wochen ausgeschieden werden!«

Gott hatte vorgesehen, daß das Wasser der Erde als Dunst zum Himmel in höchste Höhen emporsteigt (wie wir von der Raumfahrt wissen bis zu 600 km Höhe), wo es in kleinste Tröpfen verteilt, mit kosmischer elektromagnetischer Energie (Wilhelm Reich nannte sie die »Orgonenergie«) lebendig durchstrahlt und aufgeladen wird. Es fällt dann als Regen – segenspendend und belebend – auf die Erde zurück. Dieses wichtige Prinzip wurde bisher von unserer mechanistisch denkenden Wissenschaft übersehen und kann auch mit einer solchen Denkweise nicht erkannt werden. So haben wir in den letzten 50 Jahren die uns umgebende Lufthülle immer mehr belastet, was jetzt schon bedrohlich zur Ausdünnung der Ozonschicht geführt hat, so daß Atemprobleme und Hautkrebskrankheiten in erschreckendem Maße zunehmen und wir die wunderbaren wohltuenden Sonnenstrahlen immer mehr meiden müssen. Vermutlich hatte ein gesundes Regenwasser – das wir infolge der Vergiftung und Verstrahlung unserer Lufthülle schon lange nicht mehr haben – eine sehr hohe Energie, die es allem Leben auf Erden vermitteln sollte.

Wir haben uns das Regenwasser als einen wichtigen Träger des Lebens selbst zerstört. Unser heutiger Regen bringt neben Säuren und Giften bereits die Informationen »Radioaktivität« und »Elektrosmog« zur Erde, zu den Pflanzen, Tieren und Menschen, in die Seen und Flüsse und damit auch ins Grund- und Leitungswasser und nicht zuletzt auf den bereits schwer geschädigten, versauerten Boden. Hierin sehe ich einen der Hauptgründe für unsere so schnell zunehmende Verpilzung. Die frühere Lebensenergie wird immer mehr durch eine Art »Todesschwingung« ersetzt, die je nach allgemeiner Schwächung und Verstärkung des Negativen vermehrt Pilze in uns entstehen läßt. Unsere Zellen benötigen aber gesunde Lebensenergien. Sie benötigen die gesunden Schwingungen des Wassers, ebenso die der Nahrung, die des Lichtes, der Luft, unserer Wohnung, unserer Kleidung, selbst der Töne (Musik), einfach aller Dinge, die uns umgeben. Alle zusammengenommen sind notwendig für uns, damit wir gesund bleiben. Dem Wasser kommt eine zentrale Stellung zu, denn alle Lebensprozesse sind unmittelbar oder mittelbar mit dem Wasser verbunden. Die Umweltpolitik hätte sich mit ihm als erstem zu befassen.

Johann Grander hat dieses Prinzip der Wasserbelebung, d.h. die Aufladung, die Informierung des Wassers mit hochenergetischen natürlichen (Licht-)Schwingungen nachvollziehen können. Er weist ausdrücklich darauf hin, daß dieses nur ein Notbehelf sein kann, und daß es unser aller Ziel sein sollte, wieder zu den Ursprüngen zurückzukehren, in die von Gott gewollte Ordnung aller Dinge, und dafür zu sorgen, daß eine Schädigung unserer Umwelt bereits an den Wurzeln verhindert und nicht erst in ihren Folgen behandelt wird.

Johann Grander ist zutiefst von der Einheit alles Seienden überzeugt. Er hat seine Erkenntnisse und Erfindungen seiner Naturbeobachtung und seiner begnadeten Intuition zu verdanken. Für ihn ist die Erde ein lebender Organismus, und er sagt: »Wenn die Menschen einsehen würden, daß die Erde ein Lebewesen ist, dann würden sie nicht so mit ihr umgehen.« Und weiter:

Die verantwortlichen Menschen auf dieser Erde hätten
viel mehr die perfekte Natur und dessen Schöpfer als
Lehrmeister nehmen sollen, dann wären wir heute auf
dem richtigen Weg mit besserem Wohlstand und ohne
Umweltkatastrophen.

Granders Anliegen ist es, »daß wir endlich begreifen, daß Wasser nicht nur eine chemische Substanz mit der Formel H_2O ist, sondern daß es in sich alles vereinigt, was für das Leben auf unserer Erde notwendig ist. Wir sollten das Lebenselixier Wasser, wie unsere Vorfahren, ›heilig‹ halten und dafür sorgen, daß es uns zum *Heil* gereicht. Wir sollten Ehrfurcht vor einem der genialsten Gebilde der Schöpfung haben«.

Die Wasserbelebung unter dem Lichtmikroskop bei
6000- bis 7000facher Vergrößerung

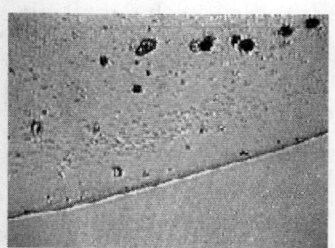
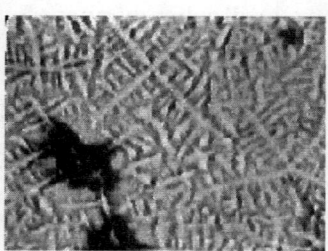

Abb. 1

Abb. 2

Das lebendige Wasser zeigt einen glatten, kreisrunden Tropfenrand und die für die Lebendigkeit des Wassers mitverantwortlichen Kleinstlebewesen, die sogenannten *Bionen*. (Abb. 1)
Außerdem zeigt ein solcher eingetrockneter Wassertropfen durch seine Bildekräfte eine mineralische Gitterstruktur. (Abb. 2)

194

Derartige sichtbare Informationsstrukturen sind ein Beweis für lebendes und gesundes Wasser. Denken wir an die Eisblumen auf gefrorenen Fensterscheiben etc. Welche Kräfte wirken hier? Was spielt sich hier ab? Die sichtbaren Formen von Schnee- und Eiskristallen sind keine Zufallsprodukte, sondern Beweise für im Wasser vorhandene Organisationsstrukturen und Ordnungssysteme. Das Wasser hat eine eigene »Intelligenz«, sonst könnte es sich nicht selbst reinigen. Auch hier finden wir wieder etwas »Geistiges«, was reagieren kann. Diese Kraft und Intelligenz scheint von den sogenannten Kleinstlebewesen, den *Bionen,* auszugehen, die nur in einem hochwertigen, lebendigen bzw. belebten Wasser zu finden sind. Diese sind bestrebt, immer die bestmögliche Wasserqualität herzustellen und zu erhalten. Durch die Wasserbelebung werden sie geweckt und vermehrt. Auf diese Weise wird die Widerstandskraft des Wassers gestärkt. Es kann die verschiedenen Belastungen aller Art wieder abfangen und ausgleichen. Deshalb ist es ratsam – besonders bei schlechter Qualität des Leitungswassers – dieses nach der Bele-

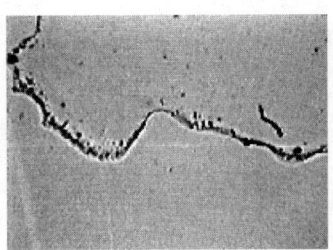 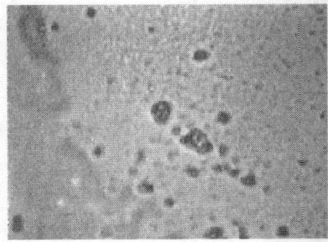

Abb. 3   Abb. 4

Im Unterschied zu lebendem Wasser ist der Tropfenrand eines mit Schadstoffen belasteten Wassers deformiert. Ein solches Wasser enthält keine Informationen, keine Strukturen. Außer Schmutzpartikeln ist nichts zu erkennen. (Abb. 3 und 4)

bung noch längere Zeit, auch über Nacht, stehenzulassen. Durch die Wasserbelebung erhält das geschädigte, kranke Wasser die verlorenen notwendigen Lebensenergien zur Selbstreinigung wieder zurück. Belebtes Wasser belebt Kreatur und Natur. Es schenkt uns allen größere Vitalität und überträgt seine Kraft zur Selbstreinigung.

Aber nicht nur aus der Atmosphäre bis in schwindelerregende Höhen von 600 km holt sich das Wasser die Energie. Es holt sie sich ebenso über den natürlichen Magnetismus der Gesteine und Mineralien aus dem Inneren der Berge. Tritt das Wasser als Quelle ans Tageslicht, so lädt es sich durch die Bewegung in den Wellen, Strudeln und in den Meanderschwüngen des Flußbettes weiter mit Lebensenergie auf, bis es sich ins Meer ergießt. Dort geht die Bewegung in den Wellen weiter.

Durch die aus dem bisher üblichen mechanistischen Denken stammende Begradigung der Flußläufe, ist diese Belebungskraft der Flüsse weitgehend verlorengegangen. Das Wasser fließt leblos und träge dahin. Es ist energielos geworden und kann uns immer weniger Lebenskraft vermitteln.

Überall entdecken wir bei genauerem Hinsehen, wie wunderbar vielschichtig und fürsorglich alles von unserem Schöpfer zum Schutze unserer Gesundheit und unseres Wohlergehens angelegt ist. Wir täten besser daran, aus Naturbeobachtungen zu lernen, wie uns dieses Forscher wie Grander gezeigt haben, als mit veralteten wissenschaftlichen Theorien, die nur ein Teilwissen beinhalten, die lebendige Natur zu vergewaltigen und die lebenspendenden Systeme (Wasser, Nahrung, Boden, Luft etc.) immer mehr ihrer natürlichen Qualität zu berauben.

Das Leben unterliegt seiner eigenen Gesetzmäßigkeit. Physik und Chemie sind nicht in

der Lage, Lebensvorgänge in ihrer Gesamtheit
zu erklären.

Kollath

Kaffee ist schädlicher, als man denkt

Kaffee schädigt die Magenschleimhaut, die Leber, die
Bauchspeicheldrüse. Kaffee enthält Röstsäure und hat
einen pH-Wert von ca. 5 pH, somit verstärkt er rheumatische Beschwerden und reizt Niere und Blase. Kaffee kann
man als eine starke Droge betrachten, die unsere Neben-
niere übermäßig anregt, was uns aus einem erschöpften
Zustand wieder »hochpeitscht«. Aus diesem Grund sollte
man auch besonders Kindern keinen Kaffee geben, und
sie am besten gar nicht erst daran gewöhnen. Je mehr Kaffee wir trinken, um so mehr werden unsere Nebennieren
angestrengt. Sie werden schwächer und schwächer in ihrer
Leistung, und der Mensch muß seine Kaffeemenge immer
weiter erhöhen.
Neueste Forschungen zum Kaffee haben folgendes erge-
ben: Kaffee enthält die reizenden Röstprodukte Mercap-
tan und Chlorogensäure, die Magen, Leber, Galle und
Darm arg zu schaffen machen. Durch das Kaffeetrinken
entsteht eine Stickstoffbelastung des Blutes. Je mehr Stickstoff im Blut, um so sauerstoffärmer und saurer wird das
Blut, weil in diesem Milieu Mikroben und Blutpilze
bestens gedeihen. Um diese Belastung im Blut zu entgiften, bildet der Körper vermehrt den Blutgerinnungsstoff
Fibrin, d.h., das Blut wird dicker. Durch Kaffeeverzehr
wird vermehrt Magnesium und Kalzium ausgeschieden, so
daß der Mensch nervöser und streßanfälliger wird. Der
kürzlich verstorbene Krebsforscher Seeger zählte Kaffee

zu den krebserregenden Stoffen. Er prägte den Satz: »Kaffeegenuß bringt Krebsverdruß.«

Auch der anregende schwarze und grüne Tee sollte nicht gewohnheitsmäßig getrunken werden, denn auch Tee enthält außer Teein und Gerbsäure etc. Coffein. Laut neuesten Forschungen vermehren diese Tees nach jedem Genuß die Lymphozyten, d.h., eine entscheidende Gruppe unserer für uns so wichtigen Abwehrzellen. (Besonders nach grünem Tee, zwei Minuten gezogen, erfolgt ein Anstieg nach einer halben Stunde um 50 Prozent. Nach 80 Minuten Normalisierung des Wertes.)

Meiner Meinung nach kann es nicht gut sein, seine Abwehr *ständig* zu erhöhter Leistung zu zwingen. Auch dieses System kann sich erschöpfen, so daß wir im Notfall ohne dastehen.

Die Abendmahlzeit sollte leicht sein

Unsere Abendmahlzeit sollte möglichst leicht und klein gehalten werden und möglichst nicht später als 18.00 Uhr eingenommen werden. Am Abend ist die Verdauungsleistung schon wesentlich schwächer, so daß alles, was schwer verdaulich ist, wie Nüsse, oder was leicht in Gärung übergehen kann, wie Obst, Salat, grobes Vollkorn, Süßes, ab 17.00 Uhr möglichst gemieden werden sollte. Denn alles, was nicht zügig und vollständig verdaut werden kann, geht in Gärung und Fäulnis über und mästet wieder unsere falschen Bakterien im Darm und unsere Pilze, die sich dadurch wieder um ein Vielfaches vermehren können.

In den Nachtstunden fallen sehr viel Gifte an, die uns am Morgen wie narkotisiert aufwachen lassen. Und der Griff zur Tasse starken Kaffees ist die Peitsche für den Kreislauf.

Wir sehen, wie wichtig es ist, einfach und mäßig zu leben und seine Begierden zu zügeln. Es heißt ja: Krankheit zeigt an, wo wir den von Gott für uns gewollten Weg verlassen haben, denn wir kommen doch in erster Linie hierher, um an uns zu arbeiten und immer mehr geistig zu reifen und zu wachsen und nicht, um nur zu genießen und es uns gut-gehen zu lassen. Alles Falsche, was wir denken und tun, fällt auf uns zurück, und das gilt für unsere Lebensweise wie für unsere Ernährung. »Was der Mensch sät, das wird er ernten.« Wie beglückend ist es, wenn wir im Alter gesund sein dürfen und noch schaffen können, weil wir das Unsrige dafür getan haben. »Alles im Guten wie im Schlechten ist Sache der Gewohnheit«, und wie schnell gewöhnt man sich an etwas Neues, besonders wenn man spürt, daß man sich besser fühlt.

Das frühe Schlafengehen

Rechtzeitige Nachtruhe ist für den Kräfteaufbau unbe-dingt notwendig. Ein Abendspaziergang ist die angemes-sene Vorbereitung. Dort, wo noch gute Luft ist, empfiehlt es sich, bei offenem Fenster zu schlafen oder zumindest lange gut durchzulüften, bevor man sich zur Ruhe begibt. Während des Schlafes erneuern sich unsere Zellen und Nerven am besten. Wer seine Ernährung umstellt, wird sehr bald bemerken, daß er weniger Schlaf benötigt und leistungsfähiger wird. Wir sollten mit dem Kopf nach Nor-den liegen. Die Betten und Matratzen sollten möglichst kein Metall enthalten (Holzlattenrost), nicht gerade über dem Öltank stehen oder unter der Fernsehantenne oder auf geopathischen Störzonen, auf die geschwächte Men-schen sensibel negativ reagieren. In der Nacht ist der

Mensch besonders für die Aufnahme von Strahlungen empfänglich, denn seine Zellen, vor allem seine Blutzellen sollten sich in der nächtlichen Ruhepause durch das natürliche Magnetfeld der Erde wieder aufladen. Aus diesem Grunde ist es ungemein wichtig, den Schlafplatz von elektrischen Störfeldern freizuhalten. Lebensfeindliche Strahlungen während des Schlafes können zur Entmagnetisierung unseres Blutes sowie zu gefährlichen Veränderungen in den Regelsystemen unseres Körper beitragen. So sollten elektrische Wecker, Radiowecker, elektrische Heizdecken, Stereoanlagen, Fernseher, Computer, Anrufbeantworter, Mobiltelefon etc. aus dem Schlafzimmer verbannt werden (30).

Beobachtungen ergaben, daß auch große Spiegelflächen im Schlafzimmer stören sollen (30). Die Möbel im Schlafzimmer und vor allem in den Kinderzimmern sollten nicht aus furnierten Spanplatten bestehen, da diese das giftige Formaldehyd ausdünsten. Vorsicht auch mit Teppichklebern, Lederfarben, Holzschutzfarben etc. Es hat sich gezeigt, daß synthetische Teppichböden immer schlechter vertragen werden, wie auch synthetische Kleidung.

Geopathische Störzonen

Wer morgens nicht ausgeschlafen ist, sollte seine Abendmahlzeit überprüfen. Es kann aber auch sein, daß er auf einer abladenden Störzone liegt, die Energien abzieht. Erdverwerfungen und Wasseradern können Ursache schwerer Krankheiten sein. Bei Krebskranken findet man, wie Issels in seinem Buch *Mehr Heilungen von Krebs* (56) belegte, oft schwer gestörte Bettplätze. Kleine Kinder reagieren besonders empfindlich auf Störzonen. Sie wachen nachts auf, schlafen unruhig, ängstigen sich und können allein durch den gestörten Bettplatz zu Bettnässern werden. Ein Schaffell (ohne Mottenschutzmittel) im Bett scheint in vielen Fällen Störzonen gut abzumildern. Besser ist es in jedem Fall, auf einen nicht gestörten Bettplatz auszuweichen.

Ich habe anfänglich an diese geopathischen Belastungen auch nicht recht geglaubt. Dann hörte ich, daß man auf ganz einfache Weise selbst herausfinden könnte, ob eine Störung vorläge. Man sollte mehrere dünnwandige mit Leitungswasser gefüllte Teegläser unter sein Bett stellen, und wo starke Störungen wären, würden sich dann im Wasser kleine Perlen ähnlich der Kohlensäure bilden. Ich machte diesen Versuch, und – das Wasser perlte unter meinem Bett. Da ist mir dann schon klar geworden, daß, wenn das Wasser sich durch Strahlung verändern kann, sich auch die Zellen eines Menschen, die ja viel Wasser enthalten, verändern können. Leider zeigt dieser Wassertest nicht jede störende Strahlung an. Mittlerweile wissen schon viele Menschen um diese gefährlichen Strahlen, die aus der Tiefe der Erde dringen und die durch das Eisen in der Betonarmierung unserer Häuser, das praktisch wie ein elektrischer Leiter wirkt, noch wesentlich verstärkt werden. Zu diesem Komplex: siehe *Erfahrungen einer Rutengängerin* (95).

Wir zerstören immer mehr unsere Atemluft

Daß auch die Luft, die wir einatmen, ein ganz besonderes Gebilde ist, das erleben wir immer deutlicher, wenn wir die Luft mit allen Sinnen »auskosten«, wenn wir uns ganz bewußt beim Einatmen auf die Veränderungen einstellen, die uns im Lauf des Tages, der Jahreszeiten und in unterschiedlichen Regionen begegnen. Wer auf dem Lande wohnt und einen Tag in einer Großstadt verbringen mußte, atmet erleichtert auf, wenn er wieder in eine natürlichere Umgebung zurückkehren darf. Hier duftet alles ganz anders, viel kräftiger, viel lebendiger. Das Einsaugen der Atemluft erfüllt mit Wohlgefühl und einer deutlich spürbaren Kraft, während der Aufenthalt in den Städten ungeheuer anstrengend und erschöpfend ist. Erschöpfte, kranke Menschen täten gut daran, sich so viel wie möglich in der freien Natur aufzuhalten und sich möglichst aktiv zu betätigen. Beim Spazierengehen und Wandern wäre es gut, immer wieder einmal die Luft kräftig durch die Nase einzuziehen. Man sollte es vermeiden, durch den offenen Mund zu atmen. Dadurch gelangt die Luft ungefiltert und unerwärmt in die Lunge und blockiert so erheblich unsere Sauerstoffaufnahme. Sobald man Atemnot bekommt, langsamer gehen, bis der Atem wieder ruhig wird, damit man weiter durch die Nase atmen kann. Die Arme sollten beim Gehen möglichst frei im natürlichen Rhythmus schwingen, denn durch die Bewegung entsteht eine starke energetische Aufladung. Diese können wir mit dem Armtest (39) gut prüfen. Ich habe immer wieder selbst die Belebung, die Kräftigung und auch die enorme Entgiftung, die ein guter Spaziergang mit sich bringt, erleben dürfen, immer dann, wenn ich mich am liebsten ins Bett verkrochen hätte. Eine halbe Stunde Marsch, und ich war wieder froh und frei und voller Energie. Und wir sind nun dabei, diese kostbare Energie, die wir aus der Luft und besonders durch das Licht der Sonne aufnehmen können, immer weiter und schneller zu schädigen und zu zerstören, so als benötigten wir diese gar nicht, um zu leben.

Und so brauchen wir uns nicht zu wundern, daß Lungen-erkrankungen und schwerstes Asthma ständig und er-schreckend zunehmen.

Die Orgonenergie nach Wilhelm Reich

Diese belebenden, subjektiven Empfindungen von Wohl-gefühl und Aufladung werden durch das Phänomen der Orgonenergie, die Wilhelm Reich in seinen Versuchsrei-hen physikalisch nachweisen konnte, verständlich. Diese Energie füllt als freie Energie den gesamten Raum; sie bil-det die Grundlage jeder Materie und ist diejenige Kraft, die unter günstigen Bedingungen das Leben schafft, die Leben möglich macht. (Siehe Näheres im Kapitel 6, Abschnitt *Ein Forscher entdeckt, wie Leben entsteht.*)
Reich beschreibt die Orgonenergie als eine das Leben schützende, das Leben erhaltende Kraft, als eine auch mein persönliches Leben erhaltende Kraft. Das Leben des einzelnen ist immer mehr bedroht, und so sollte jeder ein-zelne sich mit diesen Erkenntnissen im eigenen Interesse befassen.

Die Wüstenbildung nimmt ständig zu – DOR

Neben dieser lebenserhaltenden, uns schützenden, leben-digen Kraft im Kosmos und in unserer Lufthülle, die Wil-helm Reich Orgonenergie genannt hat, gibt es auch Kräf-te bzw. Energien, die diese zerstören. Wilhelm Reich nannte sie: DOR (Deadly ORgon), das tödliche Orgon. Wir wissen von Wüstengebieten, in denen es trotz Bewäs-serung nicht gelingt, wieder Leben zu erwecken. Das ist deshalb nicht möglich, weil die Energie der Luft über solchen Gebieten eine andere ist als über den begrünten Flächen der Erde. Diese letztere positive Energie ist es, die unser Leben hier erhält; es überhaupt erst möglich macht.

Die ersten Wüsten sind auf unserer Erde erst vor 6000 Jahren entstanden. Wir wissen bis heute noch nicht, was dazu geführt hat, daß die alles durchströmende, alles durchstrahlende Lebenskraft (Orgonenergie) so gestört und verdrängt werden konnte, daß über gewissen Gebieten ein »Todesklima« entstand, das kein Leben zuläßt. Der amerikanische Naturwissenschaftler James DeMeo befaßt sich seit Jahren mit der Erforschung des Phänomens der Wüstenbildung, und er ringt darum, fußend auf den Forschungen Wilhelms Reichs, daß solche Wüstengebiete wieder begrünt werden. Jürgen Fischer (94) durfte James DeMeo auf einer Cloudbusting-Expedition begleiten (Cloud: Wolke, bust: kaputtgehen), die das Phänomen neuartiger Wolkenbildung durch technische Strahlung zum Thema hatte. Die Expedition ging in die Wüste von Kalifornien, nach Blythe am Colorado River. Jürgen Fischer berichtet: »Besonders gut waren die schwarzen, konturlosen DOR-Wolken von Anhöhen und Bergpässen kilometerhoch über der Wüste zu sehen. Sie waren wie schwarze Schleier, die in bis zu fünf dicken Schichten übereinander lagen und ganze Täler zudeckten. Es gab hier keine Wolken aus Wasserdampf. Diese DOR-Schleier hatten offensichtlich keinerlei Substanz wie Staub- oder Smogpartikel, doch war das Sonnenlicht in den Tälern darunter trübe und deutlich dunkler als auf den Bergspitzen.« Dieses DOR-Phänomen tritt in dieser Sichtbarkeit nur in den großen Wüstenregionen auf. Doch man fand noch etwas: »Es sind dieses die Dunstschleier, das weiße

DOR. Diese Schleier liegen wie Nebel in der Landschaft. Sie erscheinen wie starker Dunst. Doch in der trocknen Wüstenatmosphäre gibt es am Tage keinen Nebel. Es war ebenfalls DOR, das so dicht erschien, daß eine etwa zwei Kilometer entfernte Hügelkette nicht mehr zu sehen war. Auch diese Dunstschleier enthielten weder Wasserdampf noch Staubpartikel.« Nach Reich handelt es sich hier um stagnierende, erstarrte Energie, die die Lichtausbreitung, die spontane Lichtdurchleuchtung der Luft behindert und so die Impulse des Lichtes – ohne Licht kein Wachstum von Leben auf der Erde – unterbindet. Wie Jürgen Fischer sehr ausführlich beschreibt, können wir diese DOR-Phänomene als schmutzige, verschieden gefärbte Nebelschleier auch in Europa immer häufiger beobachten. Vermutlich wird auch bei uns der Boden immer unfruchtbarer und der Wüstenbildung Vorschub geleistet werden. In Südeuropa ist es schon so weit. Wie die UNO bereits warnte, wächst die »Wüste« weltweit jedes Jahr weiter und wird uns immer mehr unfruchtbares Land bescheren. Bis zum Jahr 2000, so wird vermutet, wird 1/3 der bebaubaren Ackerfläche versteppt sein. Die Vorboten sind die sterbenden Wälder.

Die lebensfeindliche DOR-Energie

Laut Wilhelm Reich (94), entsteht durch elektrische Geräte aller Art, besonders Leuchtstoffröhren (denken wir an die Gereiztheit unserer Kinder in den Schulen), Halogenlampen, Fernseher- und Computerbildschirme, Fotokopierer und Laserdrucker, Mikrowellen- und Elektrokochherde, elektrische Heizgeräte, Funktelefone und drahtlose Telefone, Babyphone, Telefonleitungen etc. eine lebensfeindliche technische Energie: DOR (Deadly ORgon = das tödliche Orgon). Diese erfüllt die Räume und übt zunächst einen belebenden, aufreizenden, direkt süchtig machenden Effekt, besonders auf junge Menschen aus, die noch viel Lebensenergie haben. Diese erste Phase der Aufreizung der sich wehrenden Lebenskraft im Körper verursacht diverse Symptome, wie Schweißausbrüche, Mattigkeit, erhöhten Kopfinnendruck, Augentrübung, gespannte Gesichtshaut, Kopfschmerzen, Schwindelgefühle, Schwächeanfälle und sogar Depressionen. Wie Jürgen Fischer es an sich selbst erlebte, kann diese DOR-Verseuchung den Menschen auch reizbar machen bis zur Aggressivität, besonders wenn er noch viele Lebensenergien hat. Wilhelm Reich widmete diesem Themenbereich seine besondere Aufmerksamkeit und nannte diese Gereiztheit die »emotionelle Pest«. Doch tritt gerade bei ständigem Kontakt mit DOR sehr schnell eine Gewöhnung ein. Die spontanen organischen und psychischen Reaktionen lassen nach. Durch diese Energieveränderung im Körper geraten in ihrer Lebenskraft geschwächte Menschen immer mehr in eine Schwäche bis zur Erstarrung, die sich in Lustlosigkeit bis zu seelischer Gleichgültigkeit äußern kann. Die Arbeit im Großraumbüro, am Fotokopierer oder am Computer, das stundenlange Fernsehen »tut einem nichts mehr«. Körper und Seele können sich nicht mehr wehren, ähnlich wie wir es bei der ersten Zigarette erleben, wenn weiter geraucht wird. Die Lebenskraft wird aber unterschwellig und heimlich weiter untergraben, so daß hier mit großer Wahrscheinlichkeit eine wesentliche Ursache von sich langsam vorbereitenden Erkrankungen körperlicher und seelischer Art durch die Veränderung unseres inneren Milieus bis hin zur Verpilzung zu suchen ist. Je gesünder wir sind, je natürlicher wir leben, um so empfindlicher werden wir dieser lebensfeindlichen Energie gegenüber.

Jürgen Fischer rät uns, die Stromleitungen so zu schalten, daß jeweils nur der Raum versorgt wird, der gerade den Strom benötigt. Dadurch könnte die negative Energie in den Wohnungen erheblich vermindert werden, denn aktive Stromleitungen haben immer auch ein Magnetfeld, das die Umgebung lebensfeindlich beeinflußt. Es gibt auch die sogenannten »Netzfreischalter« (15), die zumindest in der Nacht den Strom in der Wohnung ausschalten. Besonders Kinder, die noch eine stärkere Lebenskraft haben, reagieren mit Überdrehtheit auf die DOR-Energie. Ebenfalls baut sich bei längerem Autofahren ein negatives Energiefeld auf. Motor und Lichtmaschine entwickeln ein starkes magnetisches Feld, und da das Auto aus Metall ist, sitzt man praktisch innerhalb eines elektrisch geladenen Gerätes. Man wird elektrisch aufgeladen, was man daran bemerken kann, daß man einen »Schlag« bekommt, wenn man wieder auf den magnetischen Erdboden tritt. Der Katalysator hat ein starkes negatives Magnetfeld und stört ebenfalls die Energetik des Organismus. Auch Kunststoffteppiche führen zu negativer elektrischer Aufladung, während Korkböden die elektrischen Energien gut isolieren. (Kleber und Anstrich für die Korkverlegung sollten auf Unbedenklichkeit mit dem Armtest geprüft werden [39]), denn überall kann heute ein »Pferdefuß« stecken, der uns weiter schwächt und vergiftet.)

Diese elektrische Aufladung verlieren wir wieder, wenn wir längere Zeit auf gesunden Naturboden spazierengehen. Ebenso kann uns ein sprudelndes gesundes Quellwasser wieder mit natürlicher magnetischer Energie aufladen, die wir dringend für das gesunde Funktionieren unserer Zellen und inneren Regulationen benötigen. Unser Blut ist natürlicherweise magnetisch und mit einem pH-Wert von 7,4 leicht basisch. Ein ständig von außen wirkendes elektromagnetisches Feld kann das Blut entmagnetisieren und den pH-Wert zum Sauren hin verschieben. Dadurch werden auch die Abwehraufgaben unseres Blutes erheblich reduziert. Die Blutkörperchen verlieren ihre magnetischen Eigenschaften und nehmen elektrische (lebensfeindliche) an. Diese Veränderung wird auch ein wesentlicher Grund sein, daß Pilze in uns entstehen. (30) Es gibt Therapeuten in der Naturheilkunde, die davon ausgehen, daß beim Krebsgeschehen ein Zuviel an negativer elektrischer Ladung in den Körperzellen beteiligt ist.

Zu all diesen bereits extremen, uns schwächenden Belastungen kommen in den letzten Jahren noch die massiven Belastungen seitens der Atomkraftwerke, der zunehmenden Senderanlagen aller Art und seit einiger Zeit die drahtlosen Telefonnetze hinzu, die alle ganz erhebliche DOR-Faktoren sind. In Deutschland werden wir bereits von hunderten von Satelliten- und Radaranlagen, 10 000 Rundfunk- und Fernsehsendern, Mobilfunk- und Richtfunksendern, sowie unzähligen privaten und militärischen Sendern flächendeckend bestrahlt. Selbst das Bundesamt für Strahlenschutz warnt vor dem Gebrauch mobiler Funktelefone und empfiehlt sie in einem Abstand von mindestens 20 Zentimetern vom Kopf zu benutzen (was in der Praxis nicht möglich ist), da besonders die empfindlichen Nervenzellen des Kopfes, die wir uns als eine kompliziert arbeitende »Elektroinstallation« vorstellen können, erheblich durch diese andersartigen Funkwellen in ihren Aufgaben gestört werden.

Wissenschaftler haben festgestellt, daß die größten Umfeldschädigungen in den östlich von einem Atomkraftwerk liegenden Gebieten (98) zu beobachten sind. Dieses entspricht auch genau den Forschungen von Wilhelm Reich, der erkannte, daß sich das Orgon-Energiefeld in östlicher Richtung dreht, etwas schneller als die Erde selbst. Auch alle Wettererscheinungen bewegen sich um den Erdball vorwiegend in östlicher Richtung.

Ist es ein Wunder, daß der Mensch durch die Addition all dieser Faktoren so geschwächt ist, daß er zum »Lebensunwerten« geworden ist, das die Ordnung der Natur mit Hilfe der Pilze abzuräumen sucht? Nur eine Umkehr und ein schnelles Anheben unserer Lebenskräfte kann dieses Rad noch zurückdrehen.

Immer mehr psychisch Kranke

Wir beobachten immer häufiger, daß Menschen »durchdrehen«, daß sie Stimmen hören, die sie z.B. zum Selbstmord drängen. Diese Phänomene wurden bereits in den 20er Jahren beschrieben (100). Auch diese Fälle, die vermutlich mehr werden, haben mit Sicherheit etwas mit dem zunehmenden Elektrosmog zu tun, der unser System für die Schwingungen, die uns umgeben, durchlässig macht. Ebenso hängen sie mit der allgemeinen Schwächung unserer Lebensenergie durch chemische Gifte zusammen, wobei dem durch den Kauabrieb freiwerdenden Quecksilber aus unseren Zähnen (Quecksilber ist eines der schwersten Nervengifte) eine besondere Rolle zukommt. Es gibt so gut wie keinen Lebensbereich, der noch wahre Lebensenergien, die diesen Belastungen entgegensteuern könnten, spendet.

Wir wissen, daß unsere Nervenzellen, wie alle Körperzellen über elektrische Impulse funktionieren. Werden wir nun laufend und massiv mit den sehr harten, technischen, unnatürlichen Wellen (Elektrosmog) beschossen, wofür Gott unseren Körper nicht vorgesehen hat, können sensible und in ihrer Lebensenergie geschwächte Menschen Impulse empfangen, die sie in die Fehlfunktion treiben.

Über die vielseitigen Gefahren des Elektrosmogs berichtet ausführlich das Buch *Krank durch Wellen- und Elektrosmog* (30).

In Amerika erscheinen pro Jahr etwa 300 bis 400 Studien, die eindringlich vor der Gefährlichkeit des Elektrosmogs warnen. U.a. wird berichtet, daß Kinder, die in unmittelbarer Nachbarschaft von Starkstromleitungen leben, häufiger an Leukämie erkranken als andere Kinder. Kinder von Frauen, die in ihrer Schwangerschaft häufig elektrische Heizdecken benutzten, erkranken häufiger an Gehirntumoren und sind auch häufig untergewichtig. (30) Bei einer Untersuchung von 300 an Leukämie erkrankten Kindern fand man heraus, daß 200 dieser Kinder unter Hochspannungsleitungen lebten. In einer schwedischen Studie wurden 45 Familien untersucht, die in der Nähe von starken elektrischen Energiequellen lebten. 32 Kinder aus diesen Familien waren krebskrank. Vor allem Kinder, die noch ein höheres Aufnahmevermögen für Strahlungsenergien haben, leiden unter der immer weiter zunehmenden technischen Verstrahlung.

Auch verschiedene Metallfüllungen in unserem Mund können ein starkes elektrisches Feld aufbauen. Es gibt Menschen, die einen Radiosender in ihrem Kopf empfangen konnten. Ich las von einer Frau, die Stimmen in sich hörte, so als ob sie Radio hörte. Aus Angst, für verrückt erklärt zu werden, verschwieg sie lange Zeit, was sich in ihr abspielte. Zufällig konnte sie den Sender über ihr Radio empfangen. Dies zeigt, welch hohe elektrische Ströme manche Menschen durch ihre verschiedenen Metalle im Mund aufbauen. Solche starken Ströme (galvanischer Strom) lösen auch die giftigen Quecksilberionen aus den Amalgamfüllungen heraus. Biologisch orientierte Zahnärzte, die sich im Verband *Internationale Gesellschaft für Ganzheitliche Zahn-Medizin e.V.* (101) zusammengeschlossen haben, wissen um diese Gefahren und nehmen sie ernst.

Auch dagegen hilft nur, die eigene seelische und körperliche Energie wieder im Sinne der Lebenskraftsteigerung kräftig anzuheben. Alle irgendwie entbehrlichen DOR-erzeugenden elektrischen Geräte sollten abgeschaltet oder abgeschafft werden, alle sonstigen Gefahren, die wir erkennen, sollten gemieden werden.

Viel Wandern in guter Luft oder Gartenarbeit im Biogarten wären segensreiche Betätigungen, die uns zum aktiven Schwitzen bringen. Die alten Praktiker sagten: »Die Haut ist die ›dritte Niere‹.«

Im Hautbindegewebe werden zum Teil starke Gifte gespeichert, die den Menschen durch Schwitzen verlassen können. Ein aktives Schwitzen ist dem passiven (Sauna) vorzuziehen. Eine sinnvolle körperliche Betätigung verhilft uns nicht nur körperlich zu Kräftigung und Reinigung, sie macht uns auch innerlich froh, stärkt das Selbstbewußtsein und gibt wieder Hoffnung und Lebensmut. Bewegung und damit verstärkte Stoffwechselumsätze können Belastungsstoffe, die Depressionen oder Gereiztheit aufrechterhalten, aus dem Körper treiben.

Mykotoxine, d.h. die giftigen Ausscheidungen der Pilze dürften ebenfalls einen großen Anteil an den immer mehr zunehmenden psychischen Erkrankungen haben. Diese körperlich-stoffliche Seite der Depressionen wird noch nicht angemessen beachtet. Es sind die Gifte unserer Umwelt und die lebensfeindliche Strahlung (Radioaktivität und Elektrosmog), die sensible Menschen so schwächen und stören, daß in ihnen Angst, Bedrohung, Erschöpfung, Verzweiflung, Aggressionen und Fehlverhalten entstehen. Zudem wird unsere Nahrung immer vitalstoffarmer und gerade sie brauchten wir notwendig für Abwehr- und Reinigungsaufgaben. Nicht nur die Antioxidantien (Selen!) fehlen, auch die Mineralstoffe Magnesium und Calcium, die eine entkrampfende, nervenentspannende, beruhigende Wirkung haben, fehlen bereits.

Ganz besonders sollten wir darauf achten, daß unsere Seelen gestärkt werden, vor allem die Seelen der Kinder, die von zu vielen negativen Informationen überflutet werden. Wir können nur stark sein, wenn wir alles daransetzen, um körperlich und geistig, lebensbejahende Kräfte in uns aufzubauen bzw. zu entwickeln. Auch gute Musik, gute aufbauende Literatur, positive, segensvolle, friedliche Gedanken können unsere Seele so stärken, daß negative Schwingungen uns immer weniger erreichen. Wir sollten lernen, unsere Gedanken zu kontrollieren und negative Gedanken durch Verstehen, Güte und Geduld in positive, segnende umzuwandeln. Als seelenstärkend kann ich auch die Bachblütenessenzen und die ergänzenden kalifornischen Bachblüten und die Balance-Öle von Aura-Soma empfehlen (87). Und der Genuß des belebten Wassers nach Johann Grander (86) verleiht mit der Zeit wieder mehr Lebenskraft und -mut.

Gedanken sind Kräfte

Die menschliche Seele scheint nicht nur Sender, sondern auch Empfänger für Schwingungen zu sein. Nach dem

Gesetz der Resonanz ziehen wir die Schwingungen an, die wir abgeben. Denken wir pessimistisch, und sind wir voller Ängste, so ziehen wir diese Kräfte von außen an, und diese verstärken unsere eigenen Gedanken und Empfindungen erheblich, bis wir nur noch von diesen belastenden Schwingungen umgeben sind. Wir können lernen, negative Gedanken nicht zuzulassen, indem wir beginnen, sie zu beobachten. Wir sehen dann schon, ob ein Gedanke aus dem Bereich der Liebe, aus der Hoffnung, dem Vertrauen und Verzeihen, d.h. aus dem Göttlich-Guten kommt, oder aus dem dunklen Bereich des Mißtrauens, der Verzweiflung, Verurteilung anderer, Aggressivität oder der Streitsucht. Ich habe selbst lange Jahre mit Ängsten gerungen, bis ich gelernt habe, diese im Gespräch mit Gott in mir zu bereinigen. Angst entsteht immer, wenn Dinge geschehen, die ich nicht will, die nicht mit meinen Wünschen und Vorstellungen konform gehen. Je mehr ich Gott vertraue, um so mehr schwinden diese Ängste, und ich kann dann sagen: »Nicht wie ich will, sondern wie Du willst, möge es geschehen.« Das Auflehnen, Kämpfen, seinen eigenen Willen mit Gewalt durchsetzen zu wollen, das ergibt Spannungen, Aufregungen und Ängste. »Was du losläßt, das wirst du behalten.« Dieses Sprichwort hat sich mir immer wieder bewahrheitet.

Wir sollten auch lernen, mit unseren Gedanken nicht immer wieder in die Vergangenheit oder in eine uns bedrohende Zukunft zu gehen, denn wir leben *nur* in der Gegenwart. Das Vergangene ist vergangen, wir haben daraus gelernt und sind bereit, es besser zu machen. Oder, wenn es schöne Erinnerungen sind, dann sollten wir dafür danken, daß wir dieses Beglückende überhaupt erleben durften. Jetzt sind andere Lernprozesse an der Reihe, denen wir uns – in der Gegenwart – voll öffnen sollten.

Auch die Zukunft liegt noch verschlossen in der Hand Gottes, der es gut mit uns meint.

Es dauert vermutlich lange, bis es einem zur Gewißheit wird, daß Gott es gut mit jeder einzelnen Seele meint. Diese kann sich aber nur dann entwickeln, wenn wir uns öffnen und beginnen, Gott kennenzulernen. Unser Leben sollte sich bewußt in der Gegenwart bewegen. Wie heißt es doch: »Wer die Hand an den Pflug gelegt hat, soll nicht zurückschauen.« Gehen wir mit unseren Gedanken immer wieder in die Vergangenheit, so leben wir nicht unser Leben. Wir vertun es und lassen die Chance, zu wachsen, Neues zu lernen, ungenützt vorübergehen, weil wir ja gar nicht »da« sind. Das Gleiche gilt für die ständige Berieselung von außen. Alles will uns von dem bewußten Erleben des Augenblicks abhalten, der uns soviel Gutes vermitteln kann. Dazu ist Ruhe, Stille, innere Sammlung nötig. Gottes Nähe können wir nur in der Gegenwart erleben und nur, indem wir uns Ihm voll zuwenden.

Alles, was wir erlebt haben, wurde für uns zugelassen, uns und anderem zum Heil, damit wir wachsen und reifen können. Wir stehen hier alle auf verschiedenen Reifestufen, und es ist wichtig, zu lernen, die anderen Menschen zu nehmen, wie sie sind. Wenn wir sie verändern wollen, wenn wir von ihnen erwarten, daß sie so sein müßten, wie wir es uns vorstellen, so werden wir immer wieder Enttäuschungen und Kummer erleben. Jeder geht seinen Weg, und jeder wird anders geführt. Ich habe es auch erst im nachhinein erkennen dürfen und kann heute sagen, daß aller Kummer, alle Ängste und alle schwerste Krankheit gut waren. Sie haben mir zu einer tiefen Empfindsamkeit für die Not anderer Wesen verholfen. Nur durch das eigene Leid konnte ich es lernen, und so war alles gut. Nur indem wir allen verzeihen, die uns weh getan haben und uns heute noch weh tun, werden wir frei und leicht in unserer Seele und diese kann in höhere Schwingungen kommen. Liebe, Freude, Güte, Fröhlichkeit, Erbarmen, Geduld, Harmonie, innerer Frieden sind hohe Seelenschwingungen. Werfen wir allen uns von dieser Sphäre trennenden Ballast über Bord. Lernen wir, von unserem eigenen Ich immer mehr hinwegzutreten. Und suchen wir die Schuld nicht im Außen, bei den anderen, denn wir versäumen dadurch, uns selbst anzuschauen und an uns zu arbeiten. Zu einem Streit gehören immer zwei. Wenn einer nicht mitmacht, kann es keinen Streit mehr geben. Ich will damit nicht sagen, daß es richtig ist, was der andere macht, und daß wir uns alles gefallen lassen müßten. Bei einem Streit z.B. trägt auch der andere immer einen Anteil. Aber dieser Teil ist *nicht* unsere Sache: »Richtet nicht, auf daß ihr nicht gerichtet werdet.« Wir sollten uns nur auf unseren Anteil konzentrieren, und sei dieser auch noch so klein. Diesen störenden Teil sollten wir anschauen und mit ganzer Kraft zu ändern, zu verbessern suchen. Der andere wird auch vom Schicksal geführt, und alles, was jemand aussät, fällt auf ihn selbst zurück. Je mehr wir ihm jedoch verstehende, erbarmende, segnende Gedanken senden und in Liebe vor Gott für ihn eintreten, um so mehr an Kraft und Licht darf seine Seele empfangen und um so besser kann er sich entwickeln.

In unseren Gedanken haben wir mächtige Kräfte. Und diese lichtvollen Gedankenschwingungen, die der andere empfängt, ermöglichen es ihm, sich mit der Zeit auch immer mehr zum Positiven hin zu verändern. Es heißt doch: »Nur die Liebe kann alles erlösen«, die Liebe, die sich selbst vergessen kann, denn nur diese ist die wahre, selbstlose, von Gott kommende Liebe, die Sein Wesen ausmacht. Wir helfen nicht nur uns, sondern auch den anderen, die vielleicht noch tiefer in ihrer eignen Unreife verstrickt sind als wir. Versenken wir uns in die Nöte des anderen. Versuchen wir aus seinem »Seelenhaus« die Welt zu sehen, und wir werden erkennen, daß er so handeln muß, wie er handelt, weil er eben noch nicht anders kann. Keiner kann geben, was er nicht hat.

Ein chinesisches Sprichwort sagt: »Urteile nie über einen Menschen, wenn du nicht eine Meile in seinen Schuhen gegangen bist.« Seien wir geduldig und liebevoll zu jedem, auch wenn er uns noch so Bitteres bereitet. Wir sind es, die das Bittere schaffen, weil wir es in unser Herz sinken lassen. Wenn wir es nicht in unser Herz sinken lassen würden, sondern es mit verstehender Güte für die Unreife, Gereiztheit oder Überforderung des anderen mit Geduld und Verständnis beantworten, wenn wir stillhalten, wenn wir für ihn beten, dann geschehen Wunder.

Wie ich immer wieder erfahren habe, stärkt uns ganz besonders die Hinwendung zu Gott, denn nur er kann uns am besten vor dem, was sich um uns herum abspielt, bewahren.

Amputation durch Rauchen

Wir leben heute in einer so stark vergifteten Umwelt, daß wir alle Gifte, für die wir selbst verantwortlich sind, vermeiden sollten. Bei Wärmeuntersuchungen (Thermofotographie) der Hände kam man zu folgenden Bildern: Vor dem Anzünden einer Zigarette waren alle Finger gut zu sehen, nach einem sieben- bis zehnminütigen Rauchen war die Durchblutung der Finger so eingeschränkt, daß der kleine Finger und der Ringfinger nicht mehr zu sehen waren, die anderen Finger nur noch zu einem Viertel (12).

Besonders gefährlich ist das Kohlenmonoxyd, das sich vorrangig vor dem Sauerstoff an die roten Blutkörperchen anbindet, (d.h., Kohlenmonoxyd verdrängt einfach den Sauerstoff, solange geraucht wird), so daß, während ich rauche oder Rauch passiv einatmen muß (Säuglinge und Kleinkinder!), der Sauerstoffgehalt meines Blutes um 40 Prozent! verringert wird. Wenn wir ernsthaft wollen und mit ganzer Kraft darum ringen, vom Rauchen loszukommen, bekommen wir Hilfe. Ich hatte einmal einen sehr schweren Fall. Es handelte sich um eine Frau im mittleren Alter. Sie hatte schwerste Kopfdurchblutungsstörungen, war oft schneeweiß im Gesicht, die Haare fielen ihr schon großflächig aus. Ich sagte ihr, sie müsse aufhören zu rauchen oder sie würde nicht mehr lange leben. Sie sagte, sie könne nicht aufhören; sie hätte es immer wieder versucht, hätte sich auf dem Fußboden gewälzt und geschrien. Es wäre, als ob sie jemand zum Rauchen zwingen würde. Da haben wir uns beide hingesetzt und eine dreiviertel Stunde lang gebetet. (Auch sie hatte einen sehr starken Bezug zu Jesus.) Nach diesem Gebet brauchte sie nicht mehr zu rauchen und hatte auch keine nennenswerten Entzugserscheinungen. Es gibt eben mehr zwischen Himmel und Erde, was uns in solchen Notsituationen – »Gott sei Dank!« – immer wieder bewußt werden darf.

Beim Rauchen zeigt uns jeder erste Lungenzug die Giftwirkung der Zigaretten mit Schwindelgefühl, Brechreiz, Durchfall, Husten, Atemnot, Blässe und Augenbrennen an. Wird diese erste Abwehrreaktion des Körpers überspielt, kann sich der Körper gegen die Gifte nicht mehr wehren, d.h., die Abwehrmechanismen werden überrannt und gelähmt, und je nach vererbter Grundgesundheit kommt es früher oder später zu ernsten Erkrankungen. Im Tabakrauch sind außer dem Schadstoff Nikotin noch weitere 40 krebserregende Stoffe enthalten und wie Kuklinski (13) in seinen Studien, die sich auch mit dem Rauchen beschäftigen, sagt, wirkt das Rauchen über eine vermehrte Radikalenbildung (= aggressive krebserregende Gifte) durch Benzypren und andere Gifte sowie über die Cadmium-Zufuhr auf die uns schützenden Antioxidantien ein. Raucher sind in der Regel sehr stark cadmiumbelastet. Diese stabilen Schwermetallverbindungen entziehen dem Körper unnötig laufend das essentielle Spurenelement Selen. Pro Zigarettenzug werden 3000 Billionen freie Radikale inhaliert, zusätzlich noch in hoher Konzentration radioaktives Polonium und Blei als α-Strahler.

Es gibt auch Raucher, die heute mit 80 und 90 Jahren noch nicht schwer krank sind. Wenn wir diese zitieren, sollten wir bedenken, wie diese Generation noch aufgewachsen ist: ohne Autoabgase, Zuckerüberkonsum, Überernährung, Elektrosmog, radioaktive Verstrahlung, Abwehrschwächung durch Antibiotika, Pestizide aller Art, chemische Gifte etc. Nicht zuletzt ernährte sich diese Generation von stabileren und gesünderen Nahrungspflanzen, vor allem in der Kindheit, in der die Weichen für die Gesundheit eines Menschen gestellt werden. Außerdem bekam diese ältere Generation noch eine gute Erbmasse mit auf ihren Lebensweg durch die gesündere und einfachere Lebensweise ihrer Vorfahren und einfach auch durch die gesündere Auslese, denn es blieben nur die stabilsten Kinder am Leben.

Bei 200 000 gerauchten Zigaretten in einem Leben (das sind 20 Zigaretten täglich, 30 Jahre lang geraucht) muß der Organismus 8 Pfund! über die Lunge aufgenommene Teerstoffe, die als krebserregend angesehen werden, verarbeiten. Seeger in seinem Buch *Krebsverhütung* (59):

»Man kann nur staunen, was der liebe Gott den Menschen für eine Gesundheit mitgegeben hat, daß er nicht schon längst an den vielen Giften, denen er ausgesetzt ist und denen er sich laufend freiwillig aussetzt, zugrundegegangen ist.« Eine gute Hilfe, wenn man ernsthaft mit dem Rauchen aufhören will, ist das Kauen von Kalmuswurzelstücken im Wechsel mit Süßholzwurzelstückchen (Apotheke). Auch eine basische Abpufferung des Blutes mit entsprechenden Mineralmischungen oder Natron (Reformhaus) bringt oft eine große Hilfe.

Alkohol verbraucht Selen

Wie Kuklinski in *Latenter Antioxidantienmangel* (13) ausführt, geht chronischer Alkoholismus mit erhöhter Radikalenbildung, erniedrigten Selen-, Zink- und Vitamin-E-Konzentrationen einher. Bei Alkoholikern gehen niedrige Selenwerte und Leberfunktionsstörungen Hand in Hand, d.h., je weniger Selen, um so schneller und ernster erkrankt die Leber. Außerdem wird jeder Alkohol im Körper sofort in Säure umgewandelt, was den Säurespiegel und somit den inneren Pilzbefall entsprechend erhöht.
So hat jeder sein Schicksal zu einem großen Teil selbst in der Hand. Wer mit Süchten zu kämpfen hat oder mit sonstigen seelischen Schwächen und davon loskommen möchte, sollte unbedingt Weizenkeime und Ölsaaten, wie Sesam, Sonnenblumenkerne, Kokosnüsse, zu sich nehmen und denaturierte Nahrung meiden, da gerade in den Samen und im Keim der Samen, auch im Vollwertgetreide eine enorme Stärkung für unsere Seele liegt. Auch das belebte Wasser, mit dem man nur likörglasweise beginnen sollte, spendet viel Kraft.

Das Gebet – die größte Kraft im Universum

Und wer sich dann noch öffnet für die Hilfe »von oben« oder, besser gesagt, für die Hilfe »von innen«, wer lernt, auf die warnende, leitende Stimme seines Gewissens zu hören, wird bald erkennen, welche Liebe und Gnade uns hier auf unserem schweren Weg über diese Erde begleiten. Wer zu dieser »inneren Quelle« gefunden hat, der hat alles gefunden. Gott selbst wird seine Wege so leiten, daß »alles gut wird«. Auch die Selbsthilfegruppen, die schon vielen Menschen aus großer Not und auch aus der Alkoholabhängigkeit herausgeholfen haben, konnten dieses nur, indem sie sich dieser Kraft voll zugewendet haben.

Wir haben das Beten, das Sprechen mit Gott verlernt. Der Nobelpreisträger Alexis Carrel nannte das Gebet einmal »die machtvollste Form der Energie«, eine Kraft, so wirklich wie die Schwerkraft der Erde.

Diese Kraft des Gebetes konnte von dem amerikanischen Naturforscher und Gelehrten Stowell gemessen und wissenschaftlich bewiesen werden. Stowell war zuvor als zynischer Atheist bekannt gewesen. Er und sein Team untersuchten, welche Energien beim Sterben freigesetzt werden. Sie maßen Wellenlänge und Stärke der menschlichen Gehirnstrahlung. Sie hatten sich eine Frau ausgesucht, die sehr schwer krebskrank war und jeden Moment sterben konnte. Diese Frau hatte einen tiefen lebendigen Glauben und liebte Jesus Christus über alles. Man installierte an ihrem Bett ein Mikrophon und ein Meßgerät zum Aufzeichnen der Hirnstrahlungen. Die Wissenschaftler befanden sich im Nebenzimmer an ihren Instrumenten. Zuvor hatte man eine Radiobotschaft um den ganzen Erdball gesendet, und deren Strahlungskraft gemessen. Das Meßgerät verfügte über eine Skala von 0 bis 500 Grad. Die erwähnte Rundfunksendung zeigte eine Kraft von 9 Grad positiver Energie.

Kurz vor ihrem Tode begann die Frau plötzlich zu beten, das heißt, sehr innig und liebevoll mit Gott zu sprechen. Sie begann Ihn zu preisen für alle die Wunder Seiner Schöpfung, die Er uns so überreich zu unserer Freude geschenkt hat. Sie bat Ihn, allen Menschen zu vergeben, die ihr in ihrem Leben Unrecht getan hatten. Dann verlieh sie ihrem Glauben Ausdruck mit den Worten: »Ich weiß, daß Du die einzige zuverlässige Kraftquelle aller Deiner Geschöpfe bist und bleiben wirst.« Sie dankte Ihm für Seine Kraft, mit der Er sie ein Leben lang getragen hatte und für die Gewißheit, Jesu Eigentum sein zu dürfen. Sie bekundete Ihm, daß ihre Liebe zu Ihm trotz der schweren Krankheit und allen Leids nie wankend geworden sei und daß sie Ihn über alles lieben würde. Sie wüßte, daß alles, auch das Schwerste, ihr nur aus Liebe auferlegt worden sei, damit sie weiter reifen und wachsen dürfe, Ihm entgegen. Vor seligster Freude begann sie dann zu weinen, daß sie bald – endlich – Ihren Erlöser werde schauen dürfen. Erschüttert standen die fünf nüchternen Wissenschaftler im Nebenraum. Längst hatten sie vergessen, was sie eigentlich messen wollten. Stowell mußte weinen wie seit seiner Kindheit nicht mehr. Auch die anderen schämten sich ihrer Tränen nicht. Da hörten sie plötzlich einen klickenden Ton an ihrem Meßinstrument. Der Zeiger schlug bei 500 Grad positiver Energie gegen den Abgrenzungspfahl und wollte noch höher hinaus.

Das traf Stowell zutiefst. Das Gebet einer sterbenden Frau, die mit Gott in Verbindung stand, entwickelte eine Energie, die 55mal stärker war als die weltweit reichende Rundfunkbotschaft. In diesem Augenblick brach seine atheistische Weltanschauung zusammen. Seine Gedanken jagten sich: »Dann gibt es Gott ja doch, und auch ich stehe in jeder Sekunde meines Lebens vor Seinem Angesicht.« Er durfte durch dieses erschütternde Erlebnis die Nähe Gottes erleben. Von diesem Augenblick an konnte er sich Jesus gegenüber ebenfalls in aller Liebe öffnen, und dieser wurde der Führer auch seines Lebens. (Nach Rosermüller *Was das Gebet vermag.*)

Ich denke dabei auch an das wunderschöne Buch von Benjamin Klein (62) ... *von wegen Hölle«.* Benjamin Klein entlarvt darin die »Todsünde« aller Religionen: Gott »menschlich« zu machen und Seine ewige, unendliche, für uns unvorstellbar vollkommene Liebe zu beschneiden und einzugrenzen: »Furcht gibt es in der Liebe nicht, sondern die vollkommene Liebe vertreibt die Furcht, denn die Furcht rechnet mit Strafe, und wer sich fürchtet, dessen Liebe ist nicht vollendet.« 1. Johannesbrief, 4,18.« Er beweist klar und allgemeinverständlich, wieso Gottes Liebe keine Grenzen haben kann und auch vor der »Hölle« nicht haltmacht, ja sich gerade dort am eindruckvollsten beweist. Er sagt, daß unsere Kriege und Streitereien letztlich in unserer falschen Sichtweise Gottes begründet seien. Benjamin Klein nennt sein Buch »Meine ganz persönliche Liebeserklärung an Gott!«

Mich hat dieses Buch zutiefst berührt, weil ich erlebe, daß diese neue Sichtweise überall in den Herzen der Menschen aufbricht, und zwar von innen heraus, aus lebendiger eigener Erfahrung und wahrer Liebe geboren, und sie hat eine große, alles erneuernde Kraft, die immer mehr Menschen in wahrer dienender Nächstenliebe verbindet.

Wer Meine Gebote hat und sie hält, der ist es, der Mich liebt; wer Mich aber liebt, wird von Meinem Vater geliebt werden, und auch Ich werde ihn lieben und Mich ihm offenbaren. (Joh. 14,21)

5 Gesundheitstips für die Praxis

Was brauchen wir, damit sich Pilze nicht in uns entwickeln können?

Neben innerer Ruhe und Harmonie, das heißt, neben dem sich Eingebettetfühlen in das Große, Ganze, so daß Ängste, Verletzlichkeit und Aggressionen immer mehr verschwinden, die uns auch sehr »sauer« machen, ist eine vollwertige Ernährung aus biologischem Anbau, mit besonderer Beachtung der Antioxidantien unser Hauptschutz vor der Verpilzung.

Wir wissen: es gibt endogene und exogene Pilze, die uns krankmachen

1. Blutpilze: Sie ernähren sich hauptsächlich von tierischem Eiweiß. Deshalb sollte, wenn dieser Befall vorliegt, laut Bruno Haefeli, möglichst auf tierisches Eiweiß verzichtet werden. Wer es nicht kann, sollte Bio-Fleisch, Fisch und Bio-Eier nur mäßig verzehren, und diese am besten mit viel Kräutern z.B. Thymian, Oregano, Rosmarin, Majoran und Salbei, Meerrettich, Zwiebeln, Knoblauch etc. (zum Rührei zum Beispiel Bohnenkraut, Schnittlauch etc.) anrichten. Zu Fleisch paßt sehr gut etwas ungesüßtes Apfelkompott.
2. Candida albicans: Dieser Hefepilz ernährt sich von allem Süßen und befällt normalerweise Schleimhäute

und Darm, kann sich aber auch im Blut ausbreiten und produziert unbemerkt Alkohole und Gifte in uns. Er lebt von Kohlenhydraten, d.h. Zucker jeder Art. Wenn er sich bereits in unserem Blut »breitgemacht« hat, raubt er uns auch den Zucker aus unserem Blut, und wir bekommen immer häufiger Heißhungeranfälle (Unterzuckerung). Je mehr Süßes gegessen wird, desto mehr vermehren sich die Pilze. Um gar nicht erst in diesen Zustand zu kommen, sollten wir daher alles konzentriert Süße meiden sowie isolierte Kohlenhydrate (ausgemahlenes Mehl [Kuchen, Gebäck]), Eis. Auch auf süßes Obst, süße Säfte, Limo, Coca-Cola (extrem sauer durch Phosphorsäure und Zucker), jeglichen Alkohol, Kekse, Kuchen etc. sollten wir verzichten. Wer Obst essen möchte (dann unbedingt aus biologischem Anbau), sollte z.B. Bananen und Äpfel nach Möglichkeit als Zwischenmahlzeit genießen, dabei Bananen (kohlenhydratreich) und Äpfel nicht mischen. Äpfel mit Topinambur (als Rohkost) sind meist noch am besten verträglich.

Wie helfen wir uns bei Unterzuckerung?

Wir sollten einer beginnenden Unterzuckerung möglichst mit Eiweiß und nicht mit Kohlenhydraten entgegentreten, d.h., wenn es noch früh genug ist: z.B. mit Mandeln, Sonnenblumenkernen, Kokosnüssen, Sesam, Vollkornbrot mit Bio-Butter und Biohartkäse. Besonders schnell und gut hilft die dunkelgrüne Spirulina-Alge und/oder Chlorella-Alge, die in sauberen Binnenseen gezüchtet werden. Eine Unterzuckerung ist oft noch abzufangen. Bei eingetretener Unterzuckerung sollte man möglichst ein vollwertiges Süßungsmittel wählen, wie Honig (z.B. Fenchel-konfekt – siehe Fenchel) oder getrocknetes Zuckerrohr mit Zimt gemischt oder Konfekt aus Mandelmus oder Honig, Zimt mit Weizenkeimen oder Hirseflöckli.

Wichtig ist, daß wir alles *sehr langsam essen* und gut kauen und lange und gründlich einspeicheln. Im Mund findet schon 50 Prozent der Kohlenhydratverdauung statt. Je länger wir einspeicheln, um so weniger Nahrung fällt den Pilzen anheim und um so schneller erholt sich unsere überreizte Bauchspeicheldrüse.

Entsäuern mit einem alten Hausmittel

Das nachstehend Gesagte gilt *nur* für diejenigen, die ihre Säure noch über den Harn ausscheiden können, was man sehr leicht durch pH-Messungen des Morgenurins feststellen kann. Übersäuert sind wir im Grunde heute alle, nur gibt es Menschen, deren Nieren die Säure nicht mehr richtig herausgeben können. Diese haben bereits einen sehr hohen Harn-pH-Wert von 6,5, 6,8 bis 7 pH. Sie sollten kein Natron nehmen, sondern durch einfache basische Entlastungsdiät im Sinne einer milden Ableitungsdiät (4) sowie Antioxidantienzufuhr und vor allen Dingen durch den Verzehr lebendigen Trinkwassers ihre Ausscheidungsschwäche regenerieren. Sie können auch versuchen, diese Säureausscheidungsschwäche mit nur wenigen Tropfen (z.B. 3 x täglich 1/2–1 Teelöffel) rechtsdrehender Milchsäure wie Molkosan bzw. Kanne Brottrunk (Reformhaus) zu regenerieren. Zuviel Milchsäurezufuhr wird häufig schon nicht mehr vertragen. Noch besser wirkt eine homöopathisch potenzierte rechtsdrehende Milchsäure (3x täglich 15–20 Tropfen).

Derjenige, der morgens noch im sauren Bereich unter 6,2 pH liegt, sollte einige Zeit die Säuren puffern. Es gibt inzwischen ausführliche Bücher zu diesem Thema (65). Natriumbikarbonatgaben halten Pilze in Schach. Es sollte aber immer wieder das reine Natriumbikarbonat mit einer Basenmischung (Reformhaus) abgewechselt werden, die alle Mineralien enthält, damit es nicht zu einseitigen Elektrolytverschiebungen kommt.

Unser Ziel sollte es sein, auf der Basis einer rundum vollwertigen, giftfreien Ernährung, einer vernünftigen Lebensweise, durch den Verzehr energiereichen, lebendigen Wassers, durch viel Bewegung in der freien Natur (magnetische Aufladung des Blutes) wieder zu einem gesunden inneren Milieu zu kommen, das kein Terrain für Pilze ist. Wir können sie abbauen, wie ich es bereits an meinem eigenen Blut sehen kann. Je besser unser inneres Milieu wird, um so besser kann auch unser »innerer Arzt« alles regulieren. Und Benno Werner sagt in seinem Buch *Energie und Ernährung im Rhythmus der Jahreszeiten* mit dem vielsagenden Untertitel *Die ganzheitlich integrative Ernährung*: »Das Ziel einer gesunden Ernährung ist die Aufrechterhaltung des natürlichen ›Säure-Basen-Gleichgewichts‹.« Dieses Buch kann Ihnen eine große Hilfe sein (107) sowie das von Halima Neumann (44).

Wir besorgen uns:

Natron-Pulver (= Natriumbikarbonat) aus der Drogerie oder Apotheke. Wenn der Harn morgens zu sauer ist, also zwischen 5,00 bis zu 6,2 pH liegt, nehmen wir abends und evtl. auch morgens 1/4–1/2 Teelöffel Natron in reichlich Wasser (am besten belebtes Wasser oder Volvic). Wir nehmen so viel, daß das Getränk nicht mehr nach Salz schmeckt. Zum Messen besorgen wir uns Indikatorpapier (pH-Papier) in der Apotheke. Der pH-Wert des Harns sollte nach Einnahme des Pulvers um 7 pH liegen, zu sehr darüber sollte er auch nicht ständig liegen (über 8 pH und mehr), da auch im basischen Milieu Pilze auswuchern können. Wer vor dem Einnehmen des Entsäuerungssalzes schon bei einem pH-Wert zwischen 6,5–7,00 liegt, kann die Säuren schon nicht mehr über den Harn abgeben und sollte keine größeren Dosen Entsäuerungssalz nehmen. Es kann sein, daß man sich aufgrund der Umstellung des Blut-pH-Wertes zu anfangs schlecht fühlt; in diesem Fall soll man sich vorsichtig mit Pausen einarbeiten.

Wer bereits eine zu schwache Niere oder Wasserausscheidungsprobleme hat – auch ältere oder sehr belastete Menschen – sollte *kein* Natron nehmen, wie oben schon gesagt. Dieser könnte aber viel über eine basische, blutverbessernde Ernährung tun. Z. B. zuerst mit 1 Likörglas Rote-Bete-Saft beginnen, (jeden Schluck gut und lange einspeicheln!) und den Rote-Bete-Verzehr ganz vorsichtig und langsam steigern. Die Rote Bete ist hochbasisch, wodurch viele Säuren abgebunden und vermutlich auch »hochgescheucht« werden, denn nach einigen Stunden wird meist *sehr* viel Säure frei, weshalb jeder, besonders, wenn er bereits Säureschäden hat (rheumatische Beschwerden, Durchblutungsstörungen), nur sehr vorsichtig und langsam den Rote-Bete-Verzehr steigern sollte. Kürbis als Suppe oder Gemüse entsäuert auch sehr gut, ebenfalls Sellerie (sehr gut schmeckend als Selleriesalat) sowie Kartoffelsuppe mit viel Majoran (und ein bis zwei Knoblauchzehen).

Das wichtige Eiweiß: Was nehmen wir als Fleischersatz?

Spirulina: Besteht zu 60 Prozent aus einem höchstwertigen, leicht verdaulichen Eiweiß mit allen essentiellen Aminosäuren. Sie soll basisch sein. Wer einen Gärungsstuhl hat, der anzeigt, daß Kohlenhydrate schlecht verdaut werden, sollte mehr Eiweiß zu zu sich nehmen und weniger Kohlenhydrate verzehren. Spirulina ist eine in sauberen Binnengewässern gezüchtete Grünalge, jodfrei (besonders auch günstig bei Fastenkuren und Unterzuckerungsneigung). Sie enthält neben anderen Vitaminen den hochwertigen Vitamin-B-Komplex, einschließlich der Hauptblutbildungsstoffe Vitamin B_{12} (sehr hoch mit 320 mcg, dagegen Rindsfilet 2 mcg, Rinderleber 65 mcg auf 100 g), sehr viel Chlorophyll (115 mg) und Eisen (15 mg). Wichtig ist auch die seltene Gamma-Linolensäure (1350 mg), die wir vom Nachtkerzenöl her kennen.

Diese Alge enthält, wie mir bekannt ist, den höchsten Anteil an dem so außerordentlich wichtigen ß-Carotin (Provitamin A), das wir als den wichtigsten Radikalenfänger betrachten dürfen. Wie Kuklinski (2) darstellt, entgiftet gerade das ß-Carotin unvorstellbar große Mengen von freien Radikalen im Dickdarm. Näheres nachstehend bei *ß-Carotin*. Bezugsquelle und Information: (41) bzw. Reformhaus.

Chlorella: Auch die in sauberen Binnenseen gezüchtete Chlorella-Grünalge aus Japan enthält 58 Prozent hochwertigstes Eiweiß, viele zum Teil Spirulina ergänzende Vitamine, u.a. ß-Carotin 33 mg, Vitamin B_6 1400 mcg, Vitamin B_{12} 130 mcg, das seltene wichtige Biotin 190 mcg, das das Brüchigwerden von Nägeln und Haaren verhindert. Chlorella hat den höchsten Chlorophyll-Gehalt mit 2800 mg. Sie lieferte die seltenen RNS- und DNS-Nukleinsäuren zur Zellerneuerung und Regenerierung und ergänzt sehr gut die Spirulina-Alge, weswegen ich persönlich beide Algen, gemischt, als tägliche Nahrungsergänzung verwende. Bezugsquelle: (41).

Gersten- und Weizengrastabletten: enthalten 25 Prozent Eiweiß mit allen essentiellen Aminosäuren. Die jungen Getreidegräser werden, wenn sie den Höhepunkt ihres Nährstoffgehaltes erreicht haben, geerntet und schonend getrocknet. Sie enthalten mehr Ballaststoffe als Kleie. Zum Beispiel Weizengrastabletten: ß-Carotin 41 mg, Vitamin C 310 mg, B_6 1280 mcg, B_{12} 43 mcg und Folsäure zur Blutbildung 1080 mcg, Biotin 110 mcg, Selen 100 mcg.

Gerstengrastabletten sind mit 6700 mg Kalium und 110 mg Calzium sehr basisch und knochenstärkend. Bezugsquelle: (41).

Mandeln: (18,7 Prozent sehr hochwertiges Eiweiß, 54 Prozent wertvolles Fett, außerordentlich viel Vitamin E mit 25 mg, Vitamin C 800–6500 mcg, Fluor 90 mcg, Biotin 0–20 mcg, Folsäure 45 mcg, Vitamin-B-Komplex etc.) Ganze, süße Mandeln gewinnen bis zu 300 Prozent an Wertstoffen und Vitaminen und sind auch besser verdaulich, wenn wir sie leicht ankeimen, d.h. über Nacht in Wasser einweichen und morgens kurz abbrühen und die Haut entfernen. Bei jedem Ankeimen entwickelt sich ein Vielfaches an Vitaminen, besonders auch an Vitamin C. Bei Unverträglichkeit (gestörte Fettverdauung) mit kleinster Menge am Vormittag, lange und gründlich gekaut, beginnen. Der Speisebrei sollte immer so fein wie möglich zerkleinert und verflüssigt sein, ehe wir ihn schlucken. Aus diesen gekeimten Mandeln kann man ein leckeres Marzipan für Kinder herstellen, wenn Süßes unbedingt gewünscht wird. Mandeln in der Nußmühle oder im Mörser zerkleinern und mit etwas Raps- oder Klee-Honig verkneten, evtl. etwas Zimt dazu, Rosenwasser: Eine vitaminreiche Kraftnahrung mit viel Vitamin E, auch C und bestem Eiweiß. Bei Honigunverträglichkeit mit Reismalz aus dem Bioladen süßen. Mandeln (und Haselnüsse) können von Pilzen befallen werden, besonders, wenn sie zu alt sind oder es sich um Bruchware handelt. Am besten Mandeln mit dem Armtest auf Unbedenklichkeit prüfen (39). Ideal wäre es, zum Ankeimen belebtes Wasser (86) zu nehmen, was die Lebenskraft der Mandeln verstärkt aktivieren würde und vermutlich Keime und Pilze (aufgrund der Lebendigkeit) hemmen kann.

Sesamsaat: (17,7 Prozent äußerst hochwertiges Eiweiß, 50 Prozent wertvolles Fett). Kupfer 1600 mcg (wichtig bei chronischen Entzündungen).

Sonnenblumenkerne: (22,5 Prozent äußerst hochwertiges Eiweiß, 49 Prozent wertvolles Fett) Eisen 6300 mcg, Kupfer 2800 mcg, Zink 5200 mcg, Mangan 2400 mcg).

Mohnsaat: (20 Prozent äußerst hochwertiges Eiweiß, 42 Prozent wertvolles Fett.) Mohn ist hochbasisch. Er hat u.a. 10 000 mcg Zink!, 9500 mcg Eisen, 1460 mg Calcium, 335 mg Magnesium, 160 mcg Kupfer, 6000 mcg Mangan. Ideal als Aufbau- und Kraftnahrung für Kinder. (Mohnkuchen). Mohnsaat hat neben getrocknetem Thymian, Majoran und Lapacho-Tee den wohl höchsten Calciumgehalt. Wichtig für den Knochenaufbau! (*Auch die Mohnsaat wird leicht von Pilzen befallen.* Unbedingt im Bio-Laden kaufen und möglichst mit dem Armtest (39) auf Unbedenklichkeit prüfen.) Ich lasse Mohn mit etwas Original-Grander-Wasser aufquellen (86).

Gekeimter Weizen: (Weizenkeime enthalten 29 Prozent Eiweiß, 8 Prozent Fett, Vitamin E 28 mg, Vitamin B_1 2200 mcg, Vitamin B_2 800 mcg etc., Zink 12 000 mcg, Eisen 8000 mcg, Mangan 9000 mcg, Kupfer 700 mcg (sehr kaliumreich). Auch hier benötigen wir eine einwandfreie, trocken gelagerte Qualität zum Keimen. Dafür möglichst belebtes Wasser verwenden, daß, so wie es aussieht, auch einer Pilzentwicklung während des Keimens sehr gut vorbeugt.

Getreide und Hülsenfrüchte:

- Kichererbsen: (20 Prozent Eiweiß, 3,4 Prozent Fett, 7,2 mg Eisen, 180 mcg Carotin, Vitamin B_1 480 mcg), Kichererbsen sind das weitaus basischste Nahrungsmittel, das wir kennen. Sie sollten 2–3 Tage lang keimen und dann weich gekocht werden. Hiervon kann man auch gut eine pikant gewürzte Brotaufstrichpaste herstellen. Wie wir hörten, kombinieren sich Hülsenfrüchte z.B. mit Getreide (Dinkelnudeln, Vollweizennudeln, Vollkornbrot) zu einem Volleiweiß. Das Ankeimen erhöht die Verwertbarkeit des Eiweißes und macht Hülsenfrüchte generell viel leichter verdaulich.
- Linsen: 23,5 Prozent Eiweiß, 1,4 Prozent Fett
- Erbsen: 23 Prozent Eiweiß, 1,4 Prozent Fett
- Bohnen: 21 Prozent Eiweiß, 1,6 Prozent Fett
  Grüne Erbsen sind gekeimt viel leichter verdaulich als ungekeimt. Die Keime bis 1 1/2 cm lang werden lassen. Weich kochen. Zum Keimen Erbsen zuerst über Nacht mit Wasser aufquellen lassen. Dann weiter mehrmals täglich mit möglichst belebten Wasser spülen und mit feuchtem Tuch abdecken, bis sich Keime zeigen.
- Sojabohnen: Eiweißanteil 33,7 Prozent, 18,1 Prozent Fett (Vitamin E 1500 mcg, Carotin 380 mcg, Eisen 8590 mcg u.a.)
- Tofu wird nur aus der ausgepreßten Sojabohnenmilch gemacht = gestockte Sojamilch. Sie ist leicht verdaulich. Man kann sich Tofu auch sehr gut selbst machen.
- Sojafleisch: Sojawürstchen etc. (Sojafleisch wird aus der reinen Bohnenmasse gemacht und ist schwerer verdaulich als Tofu). Das getrocknete Sojafleisch ist mir persönlich schon wieder zu »industriell«, es ist vermutlich auch chemisch behandelt. Vorschlag: Man stellt sich die Milch selbst her.

- Sojamilch – selbst gemacht: 1 1/2 Tassen Sojabohnen (möglichst Bio-Anbau und keine alte Ware) mit kaltem Wasser zehn Stunden einweichen. Das Bohneninnere darf nur noch eine Farbe zeigen. Nicht länger stehenlassen, da sonst Gärung eintreten kann.

  18–20 Tassen kaltes Wasser zum Erwärmen in einen großen Topf geben. Die eingeweichten Bohnen mit warmem Wasser, aus diesem Topf genommen, in einem starken Mixer fein zerkleinern. Die zerkleinerte Bohnenmasse in den Wassertopf geben und mindestens sieben Minuten kochen lassen. Ständig rühren. Dadurch wird die Phytinsäure zerstört, die sonst zu Durchfall führt. Durch ein feines Sieb gießen und randvoll in ausgekochte Flaschen füllen. Die zurückbleibende Bohnenmasse kann für Gebäck oder Aufstrich (Wurstersatz) verarbeitet werden oder als Hühnerfutter dienen. Wir erhalten circa 3 Liter Sojamilch. Bald verbrauchen. Im Kühlschrank aufbewahren.
- Dinkel: Eiweiß 13 Prozent, Fett 2 Prozent
  (von außerordentlichem Gesundheitswert)
- Weizen: Eiweiß 11,7 Prozent, Fett 2 Prozent
  (nur als Vollkornweizen von außerordentlichem Gesundheitswert)
- Roggen: Eiweiß 8,8 Prozent, Fett 1,7 Prozent
- Hirse: Eiweiß 10,3 Prozent, Fett 3,2 Prozent
- Vollreis: Eiweiß 7,2 Prozent, Fett 2,2 Prozent
- Hafer: Eiweiß 12,5 Prozent, Fett 7 Prozent
- Buchweizen: Eiweiß 7,5 Prozent, Fett 1,6 Prozent

Bio-Kuhmilch

Möglichst nur Vorzugsmilch verwenden, wenn nicht bereits Allergien gegen handelsübliche Kuhmilch aufgebaut wurden. Ebenso zu empfehlen ist Schafs- oder Ziegenmilch; die heutige schmeckt wie Kuhmilch. Je natürlicher und vollwertiger die Tiere ernährt werden, um so besser verträglich ist die Milch dieser Tiere. (Denken wir an die Pilze im Blut der Kühe!)

Laut Ludwig Schock *Die Heilkräfte der einzelnen Nahrungsmittel* (46) hat die Milch z.B. einen Säure-Basen-Wert von +5, Sahne/Rahm einen Wert von +3, d.h. sie sind basisch, während Quark z.B. mit −17 sehr sauer ist. Er führt weiter aus, daß Sauermilchprodukte allgemein zu sehr überschätzt werden. Sie verstärken die Neigung zu Gärung und Darmübersäuerung. Besonders gesüßter Joghurt ist extrem sauer und führt leicht zu Gärung. Gesundheitsfördernd ist dagegen Natur-Joghurt aus Biomilch (Reformhaus) mit rechtsdrehender Milchsäure in kleiner Menge für Salate etc. Als Milchersatz können wir uns mit Sojamilch (Reformhaus) oder Bio-Sahne, mit Wasser verdünnt, helfen. Oder Mandel- und Sesammilch selbst herstellen. Auch Kokoscreme (61) mit warmem Wasser verdünnt, ergibt eine sehr gute Milch (Thailand-Läden).

Antioxidantien halten die Pilze in Schach

Erinnern wir uns: Antioxidantien sind wichtige Stoffe, die unser Schöpfer uns in unsere Nahrungspflanzen zu unserem Schutz hineingelegt hat. Diese Gruppe von Stoffen sorgt praktisch für unsere *gesamte Entgiftung und unseren Schutz vor Krankheiten.* Zu den Antioxidantien (siehe Kapitel 2) zählt die moderne Forschung das Schlüsselelement Selen, Vitamin E, ß-Carotin, Vitamin C, Vitamin B_6 u.a., die Spurenelemente Zink, Mangan, Kupfer, Magnesium, Chrom u.a. (siehe Kapitel 3). Diese schützen uns vor giftigen Schwermetallen, giftigen Stoffwechselprodukten, durch Oxidation giftig gewordenen Fetten, und sie können – besonders die Enzymgruppe um das Selen – sogar Atomstrahlung unschädlich machen. Natürliche Antioxidantien können uns aber nur vollwertig versorgte Pflanzen liefern.

Selen – Vitamine – Mineralien – Spurenelemente

- *Sonnenblumenkerne:* sind selenreich (68 mcg) und bringen reichlich Vitamin E mit. Man kann sie, sollte man sie nicht beißen können, täglich frisch, im Mixer zerschlagen. Kinder sollten sie ganz – mit einigen Rosinen aus dem Reformhaus – essen. In Rußland werden sehr viel Sonnenblumenkerne gekaut. Man kennt dort keine Arteriosklerose (siehe *Das Ölproblem* in diesem Kapitel).
- *Sojabohnen:* enthalten viel Selen (60 mcg) und bringen auch gleich das so wichtige, das Selen verstärkende Vitamin E mit. Durch den Verzehr von Bio-Lecithin aus Sojabohnen (Apotheke, Reformhaus) soll der Cholesterinspiegel (nachweisbar) gesenkt werden können. (Soja enthält: ß-Carotin 380 mcg, Vitamin E 1500 mcg, Vitamin B_6 1190 mcg, sehr viel Kalium und 7 mg Eisen.)
- *Das Eigelb:* enthält 30 mcg Selen. Nur zu empfehlen von freilaufenden Hühnern, die möglichst ohne Fertigfutter ernährt werden. (Ihr Eigelb enthält sehr viele aufbauende Stoffe und Vitamine, u.a. Vitamin A 1 mg, Vitamin E 2 mg, B_6 300 mcg, Eisen 2100 mcg, Vitamin B_{12} 2 mcg,

Cholesterin 1260 mg). Wie wir bereits hörten (siehe Kapitel 2), ist Cholesterin ein lebenswichtiger Stoff, der für die Bildung unserer Hormone und Zellmembranen u.a.m. unbedingt notwendig ist.

– *Sesamsaat:* enthält 800 mcg Selen per 100 g (etwas Vitamin E). Ca. 200–300 mcg Selen wären laut Schrauzer die empfohlene Tagesmenge. Also würden jeweils ca. 40 g Sesamsaat genügen, wobei man einen *gesunden* Darm haben muß, um die Antioxidantien aus der Nahrung überhaupt aufnehmen zu können.

– *Kokosnüsse:* enthalten 810 mcg Selen per 100 g, (etwas Vitamin E). Wer die ganze Kokosnuß nicht mehr gut kauen kann, kann sie in einem starken Mixer zerkleinern und dann fest in ein Marmeladenglas drücken. Diese Masse wird hart und fest und schmeckt *sehr* gut. (Schnell verbrauchen!) Es gibt eine sehr gute Kokosnußpreßcreme (schmeckt süßlich und zergeht auf der Zunge) ohne Konservierungsstoffe, die im kinesiologischen Armtest (39) stets am besten abschneidet. Sie ist sehr lange haltbar. Man kann auch aus ihr eine sehr gute Milch bzw. Süßspeisen herstellen (Thailand- bzw. in China-Läden [61]).

– *Vitamin E:* verstärkt die Wirkung von Selen. Vitamin E finden wir neben Selen als fettlösliches Vitamin verstärkt in den Außenmembranen unserer Zellen. Unser Körper benötigt Vitamin E für die Resorption lebensnotwendiger Fette. Vitamin E und Selen schützen die Fettmoleküle vor Verderbnis durch Oxidation. Außerdem bewahrt Vitamin E das Vitamin A vor dem Zusammentreffen mit Sauerstoff. Vitamin E wird durch UV-Bestrahlung zerstört, ebenso durch zuviel mehrfach ungesättigte Fettsäuren (siehe Kapitel 2, Abschnitt *Distelöl und Sonnenblumenöl können krank machen*). In den neuartigen Laborgewächshäusern in Holland werden z.B. die Pflanzen, die mit ihren Wurzeln in kleinen Reagenzgläsern wachsen, nur mit UV-Licht bestrahlt. Diese dürften demnach, wenn sie überhaupt noch Vitamin E erzeugen können, kein Vitamin E mehr haben. Vitamin E ist enthalten in mg auf 100 g: in Weizenkeimöl mit 215 mg (wegen Oxidation am besten in Kapseln), Sonnenblumenöl 55 mg, in den Mandeln mit 25 mg, in Haselnüssen 25 mg, in Weizenkeimen 12–28 mg, Sojaöl 15 mg, Olivenöl 12 mg, Walnuß 6,2 mg, Sesamöl 4 mg, Petersilie 2,7 mg, Wirsing 2,5 mg, Eigelb 2 mg, Butter 2 mg, Weißkohl 1,7 mg, Spinat u. Schnittlauch 1,6 mg, Sojabohne 1,5 mg, Vollkornweizen 1,4 mg, Avocado 1,3 mg, Eßkastanien 1,2 mg, Kokosnuß 0,74 mg, Möhre 0,6 mg, Rinderleber 0,67 mg, Hammelfilet 0,43 mg, Rindsfilet 0,23 mg.

– *β-Carotin (Provitamin A):* Es ist mehr als nur ein Vitamin. Es ist ein außerordentlich starker Radikalenfänger (Entgifter schwerster Gifte), so daß es immer mehr auch in der Krebsbehandlung an Bedeutung gewinnt. Amerikanischen Forschungen zufolge verbessert ß-Carotin die Gefäßsituation (Arteriosklerose). Die Häufigkeit von Herzattacken und anderen Herzerkrankungen konnte durch Gaben von ß-Carotin um 50 Prozent vermindert werden. Vitamin A stärkt die Augen, hilft bei der Erneuerung unserer Hautzellen und soll ebenfalls radioaktive Gifte neutralisieren. Seine Wirkung ist am höchsten, wenn es aus einer natürlichen Quelle stammt. Eine sehr wichtige Aufgabe hat es in unserem Dickdarm. Dort kann es die in Massen auftretenden schwersten Gifte (freie Radikale), die täglich in unserem Darm anfallen, unschädlich machen. Bodo Kuklinski (2) nennt das ß-Carotin den »Rohrreiniger«, d.h. einen

Darmreiniger ersten Ranges. ß-Carotin: (in mg auf 100 g) ist sehr stark enthalten in der Grünalge Spirulina 140 mg, in der japanischen Chlorella-Grünalge 33 mg, in (Bio)-Möhren 12 mg, (Möhren können unverträglich sein, weil sie im konventionellen Anbau häufig sehr gespritzt werden) Petersilie 7,25 mg, Fenchel 4,7 mg, Hagebutte 3–6 mg, Feldsalat 4 mg, Brokkoli 2 mg, Endivie 1,14 mg, Spinat 4,2 mg, Kürbis 2 mg. Butter hat Vitamin A 590 mcg *und* ß-Carotin 380 mcg.

– *Vitamin C:* ist sehr wichtig in unserem Abwehr-Cocktail: Es ist z.B. enthalten in selbstgekeimten Alfalfa-Keimen (Reformhaus/Bioladen). Alfalfa ist hochbasisch und besteht aus 35 Prozent hochwertigstem Eiweiß. Durch seine bis zu 6 m tiefen Wurzeln holt es uns wertvollste Mineralien aus noch nicht ausgelaugten Gesteinsschichten. Diese Keime schmecken sehr gut, sind nicht sauer, und können laufend frisch von uns selbst gezogen werden, während wir vor allem bei im Winter gekauften Salat nicht wissen, wie er gezogen wurde. Es gibt auch Alfalfa in Tablettenform. (Zu beziehen bei: [16])
Auch die Acerola-Kirsche (Reformhaus) bringt uns viel Vitamin C. Die Kartoffel hat Vitamin C, das nach einer Kochzeit von einer 1/4 Stunde seinen Höchststand haben soll. Die Hagebutte ist sehr basisch und enthält neben ß-Carotin (3–6 mg) enorm viel Vitamin C und zwar 1045 mg auf 100 g. (Hagebuttenmarmelade nur bis 60 Grad erhitzt aus dem Reformhaus). Im Vergleich dazu: Sanddorn 450 mg, Gersten- und Weizengras-Tabletten 310 mg, Alfalfa-Keime 310 mg, Petersilie 165 mg, Paprika 140 mg, Meerrettich, Rosenkohl und Brokkoli 115 mg, Fenchel 95 mg, Kohlrabi 65 mg, Zitrone 55 mg, Apfelsine und Spinat 50 mg, Weißkraut, Wirsing und Schnittlauch 45 mg, Feldsalat und Steckrüben

35 mg, Kartoffel 17 mg, Rote Bete 10 mg, Möhre 7 mg. Die milden Alfalfa-Keime, selbst gekeimt, enthalten sehr viel Vitamin C und andere wichtige Aufbaustoffe und Vitamine wie alles Gekeimte, wobei Alfalfa wohl die mineralreichsten Sprossen überhaupt sein dürften. Eine 1/2 Tasse Alfalfasprossen hat z.B. den Vitamin-Gehalt von sechs Gläsern Orangensaft. (Ich verwende zum Keimen den durchsichtigen »biosnacky«-Keimapparat aus dem Reformhaus. Der feine Samen setzt die Abflußöffnungen gerne zu. Man muß dann das rote Hütchen abnehmen und die Öffnung mit einer Nadel freimachen. Zum Keimen sollte unbedingt bestes Quellwasser, wie Volvic, oder das belebte Wasser (86) genommen werden, damit keine Pilze entstehen.

– *Zink:* ist ein hochwichtiges Spurenelement. Es sind bereits an 100 Enzyme bekannt, die Zink für ihre Aktivitäten benötigen. Zink schützt im Zusammenspiel mit Selen und Vitamin E unsere Zellmembranen. Zink gehört zu den Antioxidantien. Es hilft, unserem Körper bei Abwehrschwäche, bei Wundheilungsstörungen, bei Akne, bei Prostatabeschwerden, weshalb Kürbiskerne, die viel Zink enthalten, bei Prostatabeschwerden empfohlen werden. Während Selen giftige Schwermetalle wie Quecksilber bindet, bringt Zink diese gebunden Schwermetalle zur Ausscheidung.

– *Chrom:* sehr stark enthalten in Spirulina mit 280 mg (stärkt den Zuckerhaushalt bei Unterzuckerung und Diabetesneigung).

– *Vitamin B6:* verstärkt ebenfalls *sehr* die Selenaufnahme. Enthalten in mcg auf 100 g: Weizenkeime 3300, Chlorella-Alge 1400, Gersten- und Weizengras-Tabl. 1280, Sojabohne 1190, Walnuß 870, Spirulina-Alge 800, Hirse 750, Vollreis 670, Kichererbsen 540, Vollweizen 440 (dagegen Weizengrieß 85), Mohnsaat 440, Buchweizen 400, Roggen 290, Bohnen (Samen) 280, Petersilie, Sellerie, Blumenkohl 200, Haferflocken 160, Kürbis 110, Kopfsalat 55, Rote Bete 50, Apfel 45 etc.

Fettverdauungsprobleme

Bei Fettverdauungsproblemen werden die fettreichen Ölsaaten und Nüsse anfänglich häufig nicht vertragen. Erfahrungsgemäß werden das Bio-Lecithin aus der Sojabohne (Apotheke, Reformhaus) und Weizenkeime vertragen. Man kann versuchen, sich ganz langsam mit kleinsten Mengen von Sonnenblumenkernen, und/oder Mandeln wieder an diese wertvolle Kost zu gewöhnen. Hier bieten sich auch die Antioxidantienpräparate als Nahrungsergänzung an.

Wie wir aus den obigen Vitamindaten ersehen, enthalten die meisten Nahrungspflanzen (und das gilt ganz besonders auch für unsere Heilkräuter) sich gegenseitig verstärkende Vitamine und Aufbaustoffe, wobei ich nur die auffälligsten angeführt habe. Wichtig ist, daß wir möglichst Pflanzen aus einem *vollwertig gedüngtem, giftfreien* Anbau bekommen, bei dem reichlich Urgesteinsmehl und möglichst auch Meeresalgen verwendet werden, die dem Boden die fehlenden Mineralien und Spurenelemente, einschließlich des Selens, wieder zuführen.

Zur allgemeinen Stärkung – das Wermutelixier von Hildegard von Bingen

Da bei einem stärkeren Pilzbefall der gesamte Verdauungstrakt bereits sehr geschädigt ist, wäre es ratsam, die-

239

sen mit einem sehr guten Mittel der Hildegard-Medizin wieder zu kräftigen: Man besorge sich aus dem Reformhaus oder aus der Apotheke 1 Flasche Wermut-Saft (160 ml). Man nehme 2 Flaschen Bio-Wein (Rotwein schmeckt sehr gut) und ca. 300 g Honig (ca. 5–6 Eßlöffel) und koche dieses auf. Dieses sollte nur *schwach* süß sein. Nun gieße man zum Schluß die ganze Flasche Wermutsaft hinzu. Kurz aufkochen lassen und in kleinere ausgekochte Flaschen bis oben hin zur Aufbewahrung abfüllen. Jeden zweiten Tag ca. 1 kleines Likörglas trinken. Dieses Elixier schmeckt sehr gut. So können Sie 2–3 Monate verfahren (Wermut sollte nicht ständig genommen werden). Nach Hildegard kräftigt das Wermutelixier die Nierenausscheidung und hilft bei »Schwarzgalle, (d.h. Leber-Gallen-Störungen – die Leber ist beim Pilzbefall auch meist gestaut, d.V.) verbessert die Augen, stärkt das Herz, reinigt die Därme, befreit von Blähungen und läßt nicht zu, daß deine Lunge krank wird.« Dieses Wermutelixier hat – gemäß Hildegard – eine derart starke regenerierende und leistungssteigernde Wirkung auf den menschlichen Organismus, daß sie den Wermut den »wichtigsten Meister gegen alle Erschöpfungen« genannt hat. Und *Erschöpfung ist ja eines der Hauptsymptome bei starker Pilzbelastung.* Wie ich von einer Firma hörte, die Pilzforschung betreibt, wirkt der Wermut in der Tat sehr gut gegen Pilze. Da dieses Elixier die Augen verbessert, muß es allgemein auch gegen Arteriosklerose helfen. Auch bei rheumatischen Beschwerden aller Art, Altersdiabetes, hohen Blutfetten, bei chronischen Magen-Darmbeschwerden soll es günstig wirken. (Kinder sollten nur wenige Tropfen und verdünnt einnehmen.) Durch das Kochen soll der Wein seinen Alkohol verlieren.

Ätherische Öle wirken gegen Viren und Pilze

Eine ätherische Ölmischung (Apotheke) für die äußerliche Anwendung sollte in jeder Hausapotheke zu finden sein. Sie ist angezeigt bei Entzündungen, Herpes-Bläschen am Mund, einem Insektenstich oder Zeckenbiß. Als hautverträglichste, absolut nichttoxische, d.h., auch bei langfristiger Anwendung nicht giftige Öle gelten laut Essential Oil Savety Data Manual und anderen wissenschaftlichen Veröffentlichungen das sehr stark antibiotisch wirkende Melaleuka-Heilpflanzenöl, auch Teebaumöl genannt, und das angenehm duftende Lavendelöl (für Massageöle, Hautcremes). Das australische Melaleuka-Öl ist ein hochwirksames Desinfektionsmittel, dabei *vollkommen* ungiftig und gewebeschonend. Man kann es selbst auf die empfindlichsten Schleimhäute (hier verdünnt, wie angegeben) geben, ohne daß sie gereizt werden. Unverdünnt tupft man es z.B. auf entzündetes Zahnfleisch, wendet es bei Hautpilz, allergischen Hautreaktionen, bei allem Juckenden an. Melaleuka-Öl hat nartnäckigste Fußpilze (damit betropfen) in kürzester Zeit zum Verschwinden gebracht. Auch in Fällen von Sepsis (Blutvergiftung) und bei der Auflösung von Eiterherden, bei infizierten Wunden hat es seine Wirksamkeit unter Beweis gestellt. Eine befreundete Patientin erzählte mir, daß sie ihren Ischias mit Melaleuka-Öl in kürzester Zeit weggebracht hätte. Sie hätte die Schmerzstelle mit Olivenöl (oder einem anderen Öl) eingerieben und dann einige Tropfen Melaleuka-Öl einmassiert. Dieses Öl dringt sehr schnell in tiefere Hautschichten, entkrampft die schmerzenden Gebiete und läßt das gestaute Blut wieder abfließen. Ebenso hilft es bei Prellungen und blauen Flecken. Viele der ätherischen Öle, die angeboten werden, scheinen sehr hautreizend zu sein und

mit der Zeit die Leber zu belasten. Das Melaleuka-Tee-
baum-Öl sollte in keiner Hausapotheke fehlen; auf Reisen
ins Ausland sollte man es unbedingt mitnehmen. Sofort
nach dem Stich giftiger Insekten angewendet, ist es sehr
hilfreich. Sehr gut hilft es auch bei kleineren Verbrennun-
gen. Die verbrannte Stelle sofort zehn Minuten lang in kaltes Wasser halten oder mit Eis kühlen und danach Melaleuka-Öl, unverdünnt mit getränktem Wattebausch, auftragen. Es beruhigt sofort den Schmerz und heilt gut.
Auch Warzen, 3 x täglich damit betupft, verschwinden
sehr schnell. (Nach Edgar Cayce [70] hilft bei Warzen
ebenso: Natronpulver mit Rizinusöl vermischt, vier bis
fünf Tage lang mehrmals auftragen.) Bei Schuppen und
Kopfjucken einige Tropfen ins Haarshampoo geben bzw.
vorher eine Olivenölpackung auftragen, die mit einigen
Tropfen Melaleukaöl angereichert wurde. Information:
(66), Literatur: (69).

Gewürze und Gewürzkräuter

Da, wie wir hörten, Gewürze und Gewürzkräuter eine starke schützende Kraft haben, sollten wir versuchen, diese
kostbaren Stoffe wieder mehr in unseren Speiseplan einzubauen. *Täglich* sollten wir viele Gewürze bzw. Kräuter wie
Thymian, Majoran, Bohnenkraut, Salbei, Basilikum, Kümmel, Wacholderbeeren, Lorbeerblätter, Curry, Ingwer etc.
(möglichst nur aus dem Bioladen!) verwenden. Brot sollte
man mit Kümmel, Fenchel, Anis und/oder Koriander
backen.
Köstlich schmecken z.B. vorsichtig in Butter (oder Olivenöl) und gedünsteten Zwiebeln erwärmte Bratkartof-
feln (sie sollten nicht scharf gebraten sein), die mit vielen

Kräutern wie Thymian, Oregano, Majoran, Bohnenkraut, Basilikum etc. gewürzt sind.

Zum Feldthymian, dem Quendel, der schwächeren Thymianart, die auch bei uns wächst, sagt uns Hildegard von Bingen: »Wenn ein Mensch krankes Fleisch hat, so daß sein Fleisch wie räudig ausblüht, der nehme Quendel und esse es mit Fleisch oder Gemüse gekocht oft, und das Gewebe seines Körpers wird von innen heraus geheilt und gereinigt werden.« Bei Hautleiden hat sich Rote-Bete-Gemüse mit gekochtem Quendel in Dinkelmehlsauce laut Hertzka (45) gut bewährt.

Oder Apfelmus oder anderes gekochtes Obst, wie Birnen, Kirschen etc. mit Zimt, Ingwer, gemahlenen Nelken und etwas Galgant. Oder Bio-Glühwein oder z.B. Holundersaft mit etwas Honig, Zimt und Nelkenpulver, besonders, wenn man eine Erkältung in sich hochsteigen fühlt.

Zimt hat eine ganz enorme Kraft

(Aus dem Bio-Laden oder der noch stärkere Chinazimt [Chinaläden], in Stangen, selbst zerkleinert im Mixer, bzw. Kaffeemühle). Als Kur: 1 x tägl. 1/2–1 Teelöffel Zimt, am besten auf dem morgendlichen Dinkel-, Vollreis-, Hirse, Mais- oder Haferbrei geben. Oder mit geriebenem Apfel und/oder geriebener Topinambur vermischt, separat vom Getreide essen. Auch rohe Apfelstücke mit Zimt schmecken *sehr* gut.

Der Zimt hat, nach Hildegard von Bingen, die Kraft, die Fehlsäfte des Körpers zu mindern, besonders bei Gicht, Lähmungen (Rheuma = Übersäuerung) und Malaria-Fieberanfällen, was für uns heißt: *Zimt hilft bei Übersäuerung und Bakterien-, Viren- und Pilzbefall.* In den *Küchengeheimnis-*

sen der Hildegard-Medizin (45) ist zu lesen: »Der Zimt hat starke Kräfte, denn er mindert die schlechten Säfte.« Wie in dem Buch *Aroma-Therapie* von Jean Valnet berichtet wird, wirkt Zimt auch gegen den Tuberkulose-Erreger. Eine befreundete bettlägrige Dame hatte schon monatelang ein Druckgefühl im Auge. Es war ständig rot und wässerte. Sie war ganz verzweifelt. Der Arzt war mehrmals bei ihr. Keines seiner Mittel half. Da erzählte ich ihr von meiner Antioxidantienkost. Sie begann, täglich 1/2–1 Teelöffel Stangenzimt (aus dem Bio-Laden), den sie selbst in der Kaffeemühle zu Pulver vermahlen hatte, zu sich zu nehmen. Sehr bald besserte sich das Auge. Als ihr der Zimt einmal ausging, begann sich das Druckgefühl im Auge wieder zu melden. Ich vermute, daß es sich bei dieser Augenerkrankung um eine Verpilzung des Auges gehandelt hat, die mit dem Zimt zurückgedrängt werden konnte.

Gesunde Leckereien für Kinder

Wenn Kinder auf Süßes nicht verzichten wollen, so können wir uns selbst Antioxidantien-Süßigkeiten herstellen mit Zimt und einem *gesunden Süßungsmittel* (z.B. runde Kugeln formen, in Zimt gerollt). Wir verwenden:
etwas Reismalz (Bioladen),
zerkleinerte Weinbeeren bzw. Rosinen (ungeschwefelt),
Kokosnußzucker oder Koskosnußcreme (61),
Honig, Ahornsirup oder
getrocknetes Zuckerrohr
evtl. mit etwas basischem Caroba (Kakao-ähnlich) oder Kakao aus dem Bioladen,
mit Kokosraspeln, Haferflocken, Hirseflöckli etc.,

Weizenkeimen,
Mandeln,
im Mixer zerkleinerten Sonnenblumenkernen,
Sesamsaat etc.
(evtl. zum Anfeuchten etwas Rosenwasser).
Wir sollten das Süßungsmittel *so gering* wie möglich halten,
damit die Zähne keinen Schaden nehmen und die Kinder
anhalten, sich nach dem Verzehr die Zähne zu reinigen.
Hier noch zwei besondere Rezepte:
Mandel-Sesam-Kugeln (marzipanähnlich): Gut schmecken
auch über Nacht eingeweichte, abgezogene, zerkleinerte
Mandeln (am besten in einem Mörser zerstampfen) mit
im Mixer zerkleinerter Sesamsaat (Selen!, hoher Calciumgehalt!) und wenig Reismalz vermischt, zu Kugeln
geformt. Oder Mandeln und Sesam mit nur wenig Klee-
honig aus Kanada (Klee wächst nur auf basischen, humosen Böden) gesüßt und mit Rosenwasser verknetet als
gesundes Marzipan.
Mandelmilch als Milchersatz: Über Nacht gequollene Mandeln sind basisch. Sie enthalten wertvollste Fette und wert-
vollstes Eiweiß, so daß Säuglinge mit Mandelmilch (nur
beste Bio-Qualität wegen Pilzgefahr) ernährt werden können, ebenso mit Sesammilch (sehr knochenaufbauend, da
sie mehr Calcium als Phosphor enthalten), wenn andere
Milch nicht vertragen wird. Mandeln oder Sesam im Mixer
zerkleinern und mit Volvic mixen. Durch ein feines Sieb
geben. Bittere Mandeln sollten nicht verwendet werden.
Durch das Ankeimen verlieren auch sie sehr viel von ihrer
»Bitterkeit«. Nur frische Mandeln aus dem Bio-Laden verwenden. Keine Bruchware wegen Pilzgefahr.
Eis: Konzentrierte Fruchtsäfte, z.B. Muttersäfte aus dem
Reformhaus (Papaya-Vollfrucht, Heidelbeermuttersaft
etc.) mit etwas getrocknetem Zuckerrohr, Ahornsirup,

Kokosnußzucker oder Honig und Bio-Sahne mixen und in die Eiswürfelschale geben.

Der Fenchel

Hildegard von Bingen lobt den Fenchel auf das höchste als enorm stärkend, ganz gleich ob als Samen oder als Gemüse, ob roh oder gekocht. Man sollte ihn täglich essen. Sie sagt: »Wie immer gegessen, mindern die Fenchelsamenkörner die Verschleimung und Eiterungen, nehmen den Mundgeruch und machen, daß die Augen klar sehen. Wie immer gegessen, macht der Fenchel den Menschen froh ... und gibt eine gute Verdauung.« Man kann die Körner auch zwischendurch kauen oder als Fencheltee trinken. Er ist hochbasisch und enthält viel von dem darmreinigenden Krebsschutzfaktor ß-Carotin, nämlich 4700 mcg (= 4,7 mg!), und sehr viel Vitamin C (95 mg), viel Kalium, Calcium und Eisen und dabei wenig calciumraubenden Phosphor.

Marzipanähnlich schmeckt Fenchelsamen mit Hirseflöckli oder Buchweizen im Mixer oder in der Getreidemühle fein zu Mehl vermahlen. Mit im Mixer zu Mehl zerkleinerten Sonnenblumenkernen und Sesamsaat mischen und mit Reismalz oder flüssigem Honig (oder mit Wasser verdünntem Honig, Ahornsirup etc.) verkneten als Fenchelkonfekt. (Nach dem Verzehr die Zähne putzen). Ich mahle Fenchel (aus dem Reformhaus bzw. Bio-Laden) zusammen mit Hirseflöckli (sehr bindegewebestärkend und gelenkaufbauend), damit meine Getreidemühle nicht verstopft.

Muskat-Nelken-Zimt-Kekse und Galgantpulver
der heiligen Hildegard

Muskat-Nelken-Zimt-Kekse nennt Hildegard Intelligenz-
oder Nervenkekse. Das Rezept für das Pulver: Nucis mus-
catae pulv. 45,0, Cort. Cinnamomi pulv. 45,0, Flores Caryo-
phylli pulv. 10,0 (in der Apotheke). Mit dieser Würzmi-
schung Kekse backen wie sonst auch, am besten mit Dinkelmehl, Butter und getrocknetem Zuckerrohr o.ä. (Bio-
Laden). Leider ist gerade die Muskatnuß sehr anfällig für
Pilzbefall.

Das Galgantpulver ist sehr scharf, wie Pfeffer. Dieses Pulver (Apotheke), das ebenfalls bis zu 3 Prozent ätherisches
Öl enthält und somit auch Mikroben aller Art hemmen
müßte, hilft nach Hertzka, *Große Hildegard-Apotheke* (49),
besonders gut bei Herzbeschwerden, bei Angina-pectoris-
und Herzinfarktgefahr, aber auch bei Fieber. Hertzka
schreibt in seinem Buch, daß Galgant gelutscht, sofort den
Herzkrampf löst. Am besten und preiswertesten ist, Galgant in Pulverform zu nehmen. Das Pulver kann mit der
gleichen Menge Fenchelpulver vermischt werden (Fenchel wirkt entkrampfend und sehr stärkend). Mit flüssigem Honig verkneten. Wer Herzprobleme hat, sollte hiervon 3 x täglich etwas nach dem Essen nehmen. Man kann
die Menge langsam steigern, wie verträglich. Vom Gesund-
heitsamt sind 6 g Galgantpulver als unbedenkliche Tages-
höchstdosis genannt. Eine Freundin berichtete mir, daß
ihre Gürtelrose in drei Wochen ohne Schmerzen pro-
blemlos abgeheilt sei. Sie lutschte zu der Zeit jeden Abend
zwei Galgant-Tabletten.

Gewürznelken gegen Bluthochdruck und Stauniere

Bei Gicht, Arteriosklerose, Nierenwassersucht, Kopfbrummen (d.h. Kopfdurchblutungsstörungen) wirken laut Hildegard: 3–4 x täglich eine Gewürznelke gekaut. (Entwässert gut. Nelken wirken sehr stark gegen Keime aller Art, deshalb Vorsicht, nur langsam steigern.) In den *Gesundheitsnachrichten* (51) las ich, daß jemand seinen hohen Blutdruck mit Nelken wieder normalisiert hätte. Das Rezept: »Man nehme 8 Gewürznelken, lasse diese 24 Stunden in lauwarmen Wasser ziehen und trinke es täglich schluckweise.« Gut schmeckt auch etwas Nelkenpulver-Tee (Nelkenpulver überbrüht). Laut *Aroma-Therapie* (50) wirkt Gewürznelkenöl noch in einer Verdünnung von 1 : 6000 gegen den Tuberkulose-Erreger, so daß der Tee nicht so stark gemacht werden sollte. Bitte vorsichtig mit einer Nelke pro Tag beginnen und nur langsam steigern. (Nelke wirkt gegen Mikroben.) Wir dürfen nicht übertreiben, denn unsere Leber, Nieren etc. sollen die vielen freiwerdenden Gifte und Säuren auch ableiten können. (Was wir bei einem Entgiftungsstau tun können, siehe Schluß).

Knoblauchtee zur Darmflorasanierung

Über ca. drei Wochen 1–2 zerquetschte Knoblauchzehen (möglichst aus biologischem Anbau) mit 3/4 Liter kochendem Wasser übergießen. Ca. 15 Minuten ziehen lassen. Dieser Tee wirkt sehr positiv auf die entartete Darmflora. Mit nur einer Zehe beginnen und erst später zwei Zehen nehmen, da viel negative Keime zugrundegehen, was zu einer vorrübergehenden Verschlechterungen im Befinden führen kann. Der Knoblauch entfaltet seine

Schutzkraft gegen negative Keime noch in einer Verdünnung von 1 : 125 000.

Ysop-Kraut bei Atembeschwerden

Hierzu hören wir in den *Küchengeheimnissen der Hildegard-Medizin* (45): »Wenn man Ysop oft ißt, reinigt er das krankmachende und stinkende Aufschäumen der Säfte, daß heißt, Ysop ist gut bei allen Speisen. Er ist nämlich gekocht und gepulvert nützlicher als roh.« Er stärkt, wie Hildegard von Bingen sagt, die Leber und ganz besonders die Lunge, auch bei Husten und Luftnot. Der bekannte französische Heilkräuterkundige Maurice Mességué empfiehlt Ysop als Tee, vor allem bei Grippe, Schnupfen, Bronchitis und Asthma. »Er begünstigt die Atmung, lindert die Beklemmung, löst die Verschleimung der Bronchien und erleichtert das Auswerfen.« Auch zum Gurgeln wird Ysop-Aufguß verwendet. Kompressen mit gekochtem Ysop beruhigen die Entzündung der Augenlider.« Mességué sagt vom Ysop, daß er ein gutes Mittel gegen Würmer sei. Da er auch bei Entzündungen hilft, wird er auch gegen Keime allgemein wirken (siehe das sehr empfehlenswerte kleine Büchlein *Die Kräuter von Maurice Mességué für Gesundheit und Schönheit* [48], das auch *sehr* gute Teerezepte [Asthma, Angina pectoris, Akne, Migräne, Depressionen etc.] enthält, wie das kürzlich erschienene Buch von Felix Zimmermann *Heilende Tees* [112]).

Gemüse hemmt die Pilzentwicklung

In der Praxis hat sich gezeigt, daß vor allem Darmpilzen sehr gut mit einer vorrübergehenden Gemüsediät beizukommen ist. Ein bis zwei Monate lang sollte möglichst 2 bis 3mal täglich eine Gemüsemahlzeit eingenommen werden, wobei Getreideprodukte und Eiweiß (Fleisch, Eier, Quark, Käse etc.) so stark wie möglich eingeschränkt werden sollten. Zu dem Gemüseschälchen morgens am besten selbstgebackene Waffeln bzw. Knäckebrot mit etwas Bio-Butter bestrichen, abends Waffeln bzw. Puffreiswaffeln mit etwas Bio-Butter bestrichen, essen. Mittags zum Gemüse, im Sinne einer Trennkost, wenig Eiweiß (Forelle, Bio-Geflügel, Lamm, wenn darauf nicht verzichtet werden kann, keinen Quark = Gärung). Am besten wäre in der ersten Zeit nur die unten angebotene selenreiche »Salatcreme«, die sehr gut sättigt, zu verzehren. Es sollte darauf geachtet werden, daß wir jeden Tag etwas Frisches, Grünes (Vitamin C! etc.) als Salat zu uns nehmen (Keimlinge!). Diese einfache Ernährung wirkt spürbar entlastend und verbessert das Allgemeinbefinden meist sehr gut. Mit Gemüse und Salaten (in kleinerer Menge) können die Pilze am wenigsten anfangen. Außerdem wirken Gemüse basisch. Auch unseren Knochen tut eine überwiegende Gemüseernährung gut. Jeder muß für sich selbst herausfinden, welche Ernährung ihm guttut, denn viele Menschen haben heute bereits Enzymschwächen. Unterstützend können wir den Lapacho-Tee (Reformhaus) einsetzen, der gut die Darmflora verbessert (und auch Rote-Bete-Gemüse). Er hat schon häufig nicht nur Breistuhl, sondern auch Verstopfung beseitigt, vermutlich durch das Zurückdrängen negativer Keime, die mit ihren Giften den Darm lähmen. Nach dieser Kur sollten gärungsfreudige

Nahrungsmittel gemieden werden, denn sonst ist alles schnell wieder beim Alten. Das belebte Wasser nach Grander scheint sehr günstig auf unsere Darmflora einzuwirken.

Salatmarinade können wir mit Olivenöl erster Pressung und erster Sorte (extravergine) anmachen oder uns eine sehr sättigende »Salatcreme« wie folgt herstellen: Je 1 Eßl. pro Person Sesamsaat und/oder Sonnenblumenkerne bzw. Kürbiskerne im Mixer trocken zu Mehl zerschlagen, mit gutem (Volvic) Wasser und Bio-Sahne/Sojamilch zu einer Sauce verquirlen, die bald gegessen werden sollte (wegen des hohen Selengehaltes der Ölsaat möglichst keine Säure dazutun). Dazu Kräutersalz, Meerrettich, Kräuter, Ingwerstückchen aus dem Glas etc. Bei Kauschwierigkeiten können die Keimlinge (Alfalfakeime, Bockshornkleesamen-, Kressekeimlinge etc.) und Bio-Salate gleich in den Mixer dazugegeben werden. All dies zusammen ergibt eine sehr gut sättigende, vitamin-, selen- und eiweißreiche Salatcreme. Sie ist Vegetariern als Fleischersatz zu empfehlen.

Die Osteoporose nimmt zu

Zu ihrer Verhütung sollte auf eine ausreichende Calciumzufuhr von 1000 mg pro Tag geachtet werden. Ebenso auf eine ausreichende Vitamin-D-Versorgung, die mit einer Sonnenbestrahlung von mindestens 10 Minuten täglich erreicht wird, auch wenn nur Gesicht und Hände beschienen werden. Östrogen verhindert den verstärkten Knochenabbau. Eine langfristige Hormoneinnahme verstärkt jedoch das Krebsrisiko. Außerdem können die synthetischen Hormone in der Natur nicht abgebaut werden.

Durch Östrogen, das ins Meerwasser gelangt, werden bereits Meerestiere zu Zwittern, die sich nicht weitervermehren können.

Auch der immer mehr zunehmende Elektrosmog (besonders elektrische Verstrahlung während des Schlafes) kann nach amerikanischen Forschungen zu Calciummangel führen (siehe *Krank durch Wellen- und Elektrosmog* [30]).

Vermutlich haben wir die Ursache für die Zunahme der Osteoporose auch in der Mangelernährung unserer Nahrungspflanzen und in unseren Ernährungsgewohnheiten (zuviel Fleisch, Milchprodukte, zuviel Getreide) zu suchen. In China ist diese Erkrankung selten. Die Chinesen essen kaum Fleisch und so gut wie keine Milchprodukte, dagegen sehr viel Gemüse, Sesam und Sojaprodukte. Auch Vegetarier in Europa zeigen eine deutlich geringere Osteoporoseanfälligkeit (98). Der *Gemüseverzehr* hilft also nicht nur *gegen* die Pilze, sondern auch *bei* Knochenproblemen.

Wie decken wir unseren Calciumbedarf?

Alle getrockneten Kräuter enthalten viel Calcium. Während ein Apfel z.B. 7 mg Calcium auf 100 g aufweist, finden sich im Thymian 2070 mg und Majoran 2500 mg! Besonders viel Calcium haben auch die Mohnsaat mit 1460 mg (nur aus dem Bioladen) und der Lapacho-Tee mit 4500 mg (Reformhaus). Extremen Calciummangel bemerken wir, wenn uns nachts die Hände oder Arme einschlafen oder zu kribbeln beginnen. Auch weiche, brüchige Fingernägel zeigen einen Calciummangel an. Dann sollten wir ein Zuviel an Magnesium meiden und mehr calciumhaltige Nahrung zu uns nehmen, denn Magnesium kann einen sehr niedrigen Calciumgehalt im Blut noch weiter verringern. Der viel häufigere Magnesiummangel äußert sich überwiegend in Wadenkrämpfen, Herzkrämpfen und Herzrhytmusstörungen, schwachen Nerven, Ängsten etc.

Alle Getreide und getreideähnlichen Nahrungspflanzen enthalten durchweg mehr Magnesium als Calcium, wobei Hirse und Vollreis den höchsten Anteil an Magnesium aufweisen. Alle Gemüsepflanzen und Salate enthalten durchweg mehr Calcium als Magnesium, so daß sich beides (Getreide und Gemüse) gut kombiniert.

Zuviel Phosphor hemmt die Calciumaufnahme im Darm

Phosphate mobilisieren Calcium aus den Knochen und verstärken die Calciumausscheidung über die Nieren (98). Deshalb sollten wir darauf achten, daß unsere Nahrungspflanzen nicht einseitig mit Stickstoff, Kali und Phosphor (dem sogenannten »Kunstdünger)« gedüngt sind, da solche Pflanzen vermehrt Phosphor (Phosphate) aufnehmen. Am Beispiel der Topinambur (116) sehen wir die Auswirkungen von unterschiedlicher Düngung.

Weizenkeime sollten nicht in zu großen Mengen verzehrt werden, da sie sehr viel Phosphor enthalten. Alle Fleischprodukte weisen wesentlich mehr Phosphor als Calcium und Magnesium auf, ebenso die Getreide. Auch bei den meisten Obstsorten findet sich ein höherer Phosphorgehalt, ebenso bei Quark und Rahmfrischkäse, während Frischmilch (möglichst Vorzugsmilch! von Heukühen) und Hartkäse mehr Calcium als Phosphor aufweisen.

Mineralstoffgehalt ausgewählter Lebensmittel in mg auf 100 g	Calcium	Magnesium	Phosphor
Fleisch			
Rindfleisch	12	25	155
Gemüse			
Blumenkohl	20	17	55
Brokkoli	105	25	80
Chicoree	25	13	25
Chinakohl	105	25	80
Fenchel	110	50	50
Kartoffeln	10	25	50
Kohlrabi	70	45	50
Kopfsalat	35	11	35
Möhren	40	18	35
Porree	85	18	45
Rote Bete	30	25	45
Sellerie	70	9	80
Spinat	125	60	55
Steckrüben	50	11	30
Topinambur	27–137	20–34	78–383
Weißkraut	45	25	30
Getreide und Hülsenfrüchte			
Bohnen, getrocknet	105	130	430
Dinkel	20	130	410
Erbsen, getrocknet	50	115	380
Gerste	40	115	340
Haferflocken	55	140	390
Hirse	20	170	310
Kichererbsen	110	110	430
Linsen	75	75	410
Sojabohnen	255	245	555
Vollreis	25	155	325
Weizen, ganzes Korn	45	145	345
Weizenkeimlinge	70	250	1100

Mineralstoffgehalt ausgewählter Lebensmittel in mg auf 100 g	Calcium	Magnesium	Phosphor
Kerne, Nüsse und Samen			
Erdnüsse	60	165	370
Kokosnüsse	20	39	95
Mandeln	250	170	455
Mohn	1460	335	855
Sesam	785	345	605
Sonnenblumenkerne	100	420	620
Milchprodukte			
Brie, 50%	400	20	190
Edamer, 40%	795	30	500
Hüttenkäse	95	9	150
Quark, 20%	85	11	165
Sahne	100	11	85
Vollmilch (Kuh)	120	12	90
Kräuter und Früchte			
Kakaopulver	115	400	650
Petersilie	245	40	130
Schnittlauch	130	45	75
Spirulina	1000	400	900
Gerstengrastabletten	1110	220	600
Weizengrastabletten	520	200	520

Grüner Gerstenextrakt »Green Magma«. Der schonend sprühgetrocknete Saft junger Gerstengräser mit seinen vielen Vitalstoffen und sehr hohem Calcium- und Kaliumgehalt ist hochbasisch. Ideal, um Calcium zuzuführen (wenig Phosphor) und/oder um Säuren im Blut abzupuffern. Es wird auch von einer guten Wirkung auf den Stuhlgang berichtet. Während Spinat zum Beispiel eine Alkalinität von 39,6 erreicht, kommt das Gerstengras auf 66,4! Es hat den höchsten Enzymgehalt an SOD, einem Enzym, das den Alterungsvorgang verlangsamt (117).

Grüner Basentrunk: Zur Blutbildung und Blutentsäuerung eignet sich im Frühjahr der Grüne Basentrunk. Wir sammeln uns saubere Brennesseln, Löwenzahn (wo nicht gespritzt wird!), Taubnesseln etc. und zerkleinern diese mit Volvic im Mixer. Durch ein Sieb geben und sofort trinken.

Spurenelementgehalt ausgewählter Lebensmittel in mg auf 100 g	Eisen	Zink	Kupfer	Mangan	Fluor
Gemüse					
Fenchel	2700	250	60		
Rote Beete	930	590	190	1000	20
Spinat	4000	500	120	760	110
Getreide und Hülsenfrüchte					
Dinkel	4200	260	nicht bekannt		
Hafer	5800	4500	470	4000	95
Hirse	9000	1800	850	1900	50
Sojabohne	8590	10	110	3000	
Weizen- keimlinge	8000	12000	950	9000	
Weizen- vollkorn	3000	4000	630	3000	90
Kerne, Nüsse, Samen					
Mandeln	4000	2000	850	2000	90
Mohnsamen (trocken)	9500	10000	160	6000	
Sonnenblu- menkerne	6300	5200	2800	2400	

Körpereinreibungen mit Olivenöl

Unsere Haut und unser Bindegewebe haben wichtige Entgiftungsfunktionen. Man sagt, die Haut sei die dritte Niere, denn über den Schweiß werden sehr viele Gifte ausgeleitet. So ist es ganz wichtig, daß wir unser Hautbindegewebe pflegen und funktionstüchtig erhalten.

1986 hatte ich selbst gegen eine Krebskrankheit zu kämpfen. Ich konnte schon jahrelang nicht mehr schwitzen, und mein Körper war übersät mit dunkelbraunen und schwarzen Flecken. Besonders auf dem Rücken und an den Unterarmen, so daß ich mich schämte, eine kurzärmelige Bluse zu tragen. Ich las dann in dem Buch des Kollegen R. A. Hoffmann *So besiegte ich den Krebs* (54), daß dieser seine Flecken durch das tägliche Einreiben des ganzen Körpers mit Olivenöl zum Verschwinden gebracht hatte. Ich habe es auch sehr lange gemacht, und auch bei mir sind fast alle Flecken verschwunden. Heute würde ich einige Tropfen Lavendelöl und Melaleuka-Öl (66) mit in das Olivenöl geben, denn diese dunklen Flecken sind »Müllablagerungen«, schwerste Giftdeponien. Und wo sich Müll befindet, sind auch die Pilze da, die ätherische Öle nicht vertragen. Auch die tägliche Harneinreibung (siehe unten) reinigt das Bindegewebe gut und läßt mit der Zeit die dunklen Flecken heller werden. Ebenso helfen Einreibungen mit verdünntem Obstessig, besonders bei schweren Beinen. Auch das Baden in belebtem Grander-Wasser und morgendliches Waschen mit kaltem Wasser nach Pfarrer Kneipp helfen sehr, unser Bindegewebe von belastenden Ablagerungen zu befreien.

Welches Brot können wir essen?

Bei starkem Candida-Befall (saurer Stuhl, aufgeblähter Leib nach gärungsfreudigen Speisen) sollte man auch mit Brot allgemein vorsichtig sein, und wenn man Brot essen möchte, sollte man möglichst fein gemahlenes, gut verdauliches Vollkornbrot (z.B. Grahambrot, Dinkelbrot) aus dem Reformhaus oder Bio-Laden verzehren (größerer Vitalstoffgehalt). Die Blähungen dürfen sich nicht dadurch verstärken.

Bei starkem Befall sollte möglichst ohne Backtriebmittel gebackenes Vollkorn gegessen werden, wie Knäckebrot (z.B. die hauchdünnen Roggenschnitten »Norwegisches Flachbrot« [Reformhaus], Puffreiswaffeln oder selbstgebackenes Brot mit Backpulver aus dem Bio-Laden). Wenn Sauerteig, Backferment bzw. Hefe nicht vertragen werden, dann kann man als Brotersatz sehr gut Waffeln nehmen. Brot hat zum Beispiel einen sehr niedrigen (sauren) pH-Wert: z.B. Schrotbrot 4–4,5 pH, Roggenmischbrot 4,2–4,7 pH, Weizenbrot 5,3–5,6 pH, dagegen Vollkornknäckebrot ca. 6,7 pH. (Die Getreide selbst haben folgenden Wert: Weizen und Gerste 6,2 pH, Hirse 6,4 pH, Buchweizen 6,6 pH, Haferflocken 6,7 pH, Dinkel 6,7 pH [77]). Gut durchgebackenes Hefebrot säuert am wenigsten und wird später bei Gesundung wieder vertragen. Die Hefe wird durch die starke Backhitze abgetötet.

»Ungesäuerte« Waffeln als Brotersatz

Bei Getreideunverträglichkeit bzw. Candida-Befall werden häufig Waffeln, gemischt aus 50 Prozent Buchweizen und 50 Prozent Hirse oder Vollreis (und/oder Maismehl), gut vertragen, am besten kurz vor dem Backen mit einer eigenen Getreidemühle vermahlen. Ebenso Dinkelwaffeln. Mit den Gewürzen (Kümmel, gemahlener Koriander, Thymian etc.) kann man wechseln. Wer die Waffeln weich will, gibt eine geriebene Bio-Möhre (das Ganze schmeckt dann leicht süßlich) oder auch eine kleingeschnittene Zwiebel (nicht am Abend) in den Teig. Dazu Salz und Wasser, evtl. Sojamilch. Den Teig 1/2 Stunde quellen lassen, 8–10 Minuten backen auf mittlerer bis schwacher Stufe. (Jedes Erhitzen sollte auf der möglichst niedrigsten Temperaturstufe geschehen, dafür lieber längere Zeit.) Das Waffeleisen (ich habe ein teflonfreies Waffeleisen von der Firma »Gute Dinge« [78]) mit Olivenöl einfetten, der Pinsel sollte fast trocken sein. Gut schmeckt auf den Waffeln auch selbstgemachte Kräuterbutter. Diese Waffeln sind so vollwertig, daß mir Butter als Aufstrich, besonders am Abend, genügt. (Waffeln in Plastiktüte im Kühlschrank aufbewahren. Sie werden sonst zu hart.)

Das Dinkelgetreide

Besonders gut ist der Oberkulmer Rotkorndinkel, den wir als den Ur-Dinkel bezeichnen können. Um diesen Dinkel müßte es sich handeln, von dem Hildegard von Bingen spricht. Er hat einen besonders guten Geschmack und auch besonders gute Backeigenschaften. Auch Allergiker vertragen ihn meist gut, besonders, wenn er mit der Zentrofan-Getreidemühle vermahlen worden ist. Der heute allgemein übliche Dinkel soll bereits eine Verzüchtung von Weizen und Dinkel sein. Die unverzüchtete alte, sehr gut schmeckende Sorte Oberkulmer Rotkorndinkel (88 und 90) ist leider schwer zu bekommen.

Dinkel braucht nicht gedüngt und gespritzt zu werden und wächst auf dem ärmsten Boden, selbst in 1000 m Höhe. (Sein Selengehalt sollte noch erhöht werden!) Sein Korn ist *mehrfach eingehülst* und somit auch vor Pilzbefall auf dem Felde *bestens* geschützt.

Der Dinkel wies zur Zeit Tschernobyls so gut wie keine radiokative Verstrahlung auf. Dinkeleiweiß ist äußerst wertvoll für unseren Zellaufbau und leicht verdaulich. Dinkel enthält in jeder Zelle, auch wenn ausgemahlen, alle Wertstoffe, so daß auch der Dinkelgrieß, der sehr gut schmeckt, als vollwertig betrachtet werden kann. Auch ausgesiebtes Dinkelmehl ist gesund und vollwertig und zur Ernährung von Säuglingen geeignet (laut *Küchengeheimnisse der Hildegard-Medizin* [45]). Ich habe von einem Kind gehört, daß schwerste Verdauungsstörungen hatte und keine Nahrung bei sich behalten konnte. Die Ärzte wußten keinen Rat. Schließlich gab man ihm Dinkelgrieß, und das Kind wurde gesund. Dinkelnudeln sättigen gut. Grünkern ist der unreife Dinkel, der sehr schmackhaft ist, aber nicht so wertvoll.

Die Zentrofan-Getreidemühle

In *raum und zeit Nr. 54/91* erweckte der Artikel über die Zentrofan-Mühle meine Aufmerksamkeit. Dort wurde über die außergewöhnlich guten Backwaren der Herculus Vollkorn- und Mühlenbäckerei in Düsseldorf berichtet, die ihr Getreide mit Zentrofan-Mühlen mahlt. Ich ließ mir Gebäck und Mehl kommen und war angenehm überrascht. Hier wird das Getreide nicht zwischen zwei Mühlsteinen oder Walzen »gequält« und durch Hitze geschädigt, sondern es wird in einer aufrechten Röhre, die mit

Basaltgestein ausgelegt ist, durch Zentrifugalkraft feinstens abgerieben. Die abgeriebenen Mehlteilchen werden sofort durch Luftzug zentripetal in einer nach oben führenden dicken, langen Röhre nach innen und oben abgesaugt, so daß diesem Mehl die größte Schonung angedeiht. Durch diese Verwirbelung in der so wichtigen »kosmischen Spirale« (nach Viktor Schauberger) wird das Mehl noch mit Lebensenergie aufgeladen. Es verliert bei dieser Verwirbelung mehr Wasser und ist auffallend länger lagerfähig. Das Mehl bekommt auf diese Weise ein ganz anderes Backverhalten. Man kann damit auch mühelos Feingebäck herstellen, das wunderbar schmeckt, was normalerweise mit Vollkorn nicht so befriedigend gelingt. Dieses Mehl verarbeitet sich geschmeidig wie Samt. Es ist ein Erlebnis und eine wahre Freude, damit zu backen.

Gerade unserem Getreide als einem unserer Hauptnahrungsmittel sollten wir die größte Aufmerksamkeit schenken. Die beste Qualität des Getreides und die beste Qualität der Verarbeitung sollte allgemein angestrebt werden, denn es ist auffallend, daß immer mehr Menschen das übliche Brot aus gedüngtem Getreide mit seinen diversen chemischen Zusätzen nicht mehr vertragen. Diesem Brot fehlt einfach die Lebenskraft, und alles uns Schwächende läßt Pilze in uns entstehen. Zentrofan-Mühlen stehen heute in vielen Bäckereien und werden auch im privaten Bereich immer beliebter. Vertrieb und Adressenverzeichnis für Zentrofan-Mehl (Versand) sowie Bäckereien: (88, 89 und 90).

Die Hirse

Hirse ist das »mineralstoffreichste Getreide der Welt« und enthält auch viele Vitamine. Sie wirkt – wenn sie richtig verdaut werden kann – mit einem pH-Wert von 6,4 kaum säuernd, genau wie der Buchweizen und Mais. Sie gehört zu der Familie der Gräser und hat kein Gluten, genau wie Buchweizen und Mais. Es sind *alle* Mineralien in ihr vorhanden, viele in beachtlicher Menge. Ungewöhnlich hoch ist ihr Gehalt an Kieselsäure. All ihre Mineralien dienen der Bildung von Haaren, Haut, Knochen, Gelenkflüssigkeit und Bindegewebe. Die »Hirseflöckli« nach Professor Kollath (Reformhaus) (3–6 Teelöffel täglich) haben z.B. durch ihren Mineralreichtum gehbehinderten älteren Menschen, wobei einige schon über 80 Jahre alt waren, zu einer wesentlichen Verbesserung ihrer Gelenkbeweglichkeit verholfen, so daß sie ihre Krücken wieder weglegen konnten. Wir hörten, daß wir Mineralien am besten über den Umweg »Pflanze« aufnehmen können (siehe hierzu *Gesundheitskurier Nr. 49* [54]). Wie immer kommt es auf die Beharrlichkeit an.

Die Hirse war ein Hauptnahrungsmittel unserer Vorfahren – erinnern wir uns an das Märchen vom Hirsebrei –. Eine Tasse Hirse mit 3–4 Tassen Flüssigkeit einige Minuten leicht kochen und dann auf der Herdplatte oder an einem warmen Ort ausquellen lassen. Man kann sie gut mit 1/3 Sojamilch, 2/3 Wasser und mit 1/2 kleingeschnittenen Feige pro Person kochen. Hirsebrei schmeckt nicht nur sehr gut, er ist auch (gerade bei Kindern) sehr aufbauend. Bei Pilzbelastung und Neigung zu Blähungen sollte auf die Feige, wie auf jegliche Süße verzichtet werden.

Der Buchweizen

Trotz seiner Vollwertigkeit ist der Buchweizen sehr leicht verdaulich. Für Schwerstkranke, die sonst keinerlei Nahrung mehr aufschließen können, ist der vollwertige Buchweizen in Wasser gekocht, häufig die einzige Nahrung, die noch vertragen wird. Ein Knöterichgewächs, das kein Gluten (Klebereiweiß) enthält. Er liegt im pH-Wert günstig (pH-Wert 6,6) und wird auch heute noch in Südtirol und bei den Bauern am Niederrhein morgens zum Frühstück in Form von Buchweizenpfannenkuchen verzehrt. Buchweizen hat viel B-Vitamine, Vitamin C, Lecithin, Eisen, Magnesium, Mangan, das gefäßschützende Rutin. Er ist ausgesprochen herz-, muskel- und nervenstärkend und bringt uns keine Säure in den Körper. Auch er hat eine feste Einhülsung. Sie muß aufgebrochen werden, was das Korn häufig beschädigt. Danach ist der Buchweizen nicht mehr so stabil und sollte schnell verbraucht werden. Eine meiner Freundinnen hat damit ihren Säugling, der kaum etwas vertrug, vom 7./8. Monat an ernährt. Gekocht mit viel Wasser 1 : 4 oder 5, gewürzt mit »Kelpamare«, einer algenhaltigen flüssigen Würze aus dem Reformhaus/Bio-Laden, schmeckt Buchweizen sehr gut. (Kurz ankochen und langsam ausquellen lassen.) Sie gab auch immer etwas Spirulina dazu. Ohne »Kelpamare« verweigerte das Baby den Buchweizenbrei. Man kann für Getreideallergiker auch aus Buchweizenmehl Gebäck machen, Klößchen oder selbstgemachte Nudeln. Beim Nudelteig ist zum Schluß etwas Hirsemehl dazuzugeben, sonst klebt er.

Der Hafer

Auch feine Haferflocken aus dem Bio-Anbau, nur in Wasser gekocht, mit etwas Salz, eignen sich gut für eine kurzzeitige alleinige Reinigungsdiät bzw. Mayr-Kur (57); für täglich: 1/2 Wasser, 1/2 Sojamilch. Auch Hafer ist z.B. mehrfach eingehülst und so vor Pilzbefall gut geschützt. Auch er war ein Hauptnahrungsmittel unserer Vorfahren. (12,5 Prozent Eiweiß, 7 Prozent wertvolle Fette, 4 mcg Jod, 35 mcg Fluor, 4400 mcg Zink, 4600 mcg Eisen, 335 mg Kalium, Vitamin B_1, B_2, B_6 etc. sowie Biotin und Folsäure.)

Das Fasten

Bei einer üblichen Fastenkur werden zu viele Gifte (auch viel chemische Gifte) auf einmal frei, die die Leber so schnell gar nicht abbauen kann. Um das Blut reinzuhalten, muß die Leber diese Gifte dann in ihre eigenen Zellen einlagern, so daß es zur Stauungs- bzw. Fettleber kommen kann. Machen Sie lieber »langsam, aber sicher« eine Halbfastendiät, verbunden mit einer gründlichen Darmreinigung – ähnlich der Mayr-Kur mit Glauber- und Bittersalz (4 und 57) bzw. einigen Darmspülungen. Letztere sind besonders wichtig.
Bei diesem »Halbfasten« nehmen wir für einige Tage nur eine sehr leichte Kost, in Wasser gekocht, zu uns, wie Buchweizen- oder Vollreisbrei, feine Haferflocken als Brei/Suppe oder ausschließlich Kartoffeln (nach Armtest). Die Spirulina-/(Chlorella)-Grünalgen und ein wenig Rote-Bete-Pulver bzw. -Saft können dazugenommen werden. Dies ist eine abgewandelte Darmreinigungskur nach Franz Xaver Mayr (4). Ich erlebe immer wieder durch das

264

Vollreisfasten erstaunliche und schnelle Verbesserungen bei starker Verpilzung, obwohl Reis im pH-Wert »sauer« reagieren soll.

Ich habe beobachten können, daß jemand, der ständig Wassertabletten nehmen mußte, weil der Harn nicht mehr von alleine abging, allein durch einige Tage Entlastungsdiät mit in Wasser gekochtem Buchweizen (mit Kelpamare gewürzt) als alleinigem Nahrungsmittel vom dritten Tag an wieder normal Wasser lassen konnte.

Die Rote Bete – ein Schutzmittel ersten Ranges

Die Rote Bete, in ihrer Einfachheit nicht genug geschätzt, liefert uns einen besonderen Schutz in der durch Umweltvergiftung immer bedrohlicher werdenden Zeit. Rote Bete ist hochbasisch und alles, was hochbasisch ist, hindert die Pilze in ihrer Entwicklung. So wie es aussieht, hat sie außerdem eine enorme Wirkung gegen Mikroben (Viren, Bakterien und Pilze), vermutlich, weil sie insgesamt so gesunde, unsere Abwehr enorm stärkende Stoffe, enthält. Bei richtigem Anbau kann sie bis zu 20 mcg Selen enthalten. Da sie auch viel Nitrat aufnehmen kann, sollte gerade die Rote Bete nur aus dem Bio-Anbau stammen. Sie sollte mit Gesteins- und Algenmehl und weniger mit nitratreichem Mist oder »Kunstdünger« gedüngt werden. Sicher ist, daß Rote Bete aus dem Bio-Anbau im allgemeinen wesentlich weniger Nitrat aufweist, als aus konventionellem Anbau.

Die Rote Bete ist ein Arsenal von Wert- und Aufbaustoffen. Sie enthält nach Willfort (7) das Anthozyan und die sehr seltenen Spurenelemente Rubidium und Cäsium. Diese sollen sogar Krebszellen dazubringen, wieder zur normalen Sauerstoffveratmung zurückzukehren und einem sehr geschädigten Blut (Leukämie) zur Regeneration verhelfen. Kranke Zellen können sich bekanntlich nur dort bilden und immer mehr entarten, wo die Zellatmung gestört ist, und es zur Gärung kommt. Die Rote Bete ist die bisher einzige Substanz, welche die hohe Quote von 16 Wasserstoffatomen an sich binden und weiter übertragen kann. Somit wird die Atmung geschädigter Zellen um 1000 bis 1250 Prozent gesteigert. Nach Schmidt (7) schützt die Rote Bete uns auch vor Röntgenstrahlen und Radioaktivität, so daß sie auch bei einer Strahlenbehandlung eingesetzt werden sollte.

In Rußland ist die Rote Bete ein Hauptnahrungsmittel. Ich weiß von deutschen Kriegsgefangenen, die, wenn sie überwiegend mit Rote Bete ernährt wurden, keinerlei Krankheiten und Seuchen, wie Ruhr, Typhus, Grippe etc., bekommen hatten. Ein Freund berichtete mir, daß sein Vater im Krieg das gefährliche Fleckfieber, an dem die meisten starben, nur mit dem Trinken von Rote-Bete-Saft überstanden hatte. Laut Hildegard von Bingen hilft die Rote Bete, gekocht, ohne Schale, gut bei der Neigung zu Geschwüren: »Das Geschwürbildende wird dadurch vernichtet.« Nach Willfort hilft die Rote Bete bei mangelnder Lebertätigkeit und *wirkt anregend auf die Tätigkeit des Darmes* (wichtig bei Verstopfung!), des Magens und der Galle. Es könnte gut sein, daß die Rote Bete unseren Darm mit der Zeit von Pilzen reinigt. In der Zeitschrift *Natur und Heilen* (71) war in dem Artikel »Rote-Bete-Pulver regeneriert die Körper- und Gehirnzellen« zu lesen, daß Rote Bete die Ansiedlung gesundheitsfördernder Mikroorganismen im ganzen Körper, speziell im Dünn- und Dickdarmbereich, fördern würde. Neben der Darmperistaltik fördert sie auch die Nierenausscheidung. Ferner zeigt sie eine gefäßabdichtende und antisklerotische Wirkung, verbessert den Gehirnstoffwechsel und unterstützt bzw. reguliert die Nebennieren- und Schilddrüsenfunktion (71). Wer Rote Bete nicht kochen möchte oder eine gute Bio-Qualität nicht bekommen kann, kann sich auch sehr gut mit Rote-Bete-Pulver helfen (möglichst aus biologischem Anbau!).

Neueste amerikanische Untersuchungen ergaben hinsichtlich der *Anthozyane* folgendes: Anthozyane sind ebenfalls in der Lage, die gefährlichen freien Radikalen in uns unschädlich zu machen. UV-Licht, d.h. die schädlichen Anteile des Sonnenlichtes und ionisierender Strahlen (Radioaktivität), die in uns in verstärktem Maße gefährliche radikalische Kettenreaktionen auslösen, können auch durch Anthozyane an der Zerstörung von Zellen und Gewebe gehindert werden. Die Anthozyane schützen somit alle Zellen des menschlichen Körpers und beugen so auch dem gefährlichen Hautkrebs vor.

Vermutlich müßten sich Mykosen, Allergien, Rheuma, Verstopfung etc. mit einer täglichen konsequenten Rote-Bete-Diät positiv beeinflussen lassen. Es empfiehlt sich, mit wenig zu beginnen, und langsam (mengenmäßig) bis zu einem Schüsselchen zu steigern, da eine große Umstellung im Körper erfolgt und sehr viel Säure ausgeschieden wird. Besonders Schwerkranke sollten die Rote Bete schonend garen, am besten im Stuplichtopf, der nur 70 bis 85 Grad C heiß wird und so die Speisen sehr vitaminschonend gart. Information: Stuplichtopf (47). Das Essen aus dem Stuplichtopf kann man auch gut im Kühlschrank aufbewahren, da es nicht zerkocht und geschädigt ist und nachweislich auch nicht so schnell wie üblich Gekochtes von Pilzen befallen wird. Folgender Vorschlag aus einem Kochbuch ist auch empfehlenswert: »Lassen Sie die Rote Bete, gut gesäubert und ungeschält, auf dem Kuchenblech im nicht zu heißen Backofen gar werden. Je nach Größe 30 bis 50 Minuten. Nach dieser Zeit lassen sich Rote Rüben leicht schälen. Auf diese Weise gegarte Rote Bete, halten sich – am besten in einem Plastikbeutel – im Kühlschrank zehn bis 14 Tage, ohne ihren Wohlgeschmack zu verlieren.« Je nach Bedarf, kann man sie sich dann reiben (etwas anwärmen). Ohne alles Gewürz schmecken sie am besten.

Stuhl und Harn werden davon rot. Menschen mit sehr schwacher Nierenausscheidung sagten mir, daß ihr Harn sich erst im Lauf der Zeit rot gefärbt hätte. Allein durch eine Rote-Bete-Diät kann es zu starken akuten Reinigungserscheinungen wie Blasenbrennen, Bronchitis, Migräne, Aktivierung von rheumatischen Beschwerden etc. kommen. (Werden diese rheumatischen Schmerzpunkte mit viel Eigenharn immer wieder eingerieben [Kompressen], beruhigen sie sich sehr bald.) Diese Erkenntnisse beruhen auf Beobachtungen und Erfahrungen. Stärker Belastete sollten nur sehr vorsichtig mit der Roten Bete beginnen. Man kann sie roh oder gekocht verwenden. Rote Bete kochen, die Haut abziehen, kleinschneiden und mit Schmand und Meerrettich verrühren, und Sie haben einen gutschmeckenden Brotaufstrich, oder im Mixer zerschlagen mit Schmand und Meerrettich, in Gläsern serviert, einen Snack.

Die rechtsdrehende Milchsäure

Auch Rote-Bete-Saft mit rechtsdrehender Milchsäure (Reformhaus, Bio-Laden) kann probiert werden. Die rechtsdrehende Milchsäure scheint im Stoffwechsel die negative linksdrehende Milchsäure abzupuffern. Sie soll das Säure-Basen-Gleichgewicht positiv beeinflussen. Es kommt darauf an, ob die Bauchspeicheldrüse Säure noch verkraftet. Eine gestörte Bauchspeicheldrüse wird durch Säure jeder Art noch kränker. Das muß jeder für sich selbst herausfinden. (Eventuell teelöffelweise, gut verdünnt.)

Die Topinambur

Topinambur wächst wie die Kartoffel in der Erde, wird 3 m hoch und gehört zur Familie der Sonnenblumen. Die *sehr* vitaminreiche und basische Topinamburknolle (enthält auch viel Kalium und beugt Muskelkrämpfen vor), scheint gegen Pilze zu wirken. Die Stärke (16 Prozent) dieser Knolle benötigt zum Abbau kein Insulin. Deshalb ist die Topinambur hervorragend (z.B. gekocht als Kartoffelersatz) für Diabetiker geeignet. Auffallend ist der hohe Vitamingehalt: B_1, B_2, B_6, Niacin, Vitamin C (4–22 mg). Von einer Patientin weiß ich, daß sie mit verdünntem Topinambursaft (Reformhaus), den sie alle zwei Tage gab, ihr verpilztes Baby (Mundsoor) freibekam. Die üblichen Mittel des Arztes hatten nicht geholfen. Die Knolle erzeugt, besonders gekocht gegessen, in den ersten Tagen starke Blähungen. Sie soll sehr milzreinigend sein. Topinambur bekommen wir im Herbst/Winter frisch im Bio-Laden. Topinambursaft und -granulat oder Topinamburtabletten (Apotheke) sind stets erhältlich. Der Verzehr von Topinambur soll den Kohlenhydrat- und Säurestoffwechsel sehr entlasten. Sie wird unterstützend eingesetzt bei Fettsucht, Übersäuerung, erhöhten Blutfetten, erhöhten Harnsäurewerten etc. (116).

Meerrettich aus dem Reformhaus

Dieser ist ungeschwefelt und enthält u.a. 115 mg Vitamin C, 1400 mcg Eisen, 1400 mcg Zink. Schmeckt lecker in saurer Sahne zu Fisch. Z. B. Forelle in Meerrettich-Schmand ergibt einen feinen Brotaufstrich. Fein zermuste Rote Bete mit Schmand und Meerrettich, in Gläsern serviert, ist eine feine kleine Speise. (Achtung: Forellen und Lachse aus Zuchanstalten können belastet sein = Futter kann verpilzt sein!)

Das Ölproblem

Nach Kuklinski, Klinikum Rostock, der 1989 die in der damaligen DDR gängigsten Öle untersuchte, soll »z.B. *Soja-, Lein und Sonnenblumenöl kühl, dunkel und nicht länger als 14 Tage aufbewahrt werden, da sie sonst giftige Peroxide bilden,* die wiederum viel Selen und Vitamin E benötigen, um ungiftig abgebunden werden zu können. Die Wiederverwertung erhitzter Öle ist unbedingt zu vermeiden.« (Siehe Kapitel 2 *Warum Selen so wichtig ist.*) Und 1991 warnte Bruker in seinem sehr empfehlenswerten Buch *Cholesterin – der lebensnotwendige Stoff* vor dem Chemieprodukt Margarine.

Ich verwende schon seit geraumer Zeit nur noch Olivenöl erster Pressung (extravergine) zum Braten, wobei ich z.B. Fisch oder Fleisch auf Zwiebelringen brate und das erhitzte Öl möglichst nicht mitesse. Ich esse keine Margarine mehr, sondern nur noch Bio-Butter. Da Öle mit einem hohen Anteil an mehrfach ungesättigten Fettsäuren durch Oxidation sehr schnell für uns belastend werden können, sollten wir nur ganz kleine Flaschen verwenden, die schnell verbraucht sind. Oder unsere Öl nach dem Öffnen in dunkle kleinere Flaschen füllen und im Kühlschrank aufbewahren. Am ratsamsten ist es, die Sonnenblumen-kerne selbst zu essen, denn im ganzen Sonnenblumen-kern sind noch viel mehr Begleitstoffe enthalten, die ver-mutlich auch zur Verdauung des Öls benötigt werden.

Olivenöl

Professor Enzo Fedeli, Direktor des Versuchslabors für Öle und Dozent an der Universität Mailand, sagt folgendes: (12) »Das Olivenöl besitzt außergewöhnliche Eigenschaf-ten, und es enthält keine oxidierenden Elemente, *deshalb verändert es sich kaum.* Licht kann Veränderungen hervor-rufen, deshalb sollte das Öl möglichst dunkel (Dosen) auf-bewahrt werden, die die ultravioletten Strahlen des Son-nenlichtes abhalten. Olivenöl entwickelt auch bei hohen Temperaturen keine giftigen Substanzen, deshalb ist es ideal zum Braten. Da es einen hohen Prozentsatz Ölsäure (einfach ungesättigt) und 8 bis 10 Prozent Linolsäure (mehrfach ungesättigt) enthält, ist es in seiner Fettzusam-mensetzung ausgeglichen und viel stabiler als Öle mit einem sehr hohen Anteil an mehrfach ungesättigten Fettsäuren. Ein gutes Olivenöl, in einer Dose aufbewahrt, kann bis zu 10 Jahren haltbar sein. Es gibt verschiedene Qualitäten. Die beste Sorte – und dieses hängt vom Boden und dem Alter der Olivenbäume ab – besteht ausschließ-lich aus reinem, kaltgepreßten Olivenöl, erster Pressung, das grünlich-goldgelb und leicht trüb aus der Zentrifuge rinnt. Es wird weder gefiltert, noch weiterverarbeitet. Diese erste Qualität ist bei uns kaum zu bekommen. Es gibt von dieser ersten Kategorie zwei Sorten: das »extravergine« und das »sopraffino vergine«, wobei das extravergine, das »jungfräuliche Öl« noch weniger Säure hat und geschmacksneutraler ist, da es durch die Gesundheit und Stabilität der Oliven besser vor dem Angriff oxidierender Enzyme geschützt ist, die ihrerseits Ölsäure, d.h. den herben Geschmack, hervorrufen. (Oxidieren heißt, sich mit Sauerstoff verbinden, verbrennen.) Olivenöl ist reich an Vitamin E und fettlöslichen Provitaminen. Olivenöl (nur diese erste Qualität) ist das *einzige* unter allen pflanzlichen Ölen, das durch einfache mechanische Techniken (Mahlen und Pressen) gewonnen wird, ohne Erhitzung und weitere Verfahren. Olivenöl wird besonders bei Leberkrankheiten, Gallensteinleiden, Magenschleimhautentzündungen etc. sehr gut vertragen. Wie ich gerade in einem Zeitungsartikel las, sollen Frauen, die viel Olivenöl benutzen, deutlich weniger an Brustkrebs erkranken. (Vermutlich, weil sie sich nicht unnötig Selen und Vitamin E rauben lassen, wie dieses durch den Verbrauch anderer Öle geschieht.)

Die »gute« Butter

Aufgrund der neuesten Erkenntnisse kommt nun die alte »gute Butter« wieder zu vollen Ehren. Sie liefert uns das für den Aufbau unserer Zellwände so wichtige Cholesterin. Besonders wertvoll ist sie von Kühen, die rundum vollwertig und artgerecht ohne Silofutter ernährt werden, denn, wie wir hörten, wies die Milch der Bio-Kühe zur Zeit Tschernobyls keine »Atomverstrahlung« auf. *Jede* Margarine benötigt laut Bruker sehr viel »Chemie« zur Herstellung. Sie ist ein reines Chemieprodukt und hat mit den Fetten des Ausgangsmaterials überhaupt nichts mehr zu tun (18). Am besten ist es, die wertvollen Nüsse und Ölsaaten als Ganzes zu essen. Bei Kauschwierigkeiten sollte man sie kurz vor dem Verzehr im Mixer oder in der Nußmühle zerkleinern.

Vorsicht vor zuviel Nitrat

Nitrat selbst schadet der Gesundheit nicht. Es kann jedoch im Körper und in Nahrungsmitteln durch Bakterien in Nitrit umgewandelt werden. Nitrit wirkt gefäßerweiternd und blutdrucksenkend und kann bei einer Dosis von über 2 g zum Tode führen. Durch Nitrit wird der Sauerstofftransport im Blut gehemmt. Dies kann bei Säuglingen im Alter von bis zu 6 Monaten zum Tode durch inneres Ersticken führen (die Blausucht). Ein weiteres Problem ist das Entstehen von Nitrosaminen (krebsfördernd!) aus Nitrit. Diese sind auch im Tabakrauch und in Pökelwaren. 90 Prozent unserer Wurstwaren werden zum Beispiel mit Nitritpökelsalz hergestellt, das leicht zu Nitrosaminen werden kann. Wurstwaren bekommen dadurch ihre rote Farbe und ihren kräftigen Geschmack.
Besonders durch die synthetische Stickstoffdüngung und unbehandelte rohe Gülledüngung erreichen bestimmte Gemüsepflanzen einen *sehr* hohen Nitratgehalt von ca. 1000–4000 mg/kg wie Feldsalat, Fenchel, Kohlrabi, Kopfsalat, Mangold, Radieschen, Rettich, Rote Bete, Spinat und Endivien. Der Verbrauch von Stickstoffdüngemitteln ist im konventionellen Anbau in den letzten 50 Jahren von 23 kg auf 131! kg je Hektar gestiegen (laut Verbraucher-Initiative, Bonn). Je mehr Nitrat eine Pflanze durch Überschwemmung mit Stickstoffdünger aufnimmt, um so weniger andere wichtige Stoffe kann sie aufnehmen. Bei biologischer Düngung liegen die Werte sehr viel niedriger.

Nitrat gerät außerdem verstärkt ins Trinkwasser, das mit unbelastetem Wasser vermischt werden muß, was zur Absenkung des Grundwasserspiegels führt. (Gefahr für die Bäume!) Das Nitrat wieder aus dem Trinkwasser zu entfernen, kostet viel Geld (40–100 Pfennig pro Liter. Informationen: siehe Info der Verbraucher-Initiative, Bonn *Nitrat – Eine zunehmende Gefahr.*

Aufgrund der insgesamt hohen Nitratbelastung, sollten wir unbedingt auf genügende Zufuhr von Antioxidantien, besonders von Vitamin C, achten (vor allem die stillenden Mütter), denn nach Bodo Kuklinski (*Latenter Antioxidantienmangel* [13]) kann eine chronische Nitratüberbelastung (aus Trinkwasser und grünen Blattgemüsen etc.) durch Vitamin C und Selen neutralisiert werden. Nur bei Vitamin-C-Mangel kann das ungiftige Nitrat in das giftige Nitrit umgewandelt werden. Ist das giftige Nitrit durch Vitamin-C-Mangel entstanden, kann Selen zusammen mit Vitamin E dieses noch unschädlich machen. Wir sehen, wie wichtig das Zusammenspiel der Antioxidantien ist. Wir sollten aber darauf achten, daß alle diese Vitamine und Elemente aus *natürlicher* Quelle stammen, die unvergleichlich besser wirken als chemisch Hergestelltes.

Eigenharn-Therapie

Wie ich beobachten und auch am eigenen Leibe erfahren durfte, stärkt das Einreiben des ganzen Körpers mit dem eigenen Harn unser Hautbindegewebe ganz besonders. Dieses können wir als Mülldeponie unseres Körpers bezeichnen. Blockaden werden offensichtlich durch diese Therapie aufgehoben, und abgelagerte Säuren und Gifte können uns mit der Zeit wieder verlassen. Diese Erfahrung machte ich selbst. Durch meine Yoga-Übungen bemerkte ich schon vor ca. 12 Jahren eine Sperre im rechten Hüftgelenk. Wenn ich fleißig Yoga machte, konnte ich sie bis vor kurzem noch »wegüben«. Dann, zum Frühjahr 1994, traten Stiche und Schmerzen tief im Hüftgelenk auf, die sich schon beim normalen Gehen bemerkbar machten. Ich versuchte alles, aber nichts half. Es wurde langsam immer schlimmer. Beiläufig erzählte ich einer Freundin von meinem Problem. Sie sagte:»Oh, das hatte ich auch. Ich reibe mir seit ca. einem halben Jahr nach dem Duschen den ganzen Körper gründlich mit Harn ein. Dadurch bin ich meine Hüftbeschwerden und mein Ischiasleiden ganz losgeworden. Eine Verhärtung in der Brust ist auch dadurch verschwunden. Auch den ›Knubbel‹ an meinem Ellbogen, mit dem mich mein Mann zum Arzt schicken wollte, habe ich damit eingerieben, und der ist verschwunden. Vor allem habe ich mir mehrmals täglich meinen Nacken eingerieben und seitdem sind meine schweren Kopfdurchblutungsstörungen viel besser geworden.« – Als ich das hörte, sträubte ich mich innerlich. Eine andere Freundin schenkte mir das Buch *Die Heilkraft der Eigenharn-Therapie* (52), das die Wirkungen so gut erklärt, daß mir klar wurde, daß Harn praktisch unsere Blutflüssigkeit ist, nur ohne rote Blutkörperchen, die viel Mineralien, z.B. auch Selen und wertvolle Stoffe unseres Immunsystems enthält. Es scheint auch so zu sein, daß die Haut Nährstoffe wie Mineralien, kleinste Eiweißpartikel etc. aus dieser gefilterten Blutflüssigkeit aufnehmen kann. Immer wieder berichten mir Menschen, daß ihre Haut schöner und jünger wird und Falten und auch dunkle Flecken verschwinden. Harnstoff macht die Haut weich und wirkt der Verhornung entgegen, weswegen die altbewährte Harnstoffsalbe bei vielen Hautproblemen so gut hilft. Durch

Harneinreibung wird rauhe, verhornte Haut wieder weich, z.B. an den Füßen. Ich habe Freunde, die gar keine Gesichtscreme mehr benutzen, da die Harneinreibung genügt. Den Harn soll man gut in die Haut einmassieren, solange bis die Haut trocken ist. Riechen tut nichts. Schon nach drei Wochen »Kur« waren bei mir die schlimmsten Schmerzen verschwunden. Nach ca. fünf Monaten war das Hüftgelenk wieder ganz frei. Das ist für mich ein Wunder, und ich bin Gott von Herzen dankbar, daß er mir auf eine so schnelle und einfache Weise geholfen hat. Ein weiteres »Wunder« erlebten wir noch im Sommer. Ich habe eine Nachbarin, die regelmäßig nach Insektenstichen im Augenbereich eine schwere Allergie bekam, die mit viel Kortison behandelt werden mußte, was die Schwellung aber auch nur langsam zum Abklingen brachte. In diesem Sommer therapierte sie sich selbst mit Eigenharn. Die Schwellung ging bereits sichtbar über Nacht zurück und in wenigen Tagen war alles vorbei. Eine andere Frau bekam an einem Knöchel einen Wespenstich, der furchtbar schmerzte, so wie sie es noch nie erlebt hatte. Der Fuß und der Unterschenkel waren dick geschwollen. Sie legte mit Harn getränkte Watte über Nacht als Kompresse auf. Am anderen Morgen war wieder alles in Ordnung. Ein Freund von mir bekam als Reinigungsreaktion auf antioxidantien-reiche Ernährung und Rote-Bete-Saft ein dickes heißes Knie, das enorm schmerzte. Er konnte nachts nicht schla-fen und stand Qualen aus. Erst als er begann, sein Knie immer wieder mit Harn einzureiben, wich die Hitze, und die Schmerzen ließen nach. Er aß weiterhin seine antioxi-dantienreichen Mahlzeiten, trank dazu basische Säfte (Holundersaft, Möhrensaft), und sehr schnell war alles wieder gut. Offensichtlich werden Pilzgifte (Mykotoxine) zu einem großen Teil im Bindegewebe abgelagert, blockieren unser Immunsystem, so daß sich diese Schlacken immer weiter häufen, bis sie sich in schweren Schmerzen bemerkbar machen. Die Ernährung der betroffenen Gebiete ist behindert. Stauungen (Wasseransammlungen), Versteifungen, Gewebeschwund können die Folgen sein. Da die Eigenharneinreibung derartige Blockaden wieder aufzuheben scheint und die mit Giften überladene Haut und das darunterliegende Gewebe sich wieder reinigen können, ist es verständlich, daß auch juckende Hauterkrankungen und Ekzeme häufig so gut reagieren. (Wie auch Carmen Thomas in ihren Rundfunksendungen und in ihrem Harnbuch (68) *Ein ganz besonderer Saft – Urin* immer wieder berichten konnte.) Bei allen Hauptproblemen, auch allergischer Art, kann die erstklassige Pflegeemulsion »Dermasynton F« (95) unterstützend wirken. Die Haut wird gekräftigt, der Juckreiz gut beruhigt.

Nachdem ich einige Zeit verstärkt Vitamin E und Selen und täglich die Spirulina/Chlorella-Algen (3 x 3 Tabletten) zu mir genommen hatte, begannen plötzlich meine Kiefer, d.h. der ganze Zahnhalteapparat, zu schmerzen und zu ziehen. An einem Zahn war unten ein gelber kleiner Kreis zu sehen, es sah nach einer Eiteransammlung aus. Die Mundwinkel entzündeten sich, und es bildeten sich kleine Erhebungen am Mund, die zum Teil juckten. Als diese Erscheinungen nach Tagen nicht abklangen, legte ich Harnkompressen auf die Haut und spülte den Mund laufend mit Harn. Ich behielt diesen so lange im Mund, bis er so mit Speichel verdünnt war, daß ich ihn ganz leicht schlucken konnte. Zuerst schlucke ich ihn mehr aus Versehen. Die Schmerzen im Kiefer ließen nach. Ich schwitzte nachts sehr. Da wurde mir die Verstärkung der Abwehr deutlich bewußt, und ich trank dann größere Mengen. Eine Frau, die als Kind sehr zuckersüchtig gewesen war und schon lange total hilflos mit rheumatischen Händen unter stärksten Schmerzen etc. im Rollstuhl sitzt, erzählte mir, daß sie allein durch antioxidantienreiche Ernährung und 1/2–1 Teelöffel Zimt täglich ihre schweren Rheumaschmerzen eingedämmt hätte. Gerade hätte sie eine schwere Bronchitis hinter sich gebracht, bei der Antibiotika nicht geholfen hätten. (Wenn Antibiotika nicht helfen, können wir davon ausgehen, daß wir es mit Pilzen zu tun haben, die durch Antibiotikagaben direkt gefördert werden.) In ihrer Not hätte sie dann einfach angefangen, ihren Harn zu trinken. Die Bronchitis ebbte schnell ab, dicke Pfropfen lösten sich aus dem Nasen-Nebenhöhlen-Bereich, die sie ausspucken konnte. Einige Patienten berichteten mir, daß der Verzehr von Eigenharn ihnen bei ihrem Blähbauch (Candida-albicans-Befall des Verdauungstraktes) besser als irgend etwas anderes geholfen hätte. Auch Heuschnupfen wurde bereits sehr schnell durch Einreibungen mit Eigenharn beruhigt.

Rizinusöl-Leberpackung nach Edgar Cayce

Mit dieser Packung können wir die Entgiftungsleistung unserer Leber *sehr* verbessern, denn wenn sie nicht mehr richtig arbeitet, beginnen die Störungen und Mißempfindungen etc. »Man nehme ein helles Wollflanell- oder Baumwolltuch, das so übereinander gelegt wird, daß die Größe einer Wärmflasche erreicht wird. Lege dieses auf ein großes Stück Plastikfolie, die ca. 10 cm an allen Seiten überstehen sollte. Darunter ein Handtuch und darunter eine sehr heiße Wärmflasche. Man kaufe sich eine größere Flasche Rizinusöl (ca. 200 ml) und beginne in der Mitte des Tuches in Schneckenform das Öl auf das Baumwolltuch zu gießen. Diese Packung, die man mehrere Wochen gebrauchen kann, lege man sich täglich oder alle 2–3 Tage, wie vertragen, 30 bis 60 Minuten auf die Leber. Mindestens 6 Wochen lang.« Man kann die Packung auch auf die Nieren legen, wobei bei schwachen Nieren gerade auch zuerst die Leber verbessert werden sollte, die die Stoffe nierengängig, d.h. harnfähig abbauen muß. Solange unsere Leber gut arbeitet, so lange merken wir auch von den Pilztoxinen nichts.

Wenn es einen Stau gibt, und man fühlt sich schlecht

Wenn es so ist, sollte man den Säurewert des Harnes prüfen und bei tiefem pH-Wert das alte Hausmittel Natron oder etwas basisches Mineralpulver zur Entsäuerung (Reformhaus) in reichlich Wasser nehmen. (Vermutlich haben wir auch zu wenig getrunken.) Belebtes Wasser wäre ideal, wobei wir auch damit sehr vorsichtig umgehen und langsam die Menge erhöhen sollten, weil intensive Reinigungskräfte freigesetzt werden bis zur Überforderung der Ausscheidungsorgane, und es damit zu einem Stau kommen kann. *Säuren in kleinster Menge* zugeführt, wie die bereits erwähnte, möglichst homöopathisch potenzierte rechtsdrehende Milchsäure sowie 2 Gläser belebtes Wasser mit jeweils einem Teelöffel Obstessig und einem schwachen Teelöffel Honig, schluckweise über den Tag verteilt getrunken, helfen uns auch generell, die Gifte besser abzubauen.

Leber-Galle-Tee oder Ringelblumentee entgiften gut; letzterer, wie Hildegard schreibt, soll auch bei Fleischvergiftung helfen. Kreislaufanregend und herzstärkend ist *Rosmarintee* (er soll für Schwangere nicht geeignet sein), der nach neuesten spanischen Untersuchungen die Leber sehr gut schützen soll und auch giftige freie Radikale in uns unschädlich machen kann. Er sollte nicht zu spät am Tag getrunken werden. Ebenso der hochbasische, gut entwässernde *Löwenzahntee* (Kraut und Wurzel zusammen als Tee. Er enthält viel Kalium und auch Vitamin C). Empfehlenswert sind weiter der hochbasische, blutbildende *Brennesseltee* sowie der gut schmeckende *Holunderblütentee,* der Selen enthalten soll, der ebenfalls sehr über Haut, Niere und Darm entgiftet. Des weiteren *Lindenblütentee, Zinnkrauttee, Goldrutentee,* die zwei letzteren besonders zur Nierenanregung etc. Bei zu hellem Harn verbessert ein Liter Goldrutentee, ca. drei Wochen täglich getrunken, häufig sehr gut die Nierenausscheidungsleistung. *Es sollte überhaupt viel getrunken werden (mindestens 1 1/2 Liter täglich)* und möglichst viel belebtes Wasser oder damit gekochte Kräutertees. Kräutertees liefern uns zusätzlich noch neben einem Arsenal von Wirkstoffen die wichtigen Bio-Flavonoide (früher Vitamin P genannt = Rutin) zur Gefäßabdichtung. Erwähnt sei ferner der entsäuernde *Lapacho-Tee* (Reformhaus) mit seinem außergewöhnlichen Mineralgehalt (auf 100 g 4500 mg Calcium!). Er hat viel Eisen, hat Kalium, Magnesium sowie sehr wichtige Spurenelemente, wie Kupfer, Zink, Mangan, Bor u.a.). Er wirkt entsäuernd und blutreinigend und soll auch gegen Candida-Pilze wirken. Ein breiiger, saurer Gärungsstuhl wird nach Lapachogenuß sofort fest. Lapacho-Tee wird seit Jahrhunderten von den Indianern in Südamerika als Genuß- und Heiltee getrunken. (Es gibt von der pulverisierten Rinde Teebeutel im Reformhaus oder losen Tee.)

Im Herbst z.B. ist zur Entsäuerungskur auch das sehr entsäuernde Kürbisgemüse oder die Kürbissuppe (dazu kommen Kräuter, Bio-Milch/Butter oder Sahne und Kelpamare als flüssige Würze aus dem Bio-Laden) sehr zu empfehlen. Gut entsäuert auch Kartoffelsuppe mit Majoran und Knoblauch gewürzt sowie Rote-Bete-Suppe. Einige Tage Kartoffeldiät mit Roter Bete sind auch zu empfehlen. Erst wenn man sich im allgemeinen besser fühlt, sollte man mit den pilzauflösenden Dingen wie Nelkenpulver oder Knoblauch beginnen, wenn dieses überhaupt noch nötig ist. Es spricht einiges dafür, daß wir nämlich *ganz von alleine* aus den Pilzen herauskommen, wenn wir uns bewußt immer häufiger nur von vollwertiger, lebendiger Nahrung ernähren (siehe Kapitel 3, Abschnitt *Eine MS-Kranke wird gesund*) und unseren Körper mit belebtem Wasser reinigen, damit die Gifte entweichen können und unser »innerer Arzt« effektiver handeln kann. Bei ernsteren Problemen sollte man einen in der Pilzbehandlung erfahrenen Arzt oder Heilpraktiker aufsuchen. Adressen sind bei der Arbeitsgemeinschaft Mykosen, Unterortstr. 16, 65760 Eschborn, zu erhalten (119).

Das »belebte Wasser« nach Johann Grander

Immer mehr zeigen sich mir die Segnungen des belebten Wassers (86). Trinkwasser, unser Leitungswasser, das der Wasserbelebung ausgesetzt war, schmeckt besser, so daß ich persönlich gar kein anderes Wasser mehr trinken möchte. Geräte zur Wasserbelebung werden für den einzelnen Wasserhahn ebenso angeboten wie für den Wohnungs- und Hausanschluß. Bezugsquellen: UVO Vertriebs KG (86). Je lebendiger ein Wasser ist, um so besser kann es Schadstoffe umwandeln und verringern. Ich erinnere an die starke Selbstheilungskraft der Seen, die, wenn auch nur an einer kleinen Stelle mit den richtigen »Informationen« wieder in Gang gesetzt, eintritt oder an die auffallende Veränderung der Gülle/Jauche (104 und 86).

Achtung: Selbst im Bio-Anbau sind im Winter gezogene Nahrungspflanzen (z.B. Blumenkohl, Salate etc.) stark negativ elektrisch verstrahlt, da sie ab Mitte November mit Neonleuchten (Kondensator) täglich über 16 Stunden bestrahlt werden. Während ein im Sommer gezogener Blumenkohl einen Biophotonenwert (anhand des Bio-photonenwerts können wir nach Popp [118] eine Aussage über die Lebenskraft einer Zelle machen) von 555 Hz aufweist, mißt man bei einem elektrisch geschädigten Blumenkohl nur noch 121 Hz an Lebenskraft, also nicht einmal 1/4 des Ausgangswertes. Wird dieser geschwächte Blumenkohl nun 2 1/2 Stunden in belebtes Wasser gelegt, kann er sich den vollen Biophotonenwert von 555 Hz wieder aufbauen. So können wir auch alles, Gemüse, Salate, Äpfel, Kartoffeln etc., zur Entstrahlung, (auch zum Abbau von eventueller Radioaktivität) längere Zeit in das belebte Wasser legen. Sehr beeindruckend erleben wir den Kraftaufbau an einem welk gewordenen Salat. Wenn man diesen in eine Schüssel mit belebten Wasser legt und mit einem Tuch bedeckt, so kann man nach ca. ein bis zwei Stunden sehen, wie sich das Handtuch rund nach oben zu wölben beginnt. Der welke, schlaffe Salat hat wieder »Leben« bekommen. Er ist durch die Absättigung mit dem belebten Wasser knackig, frisch und kräftig geworden. Während energetisch totes Wasser den Gemüsen Energien entzieht und sie auslaugt, baut belebtes Wasser Energien auf. Auch Schadstoffe sind abbaubar, wenn dem Wasser genügend Zeit gelassen wird, um die Veränderungen und Aufladungen vorzunehmen.

Das belebte, energiereiche Wasser fördert die Stoffwechselprozesse auch unserer Zellen, einfach aller lebenden Systeme. Es vermag Vergiftungen der Zellen, die z.B. zu früher Alterung und Allergien führen, durch vermehrte Ausschwemmung der Belastungsstoffe entgegenzuwirken. Gestautes Wasser (Ödeme) im Körper kann häufig wieder besser abfließen.

Vor allem Kinder und Haustiere wissen das belebte Wasser zu schätzen. Ich kenne Kinder, die geradezu lustvoll dieses belebte Wasser trinken. »Nein, das Wasser will ich nicht. Ich will das Wasser von der Omi.« Diese Omi belebte ihr Wasser nur mit dem preisgünstigen Wasserbelebungsstab (86), der eine wunderbare Qualität erzeugt. Auch Hunde wissen, was ihnen guttut. Ein Hund, der prinzipiell kein Leitungswasser, nur Pfützenwasser trinkt, schlappert genußvoll das belebte Wasser. Er ist sogar in der Lage, mit seiner Nase den Unterschied dieser Wässer zu erspüren. Auch Vögel sind begeisterte Anhänger dieses Wassers, reagieren – nach Erzählungen – wie elektrisiert, wenn die Tränke aufgefüllt wird.

Daß das Grander-Wasser auch bei Neurodermitis hilft, hörte ich von einer Wirtin einer österreichischen Pension, die sich einen Hausanschluß hatte installieren lassen.

Das belebte Wasser »trägt zur Harmonisierung der energetischen Schwingungsmuster des Menschen bei« (86), es ist energiereich und lebendig und damit macht es auch unseren Organismus wieder lebendig. Wo das »Lebendige« verstärkt wird, verlieren die Pilze, die nur Lebensunwertes, Faulendes, schwer Geschädigtes abzubauen haben, ihre Aufgabe. Aquarienbesitzer berichten über stark verbesserte Qualität, das Wasser bleibt klar. Auch Blumen halten sich auffallend länger in der Vase; das Wasser bleibt viel länger frisch. Auffallend ist, daß das belebte Wasser uns spürbar froher und kraftvoller macht. Ich erlebe es bei

Freunden und an mir. Eine blinde Freundin ist fröhlicher geworden. Durch die lebendige Kraft, die dem Wasser innewohnt, können auch die Nieren besser arbeiten. Diese Beobachtung konnte ich in der eigenen Familie treffen. Eine Einnahme von 4 Wassertabletten konnte nach drei Wochen Wassertrinken auf 1–2 Tabletten täglich reduziert werden. Aufgrund des besseren Schlacken- und Säureabtransports haben auch Muskelschwäche und Muskelschmerzen schon erheblich abgenommen.

Um unsere eigene Verstrahlung zu verringern und unsere Zellen mit gesunder Lebensenergie aufzuladen, wäre auch immer wieder das Baden von mindestens einer halben Stunde in belebtem Wasser ratsam. Alle Getränke sollten belebt werden (Wasserbelebungsstab) wie Gemüse, Salate in dieses Wasser vor dem Verzehr gelegt werden. Daß sie dabei Lebensenergien aufnehmen, ist am frischen, besseren Geschmack und Duft zu erkennen. Die Haltbarkeit solcher Gemüse wird auffallend verbessert. Wir sollten viel lebendes bzw. belebtes Wasser trinken. Zuerst mit 1–2 Likörgläsern beginnen und langsam auf 1–2 Liter pro Tag steigern. Pflanzen wie Kompost sollten wir mit belebtem Wasser gießen, vor allem unsere Nahrungspflanzen, um auch bei ihnen die positiven Lebenskräfte anzuregen und zu verstärken.

Gesunder Schlaf

Da ich die Qual eines gestörten Schlafes aus der Zeit meiner Amalgamvergiftung kenne, möchte ich auf den mit magnetisiertem Grander-Wasser gefüllten Harmonisierungsschlauch hinweisen (80), der in einem großen, ovalen Kreis unter das Bett gelegt wird. Der Schlaf wird wieder entspannend, erholsam und sehr viel tiefer. Man legt sich in ein Feld guter Schwingungen (86), die über Nacht auch unsere Zellen positiv durchpulsen, so daß der tiefe Schlaf und dieses so deutlich spürbare Wohlgefühl erreicht wird.

Eine Freundin, deren Ehebett im Kopfteil schwer gestört sein soll, hatte diesen Schlauch unter die obere Hälfte beider Betten gelegt. Sie vergaß dann den Schlauch. Nach einigen Tagen sagte ihr Mann auf ihre Bemerkung hin, daß sie sich so wohl im Bett fühle und noch gar nicht aufstehen wolle: »Ich weiß nicht, ich schlafe seit ein paar Tagen so gut.« Ein Freund, der früher Drogen genommen hatte, berichtete mir von Alpträumen, die in den ersten Tagen der Benutzung auftraten. Er versuchte sich dann stundenweise bzw. mit ein paar Tagen Pausen an das positive Kraftfeld zu gewöhnen. Ich vermute, daß durch die Umstellung eine starke Reinigung stattgefunden hat.

Bei sehr starken Störungen (schwere Depressionen, schwere Schlafstörungen etc.) sollte vor Benutzung des Schlauches die gestörte Giftausscheidung z. B. durch Darmsanierung angestrebt werden, um die energetische Regulationsstarre, die ein natürliches Reagieren des Körpers verhindert, wieder aufzuheben.

Stärkung der Lebensenergie durch den Orgonstrahler

Wir wissen, daß jede Zelle, jedes Atom elektromagnetische Schwingungen abgibt. Wir können diese Energieabstrahlungen mit der Kirlianfotografie sichtbar machen. Eine gesunde Zelle besitzt eine gesunde harmonische Abstrahlung. Eine kranke, geschwächte Zelle zeigt uns dagegen ein gestörtes Bild. Wir haben von geschwächten Pflanzen gehört, die ihre Schädlinge über elektromagnetische Wellen im Ultrarotfeld selbst herbeirufen. So *rufen* auch in uns unsere durch Übersäuerung, Vitalstoffmangel, Elektrosmog, Radioaktivität und Vergiftung in ihrem energetischen Potential geschwächten Blutzellen ihre »Schädlinge«, die *Pilze* sozusagen *selbst herbei* bzw. lassen sie im negativ veränderten Milieu entstehen.

Durch unsere Unachtsamkeit haben wir bereits fast alle Lebensbereiche in unserer Umwelt verdorben, so daß uns kaum mehr einwandfreie Lebensenergie zur Verfügung steht. Nur diese echte Lebensenergie, die wir, eingebettet in die Natur, über eine gesunde Nahrung, gesundes Wasser, gesunde Atemluft, das Sonnenlicht, eine vernünftige Lebensweise etc. normalerweise täglich aufnehmen würden, könnte uns so stabil machen, daß Pilze nicht in uns wachsen bzw. sich ansiedeln können. Auf der Suche nach echter Lebenskraft bin ich auch noch zu dem Orgonstrahler (110) geführt worden, der unseren spürbaren Mangel an Lebensenergie ebenfalls gut aufzufüllen vermag, was mit entsprechenden Kirlianaufnahmen belegt werden kann. Ich habe mich lange gegen den Orgonstrahler gewehrt. Inzwischen benutzen ihn immer mehr Freunde, die mir von erstaunlichen Erfolgen berichten, so daß ich mich endlich – »Gott sei Dank!« – doch sehr gründlich mit der diesbezüglichen reichhaltigen Literatur befaßt habe. Um heute noch gesund sein zu dürfen, sollten wir bereit sein, auch neue Wege zu prüfen! Mit diesem Gerät sollen Radioaktivität und Elektrosmog gelöscht werden können. Immer mehr Menschen reinigen mit dem Orgonstrahler sich selbst wie auch ihre Nahrungsmittel. Mein erstes Erlebnis mit dem Orgonstraher erzähle ich gern. Ein sehr stark schmerzendes Knie, das keinen Schritt mehr erlaubte, war nach zwei Minuten Bestrahlung ruhig.

Später erlebten wir, wie eine stark schmerzende Hüfte, deren Schmerzen bis in den Fuß ausstrahlten, nach kurzer Bestrahlung schmerzfrei wurde.

6 Krankheit will uns etwas sagen

Jede Unpäßlichkeit, jede Krankheit will uns etwas sagen. Und was ist das? Wir werden darauf aufmerksam gemacht, daß wir an einem Punkt angelangt sind, der außerhalb der Ordnung Gottes liegt. Und das Fehlverhalten muß nicht nur im Materiellen, d.h., in falschen Eßgewohnheiten oder vergifteter, minderwertiger Nahrung und Umwelt liegen. Auch charakterliche Schwächen und Fehler, wie Unzufriedenheit, Ungeduld, Zorn, Ärger, Aggressivität, sinnliche Begierden, Herrschsucht, Überhebung über andere, schlechtes Zeugnis ablegen, Neid, Eifersucht, Unzufriedenheit, Angst und Mißtrauen können unsere Stoffwechselvorgänge mit der Zeit so belasten, daß wir krank werden. Alles Leben auf der Erde – das Gleiche gilt für das ganze Universum – ist auf Weiterentwicklung, auf Vervollkommnung eingestellt. Vollkommen sein heißt, sich in Harmonie befinden mit sich selbst und allem Geschaffenen, mit dem, was wir Gott nennen. Und so sollte es unser Ziel sein, in diese Harmonie zu gelangen. »Werdet so vollkommen, wie euer Vater im Himmel vollkommen ist.« Das geht nur, wenn wir unser Leben hier als einen Lernprozeß betrachten, der uns dahin bringen will, unsere eigenen Wünsche einem höheren Willen unterzuordnen. Alle Enttäuschung und Unzufriedenheit resultieren nur daraus, daß wir dem Schicksal vorschreiben wollen, was zu geschehen hat und wie sich andere – unserer Meinung nach – zu verhalten haben. Wie ich selbst erfahren habe, liegt die ganze Befreiung in dem Satz: »Nicht wie ich will, sondern wie Du willst, Vater, möge es geschehen.« Alles, was uns jeden Tag geschieht, will uns etwas sagen. Dort, wo es uns weh tut, ist sicherlich auch im anderen, aber vor allen Dingen *in uns* etwas noch nicht in Ordnung. Das sollten wir anschauen und im inneren Zwiegespräch mit Gott in unserem eigenen Herzen bereinigen. Wenn wir ernstlich darum ringen, wird Er uns helfen zu verstehen, daß wir hier alle auf verschiedenen Reifestufen stehen, weil wir nur dadurch so viel voneinander und aneinander lernen können, und Er wird uns helfen, in den inneren Frieden, in die Gelassenheit zu kommen, die uns frei macht, frei von Süchten, frei von Bindungen und Wünschen.

Wichtig wäre es, sich vor dem Essen einige Minuten zu sammeln, um den Segen Gottes zu erbitten und für die Speisen zu danken. Wir nehmen viel zuviel als selbstverständlich hin. Es ist aber nichts selbstverständlich. Alles kann von einem Tag zum anderen zu Ende sein. Alles ist Gnade und Geschenk Gottes. Wir sollten lernen, dieses zu sehen und zu erkennen und für alles dankbar zu sein. Dann werden auch wir innerlich froh, und innere Spannungen lösen sich.

Warum sind wir überhaupt auf der Welt? Was ist der Sinn des menschlichen Lebens? Jeder sollte sich viel Zeit nehmen, um über diese wichtigsten Fragen nachzudenken, denn das Ziel unseres Lebens kann es doch nicht sein, soviel wie nur irgendmöglich zu genießen und Besitz anzuhäufen, denn wir wissen alle, daß wir nichts Materielles mitnehmen können in die Ebene jenseits der Schwelle. Was wir Ihm aber bringen werden, ist unsere Geistseele, und da werden nur die inneren Werte zählen, die wir uns bis dahin mühsam erarbeitet haben und die uns in den wahren inneren Frieden eingebettet haben.

Alles, was uns begegnet, auch unsere Krankheiten und

sogenannten Schicksalsschläge (Schicksal: von [älter nie-
derländisch] schicksel = Anordnung) dienen uns nur zum
Wachsen und Reifen. Alles hat einen großen Sinn, dient
unserer Entwicklung, und es ist gut, wenn man lernt, aus
vollem Herzen zu sagen »Danke, Vater.« Und: »Dein Wille
geschehe,« so bitter es auch kommen mag.

Je eher wir bereit sind, uns Gott zu öffnen und Ihn um Hilfe auf unserem Weg über die Erde zu bitten, um so mehr
Hilfe und Schutz bekommen wir als Intuition über unser
Gewissen, das für mich die Stimme Gottes in uns ist, die
uns besser berät als unser menschlicher Verstand es tun
kann. Auch über Fügungen von außen bekommen wir Hilfe. Je mehr wir lernen, den Warnungen und Ratschlägen
Folge zu leisten und für die Liebe und Fürsorge von Herzen zu danken, um so besser wird unser Verhältnis zu Ihm
und um so mehr Schutz und Kraft werden wir empfangen,
so daß unser Leben immer harmonischer, erfüllter und
damit glücklicher wird.

Unser Weltbild stimmt nicht mehr

Wenn wir auf das schauen, was um uns herum in der Welt
geschieht, so stellen die meisten von uns schon entsetzt
den Fernseher ab und fragen sich tief betroffen: »Wie soll
das weitergehen? Es wird ja immer schlimmer! Wieso
konnte alles so entgleisen? Woran liegt es? Was machen
wir falsch?« Denn dieses »Entgleisen« betrifft fast weltweit
alle Lebensgebiete, und geschieht immer schneller und
rücksichtsloser. »Die Menschen denken nur ans Geld, an
ihr eigenes Wohlergehen ohne Rücksicht auf die Umwelt
oder anderes Leben, an Genuß und egoistische Sinnenbe-
friedigung. Nichts ist mehr tabu. Es zählt nur das Recht

des Stärkeren, das immer mehr in einen brutalen Egoismus ausartet«, so ist es zu hören, so zeigt sich uns die heutige Welt. Was aber ist die Ursache, der tiefere Grund für solches Denken und Handeln, das ein brüderliches Miteinander zum Segen für alle verhindert?

Mir zeigt sich, daß unsere mechanistische, rein materielle Weltanschauung, die allein nur von einer »toten« sichtbaren Materie ausgeht, und die, die zu jeder Materie gehörende unsichtbare, geistige Seite, wie sie u.a. Jean E. Charon (82) wissenschaftlich aufzeigt, nicht sieht, der Hauptgrund ist, der unsere Welt immer mehr aus »den Fugen« geraten läßt: Unsere Umwelt, die körperliche und seelische Gesundheit der Menschen, die Gesundheit selbst der Tiere und Pflanzen, die des Bodens und Trinkwassers, unserer Atemluft stimmen nicht mehr. Unser zwischenmenschliches Verhalten allem Geschaffenen und auch Gott gegenüber, der nach diesem Weltbild gar nicht existiert, weil es ja etwas Geistiges nicht gibt, sind fragwürdig. Nach dieser Denkweise gibt es auch kein Fortleben nach dem Tode und keine Instanz, die uns zur Rechenschaft ziehen könnte für das, was wir an lieblosen, egoistischen Taten verübt haben. Man wiegt sich in Sicherheit, daß nach dem Tode alles aus ist, die »ewige Ruhe«, das Nichts. Nur vor diesem Hintergrund ist der rücksichtslose Egoismus zu verstehen. »Bald bin ich nicht mehr, also muß ich jetzt sehen, daß ich so viel wie möglich zusammenraffe, so viel wie möglich genieße und mich auch so viel wie möglich durch materiellen Besitz absichere.« Die Materie ist alles in allem, und diese Denkweise impliziert keine ethischen Forderungen, wie es der Geist (Gott) tun würde, den man als unliebsamen Störenfried einfach »ausgebootet« hat und da, wo Er sich zeigt – auch der Wissenschaft zeigt – allgemein noch übergeht und übersieht.

Aus unserer Weltsicht werden unsere Gedanken und daraus unsere Handlungen geboren. Würde dieser Grund »stimmen«, so wäre alles gut, denn im Einklang mit der Wahrheit alles Seienden befänden auch wir uns mit der Schöpfung, mit allem Geschaffenen und auch mit dem, was wir »Gott« nennen, im Einklang. Was aber sehen wir heute? Es stimmt nichts mehr. Also stimmt der geistige Grund nicht, auf dem wir stehen.

Das zur Zeit geltende Weltbild, das nur die reine Materie »anbetet«, stimmt nicht, und die sich daraus ergebenden »Früchte«, die Folgen, treiben uns immer schneller und tiefer in die Katastrophe, dem Untergang entgegen. Statt aufzuwachen und umzukehren, starren wir nur angstvoll auf die Folgen, stecken den Kopf in den Sand, begleiten alles noch mit negativen, verurteilenden, entsetzten Gedanken, die alles durch ihre geistige Kraft, die ihnen innewohnt, noch weiter verschlimmern und lassen zu, daß unsere Erde, unser kostbarer Lebensraum, durch das falsche, nur von einer »toten« Materie ausgehende Denken weiterhin vergiftet und zerstört wird. Dieses »Gelähmtsein« der Massen zeigt, daß die Mehrheit der Menschen in ihrem Inneren immer noch dem Genuß, dem Geld, der Befriedigung der eigenen Triebe verfallen ist, obwohl sie sich aufgrund der in die Zerstörung und Vergiftung führenden Umweltentgleisungen immer unwohler zu fühlen beginnt. Die bewußte oder unbewußte Angst, die in den Menschen hochsteigt, wird mit weiterem Genuß, Süchten, Ablenkungen, Reisen und Vergnügungen aller Art unterdrückt.

All diese Entgleisungen wie die Glaubenslosigkeit der Menschen wurden uns von dem Propheten Jakob Lorber für das Ende des 20. Jahrhunderts vorausgesagt (67). Er prophezeite auch, daß am Ende der Zeit alle falsche

Erkenntnis und aller Aberglauben mit den Waffen der Wissenschaft vom Boden der Erde beseitigt werden, und sich ein neuer, wahrer Glaube Bahn brechen wird, der mit den Naturgesetzen im Einklang steht. Das heißt: die Wissenschaft wird uns helfen, die wahren Zusammenhänge alles Seienden immer besser zu erkennen, und sie wird es sein, die die Menschen wieder zur Erkenntnis, das hinter allem Sein eine höchste Intelligenz steht, zurückführen wird. Denn in dem Bewußtsein, daß ich als Mensch nicht nur Materie bin, die mit einem leiblichen Tode aufhört zu sein, sondern daß ich, wie alles Leben im Universum, aus einem materiellen sichtbaren und einem geistigen unsichtbaren Teil bestehe, und daß dieser unsichtbare geistige Teil meines Wesens ewig fortleben wird, so wie es der Physiker Jean E. Charon (82) so einleuchtend darlegt, verändert sich automatisch meine Erkenntnis und daraus die Sicht aller Dinge. Mit diesem Denken würde ich erkennen, daß ich als ein kleines Teilchen eingebunden bin in ein großes, lebendiges Ganzes, das von einer Kraft geschaffen und im Sein erhalten wird, die größer ist als ich selbst. Und weiter könnte ich erkennen, daß diese Kraft, nicht nur mich allein geschaffen und gewollt hat, sondern ebenso alle anderen Wesen. Alles Geschaffene ist mit einer großen Familie zu vergleichen, aus einem größeren, uns weit überlegenerem Geist hervorgegangen, den wir Menschen Gott nennen. Ich beginne dann auch nach dem Sinn dieses Seins, nach dem Sinn und Auftrag meines Lebens zu fragen, mit innerer Ausrichtung eben auf diese mir so weit überlegene Kraft, die alles Leben nicht nur geschaffen hat, sondern auf genialste Weise und mit großer Fürsorge seit unvorstellbar langen Zeiten in geordneten, lebendigen Kreisläufen erhält. Durch dieses Suchen und Fragen würde ich immer mehr die Wunder des Lebens erkennen können, die Liebe unseres uns meist so verkannten Schöpfers, die sich in allem, was da ist, ausdrückt, so daß ich es gar nicht mehr wagen würde, lieblos und rücksichtslos anderer Wesen Leben zu gefährden und zu zerstören.

Die innere Seite des Universums

Fasziniert hat mich in diesem Zusammenhang das Buch des bereits erwähnten Physikers Jean E. Charon *Tod, wo ist dein Stachel? Die Unsterblichkeit des Bewußtseins* (82), das dieser in leicht verständlicher Sprache für den Laien geschrieben hat, als Fortsetzung seines Buches *Der Geist der Materie.* Dem Physiker Charon gelingt es, schlüssig aufzuzeigen, daß das Atom aus einem sichtbaren materiellen Kern besteht, gebildet aus den Protonen und Neutronen, andererseits aber aus einem unsichtbaren und somit geistigem Teil, den Elektronen, die in einigem Abstand den Atomkern umkreisen wie Planeten die Sonne und die nur an ihren Wirkungen von der Physik durch Magnetfeldmessungen erkannt und berechnet werden können. Ich möchte hier nur sehr vereinfacht das Grundsätzliche umreißen, das Charon uns aufzeigt. Das Elektron hat praktisch eine ewige Lebensdauer. Es wirkt in der materiellen Welt, ist aber mit seiner Masse »anderswo« angesiedelt, denn es ist unsichtbar und kann durch Materie hindurchgehen. Charon nennt diesen anderen, geistigen Raum die »innere Seite« des Universums. Er unterscheidet bei der Materie also eine äußere, die materielle, sichtbare Seite, und eine innere, unsichtbare geistige Seite. Die Elektronen (d.h. die »denkenden Äonen« in den Elektronen) – und er beweist es sehr einleuchtend – stellen das Bindeglied zwischen Materie und Geist dar. Da auch wir aus Atomen bestehen, besitzen auch wir diese Elektronen und somit die Verbindung zum Geistigen. Das Elektron ist mit Licht angefüllt, und dieses Licht besteht aus Photonen. Das Licht ist die einzige Substanz, aus der Elektronen entstehen können. Dieses Licht nun (die Photonen) ist Träger aller geistigen Eigenschaften des Elektrons. Das Elektron kann geistige Informationen unverlierbar speichern. Die Elektronen sind bereits vor einigen Milliarden Jahren entstanden, als das Universum sich auszubreiten begann. Sie besitzen, da sie Geist sind, die Möglichkeit, Träger von geistigen Inhalten zu sein. Dieser Geist war am Anfang noch leer, und das Elektron begann dann immer mehr Informationen im Verlaufe seines Lebens zu speichern und diese zu handhaben. Charon bezeichnet die vier wesentlichsten Eigenschaften des Elektrons als Eigenschaften des Geistes mit: Bewußtsein (Spinaustausch mit der Außenwelt der Materie und dadurch Sammlung neuer Erkenntnisse), Liebe (Austausch durch starke geistige Sympathie von Elektron zu Elektron), Reflexion (Veränderung der Spinzustände der Photonen im Elektron) und Tat (Impulsaustausch mit Photonen der Außenwelt). Es sind dies die Eigenschaften des Photonengases, das jedes Elektron erfüllt, also die Eigenschaften des Lichtes. Wir erkennen hier die große Bedeutung des Lichtes. Licht ist also eine Art Brücke zwischen Materie und Geist, es ist das fehlende Glied, das einer ganzheitlichen Wissenschaft den Weg ebnet, in der Materie und Geist gleichberechtigt nebeneinander existieren werden.

Charon sagt, daß der Geist bei der Erschaffung des Universums eine äußerst wichtige Rolle gespielt hat, daß dieses aber bisher von der Wissenschaft verfälscht wurde, weil der Geist bewußt außen vor gelassen wird, da dieser für die

Wissenschaft »tabu« ist. Auch Georges Gramow beginnt, laut Charon, seine Geschichte des Universums zu spät, da er von einem »ungeformten Stoff« ausgeht. Andere beginnen mit dem »Urknall«, der ja eine unerhörte Energieansammlung bedeutet, schweigen sich aber darüber aus, wie diese Energieansammlung möglich werden konnte, denn Energie ist Materie. Die Materie kann aus der ganzheitlichen Sichtweise nur ein Produkt des Geistes sein, der ihr dadurch Existenz verliehen hat, daß er sie in zwei gegensätzliche Energien trennte. Und so wären alle existierenden Dinge letztendlich ein Produkt des Geistes.

Albert Einstein sagte einmal, das daß Erstaunlichste am Universum nicht seine Schönheit und Harmonie sei, sondern, daß wir es *verstehen* können. Das Universum hätte ja auch ein Chaos sein können ohne Gesetzlichkeiten. Charon führt aus, daß die Fähigkeit, das Universum zu verstehen, nur dadurch möglich wird, weil alles im gesamten Universum nur Zwiesprache zwischen uns und dem Absoluten ist. Seine Erkenntnis ist: Wenn ich denke, wenn ich lebe, halte ich mit dem Absoluten, mit Gott Zwiesprache. Und diese Zwiesprache mit dem Absoluten ist nur möglich, weil wir eines gemeinsam haben: den Geist. Diese Zwiesprache begann mit dem Austreten der Elektronen aus dem Absoluten, die ihren Geist, (d.h. die denkenden Äonen) im Laufe der Entwicklung durch Milliarden von Jahren immer weiter durch Speicherung von immer mehr Informationen differenzieren konnten. Diese Informationen gehen dem Bewußtsein der Elektronen nicht mehr verloren. (Charon beschreibt hier das Entstehen der morphogenetischen Felder Rupert Sheldrakes, auf die ich noch zu sprechen komme.) Der Sinn der Entwicklung im Universum liegt in einem dauernden geistigen Fortschritt der Elektronen als Träger des Geistes. Um diesen Fortschritt immer mehr zu steigern, mußten die Elektronen Strukturen erfinden, die ihnen ein immer weiteres Fortschreiten, eine immer größere Bewußtseinserweiterung ermöglichten. Auf diese Weise entstanden immer höhere Lebenformen, wie Mineralien, Pflanzen, Tiere und schließlich der Mensch. Laut Charon wird diese Entwicklung damit enden, daß dieser, vom Absoluten losgelöste Geist, mit all seinen Erfahrungen wieder in den »Garten Eden« zurückkehren wird, um sich wieder mit dem Absoluten in Harmonie zu vereinigen.

Interessant ist laut Charon, daß in allen Religionen dem Wort (Logos) eine große Bedeutung zukommt, ebenso der Rolle des Lichtes beim Schöpfungsakt.

Charon erklärt es so: Vor der Stunde Null, der Erschaffung des Universums, war das Wort, der Logos, der absolute ungeschaffene Geist. Dieser war außerhalb von Raum und Zeit, denn diese Dimensionen gelten nur für die Materie, und er war (und ist) unabhängig von Licht und Materie. Er ist hoch erhaben über alles, was wir als Menschen denken, erfassen und erklären können, da er sich in einer höheren, uns unbekannten Dimension befindet. Wir können von Ihm nur sagen, daß »Er ist« oder »Es – das Absolute – ist.«

Wie hören wir doch in der Schöpfungsgeschichte (Mose 1, 1–3):

> Im Anfang schuf Gott Himmel und Erde; die Erde aber war wüste und leer. Finsternis lag über der Urflut, und Gottes Geist schwebte über dem Wasser.
> Gott sprach: Es werde Licht. Und es wurde Licht. Gott sah, daß das Licht gut war.

Und mit diesem Licht begann der erste Tag. Wir sehen auch hier, welch eine immense Bedeutung dem Licht bei der Schöpfungsgeschichte der Bibel zukommt.
Lassen wir ebenso die ersten Worte des Johannes-Evangeliums in diesem Sinne auf uns wirken:

Im Anfang war das Wort,
und das Wort war bei Gott, und das Wort war Gott.
Im Anfang war es bei Gott.
Alles ist durch das Wort geworden,
und ohne das Wort wurde nichts, was geworden ist.
In ihm war das Leben,
und das Leben war das Licht der Menschen.
Und das Licht leuchtet in der Finsternis,
und die Finsternis hat es nicht erfaßt.

Es trat ein Mensch auf, der von Gott gesandt war; sein Name war Johannes. Er kam als Zeuge, um Zeugnis abzulegen für das Licht, damit alle durch ihn zum Glauben kommen. Er war nicht selbst das Licht, er sollte nur Zeugnis ablegen für das Licht.

Das wahre Licht, das jeden Menschen erleuchtet,
kam in die Welt,
und die Welt ist durch ihn geworden,
aber die Welt erkannte ihn nicht.

Wird uns hier, im Prolog des Johannes-Evangeliums, nicht etwas ganz Großes offenbart? Man sollte gerade diesen immer wieder in meditativer Stimmung lesen und auf sich wirken lassen, denn es ist ein großes Geheimnis darin verborgen.

Die morphogenetischen Felder Rupert Sheldrakes

Was Charon im Reich der Physik erkennt, erkennt der englische Biochemiker und Zellbiologe Rupert Sheldrake für das Reich der Biologie in seinen morphogenetischen (gestaltgebenden) Feldern. Er hat seine Erkenntnisse und Experimente u.a. in seinen aufsehenerregenden Büchern *Das schöpferische Universum* (83) und *Das Gedächtnis der Natur* niedergelegt. Sheldrake kommt durch die Ergebnisse seiner Versuchsreihen zu der Erkenntnis, daß die sogenannten morphogenetischen oder morphischen Felder als eine geistige Struktur mit Gedächtnisinhalten und einem Drang zu höherer Entwicklung jedes Atom und jede Gestalt, die uns in der Natur begegnen, gebildet haben. Diese Felder sind in und um die Dinge, die sie organisieren. Er sagt, wir sind keine Sklaven in einer Hierarchie von Naturgesetzen, sondern wir (die Dinge selbst, einschließlich der Menschen, Tiere und Pflanzen) sind viel mehr Schöpfer als wir dachten. Sheldrake kann seine Theorie in wiederholbaren Experimenten belegen. Zum Beispiel können künstliche Kristalle von Mal zu Mal schneller herangezüchtet werden, durch das morphogenetische Feld, das die Gedächtnisinhalte speichert und das jedes Mal gestärkt wird. Das ist ein Phänomen, daß sich die Chemiker bisher nicht erklären konnten. Meisen in England begannen damit, Milchflaschen aufzupicken. Kurz danach machten dieses alle Meisen im ganzen Land, ohne daß sie körperlich miteinander in Kontakt gestanden hätten. Dieses Phänomen veranlaßte Sheldrake zu weiteren Versuchsreihen, die seine Theorie bestätigten. Ratten in Australien übernahmen das Verhalten eines Trick-Lernerfolges einer Rattengruppe in England. Sheldrake ist sogar der Meinung, daß das menschliche Gedächtnis keine

materielle Speichereinrichtung ist, wie man es sich land-
läufig vorstellt, sondern daß das Gedächtnis eher einem
Empfänger ähnlich ist, einem Fernsehempfänger zu vergleichen, der die eigenen und anderer Leute Erinnerungen empfangen und auch senden kann. Die morphischen
Felder (Gedächtnisinhalte) sind hierbei die Sender und
die Gehirne die Empfänger. Der mechanistischen Theorie
zufolge müssen Gedächtnisinhalte auf irgendeine Weise
im Gehirn gespeichert werden. Trotz der Suche nach diesen substantiellen Gedächtnisspuren im Gehirn, blieb die
Suche bisher erfolglos. Nach Sheldrakes Meinung wird ein
Igel z.B. in seiner Entwicklung durch ein spezifisches Igel-
Feld beeinflußt, welches eine Art Erinnerung an alle
früheren Igel speichert. Die Form der früheren Igel ist es,
die dem sich entwickelnden Igel Gestalt gibt. Sein Instinkt-
verhalten wird durch das Verhalten der früheren Igel
geformt. Sheldrake spricht – ähnlich wie C. G. Jung – von
einem kollektiven Gedächtnis. Er spricht von dem Einfluß
von Gleichem auf Gleiches, und zwar durch und über
Raum und Zeit hinweg. Das Einzelwesen nimmt aus dem
kollektiven Gedächtnis der Art Informationen auf. Auf der
anderen Seite nimmt es auch an der Weiterentwicklung
des kollektiven Gedächtnisses teil, so daß wir sehen, wie
wichtig unser eigenes Verhalten für die Entwicklung der
ganzen Menschheit ist.

In diesem Zusammenhang möchte ich auf das neue, unsere bisherige Sichtweise total revolutionierende Buch des
Schweizer Wissenschaftsautors Marco Bischof aufmerksam
machen, das den Titel *Biophotonen: Licht in unserern Zellen*
trägt (118). Bischof hat in gut verständlicher Form alles
Wissenswerte über die internationale Biophotonenfor-
schung zusammengetragen. (Photonen sind Lichtquan-
ten, die physikalisch kleinsten Elemente des Lichts. Bio –

weil sie von lebenden Zellen ausstrahlen.) Hier wird beschrieben, daß die neueste Forschung erkennt und belegen kann, daß Licht von unseren Zellen abstrahlt. Dieses Licht pulsiert und wirkt durchaus lebendig, als ob es »atme«, »wie wogende Blätter im Wind«, wie es Professor Fritz A. Popp ausdrückt. Nach den Erkenntnissen von Popp leuchten wir. Dieses Licht strahlt gebündelt (»Laserlicht«), um Nachrichten zu übertragen: »Pro Sekunde müssen wir etwa zehn Millionen Zellen, die in unserem Organismus absterben, in der richtigen Weise wieder nachliefern.« Die dazu nötigen Informationen bedürfen der Geschwindigkeit des Lichtes. Das Laserlicht in unseren Körperzellen scheint einer Art Funkverkehr zu dienen. Auch unsere Nahrungsmittel strahlen, je vollwertiger und natürlicher sie angebaut sind, um so mehr. Wenn wir essen, gelangt Lichtenergie in unseren Organismus. (Erinnern wir uns an die Wasserbelebung nach Johann Grander, die Lichtenergie (Schwingungen [86]) ins Wasser bringt, die mit der Kirlianfotografie sichtbar gemacht werden kann.) Sie steuert gemeinsam mit den körpereigenen Informationen die biochemischen Abläufe. Je höher die Lichtspeicherfähigkeit des Nahrungsmittels, desto höher ist der Beitrag für die zelluläre Ordnung. Der Mensch, so Physiker Popp, sei nicht Fleischesser oder Vegetarier, sondern vor allem ein »Lichtsäuger«. Und dieses Licht steuert nicht nur alle Vorgänge im Körper, es tritt auch aus dem Organismus aller Lebewesen aus. Es bewegt sich mit Lichtgeschwindigkeit fort und bildet mit anderen Lebewesen »gemeinsame Felder des Informationsaustausches«. Womit wir wieder bei den morphogenetischen Feldern Rubert Sheldrakes angelangt sind, die in den Biophotonen eine Erklärung finden.

Sheldrake sagt, daß vom Standpunkt der konventionellen

Wissenschaft, die von ihm experimentiell erzeugten Phänomene nicht existieren dürften, weil, wie bisher angenommen wurde, die Natur von zeitlosen Gesetzen regiert wird und es keinerlei Gedächtnisprozeß (da geistig!) in der materiellen Welt gibt und geben kann. Und doch geschehen diese Phänomene und sind im Experiment zu belegen. Sie sind auch vorhersagbar. Sheldrake stellt klar, daß die konventionelle Wissenschaft mit ihrer Annahme von zeitlosen, unveränderlichen Naturgesetzen gar nicht merkt, daß sie hiermit auch eine metaphysische Theorie aufgestellt hat, von der sie fest glaubt, daß diese absolut den Tatsachen entspricht. Die Experimente Sheldrakes zeigen jedoch, daß diese bisher geltende Theorie nicht stimmt. Sheldrake stellt keine Gegentheorie auf; er widerlegt nur die bisherige konventionelle Ansicht der Wissenschaft im Experiment, das heißt wissenschaftlich, mit den Mitteln der Wissenschaft.

Ebenso kam der große deutsche Physiker Ernst Pascual Jordan (1902–1980) zu dem Schluß: »Nach moderner physikalischer Erkenntnis ist der Materialismus ein naturwissenschaftlich widerlegter Irrtum.«

So werden die Fronten immer mehr in Richtung des Geistes aufgeweicht, und wir dürfen die Hoffnung haben, daß mit dem Heranwachsen einer neuen, geistig reiferen Generation von Wissenschaftlern sich auch unser, wie wir immer mehr erkennen können, falsches, materialistisches Weltbild ändern und einem brüderlichen Miteinander in gegenseitiger Achtung und Liebe Raum geben wird.

Ich möchte diese Betrachtungen mit einigen Gedanken von Max Planck (1858–1947), einem der bedeutendsten Physiker des 19./20. Jh., abschließen, die dieser 1930 auf einem Physiker-Kongreß in Florenz zum Ausdruck brachte:

Und so sage ich nach meinen Erforschungen des Atoms folgendes: Es gibt keine Materie an sich! Alle Materie entsteht nur durch eine Kraft, welche die Atomteilchen in Schwingung bringt und sie zum winzigsten Sonnensystem des Atoms zusammenhält. Da es im ganzen Weltall weder eine intelligente noch eine ewige Kraft (aus sich selbst heraus) gibt, so müssen wir hinter der Kraft einen bewußten intelligenten Geist annehmen. Dieser Geist ist der Urgrund aller Materie. Da es aber Geist an sich nicht geben kann, und jeder Geist einem Wesen angehört, so müssen wir zwingend Geistwesen annehmen. Da aber auch Geistwesen nicht aus sich selbst sein können, sondern geschaffen worden sein müssen, so scheue ich mich nicht, diesen geheimnisvollen Schöpfer ebenso zu nennen, wie ihn alle alten Kulturvölker der Erde genannt haben:

Gott.

Die Wunderwelt der Mikroben

Und so erkennen die aufgeschlossenen modernen Forscher weltweit immer mehr, daß unsere bisherigen mechanistischen Ansichten der Schöpfung und ihrer Lebewesen nicht mit der Wahrheit, wie uns diese auch immer offensichtlicher entgegentritt, übereinstimmen. Die Erkenntnis, daß die gesamte Schöpfung im Makro- wie im Mikrokosmos von den gleichen Prinzipien getragen wird, die Leben und Wandlung heißen – denn in der Natur gibt es nichts Statisches – setzt sich immer mehr durch und verändert damit unser Weltbild, das uns bisher in die rücksichtslose Ausbeutung und Zerstörung unseres Lebensraumes geführt hat. Wir stehen in einer Zeit, wo sich die Geister scheiden: für oder wider das Leben, das heißt, für oder wider Gott, wie uns dieses wiederholt für »die letzte Zeit« vorausgesagt wurde.

Diese Erkenntnisse betreffen ebenso die Welt des Mikrokosmos, die Welt der Mikroben, und mit diesem Thema sind wir nun wieder bei den *Pilzen* angelangt. Auch hier zeigt sich immer mehr, daß wir mit der bisher noch geltenden Schulmeinung, die sich auf die Erkenntnisse Louis Pasteurs gründet, immer mehr in eine ausweglose Sackgasse geraten, die uns jetzt immer schneller in die bedrohliche Verpilzung führt.

Der französische Chemiker und Mikrobiologe Louis Pasteur (1822–1895) vertrat noch die Ansicht, daß unsere Gesundheit immer wieder heimtückisch durch Kleinstlebewesen, d.h. durch Bakterien, bedroht würde. Für ihn entstanden Krankheiten nur durch Infektionen, durch Angriffe dieser Bakterien von außen, die sich willkürlich und zufällig ihre Opfer suchten. Aufgrund der damaligen, oft katastrophalen Hygieneverhältnisse grassierten immer wieder schwere Krankheiten und Seuchen. Pasteur entwickelte die Schutzimpfung gegen bestimmte Erreger und empfahl auch das Keimfreimachen der Milch durch Erhitzung, das nach ihm genannte »Pasteurisieren«. Pasteur war der Meinung, daß der Mensch, dessen Blut, wie man meinte, normalerweise keimfrei sei, sich durch unglückliche Umstände aus völliger Gesundheit mit krankmachenden Bakterien infizieren würde. In diesen Erregern sah er unser Leben bedrohende Feinde, denen auf der ganzen Linie der Kampf angesagt werden mußte. Es sei die wichtigste Aufgabe der Medizin, den Menschen vor diesen krankmachenden Bakterien zu schützen. Diese Theorie, den »schwarzen Peter« des Krankwerdens *allein* den »bösen« Bakterien zuzuschieben, gefiel den Menschen der damaligen Zeit, die, durch die immer wiederkehrenden Seuchen verängstigt, nun die große Rettung erhofften. Aber gerade bezüglich des Impfens werden in der letzten Zeit weltweit immer mehr Stimmen laut, die sehr eindringlich vor den damit verbundenen großen Gefahren warnen, die bis zu schweren geistigen und körperlichen Behinderungen und dem bis zum heutigen Tage der Schulmedizin noch rätselhaften plötzlichen Kindstod führen sollen (102 und 72–76).

Zu gleicher Zeit bemühte sich auch ein anderer Forscher um die Gesundheit seiner Mitmenschen, der französische Arzt und Wissenschaftler Antoine Béchamp (1816–1908). Wie Hippokrates war er der Meinung, daß Krankheiten *in uns* und *durch uns* entstehen würden. Seine Studien der Mikrobenwelt führten ihn zu ganz anderen Erkenntnissen als Louis Pasteur. In seiner Zeit glaubte die Wissenschaft in der Nachfolge Pasteurs, Virchows (1821–1902)* und Kochs (1843–1910)**, daß die kleinste Lebensform die Zelle sei, und daß das Leben an diese Zelle gebunden sei. Man war der Meinung, die Vermehrung der Zellen würde jeweils nur aus der Teilung ein und derselben Zellart hervorgehen. Dabei blieb die Frage ungeklärt, wodurch denn eigentlich die Vielfalt der Zellen und lebendigen Systeme entstehen konnte. Nachdem die erste Zelle entstanden war, hätte es doch bei dieser einen Zellart verbleiben müssen. Eine geistige, zur Wandlung und Aufwärtsentwicklung treibende Kraft wollte man nicht anerkennen. Auch die Frage, wie es denn überhaupt zu einer ersten lebendig stoffwechselnden Zelle aus dem Nichts, aus der unbeleb-

* Rudolf Virchow: Begründer der Zellularpathologie.
** Robert Koch: Hauptbegründer der modernen Bakteriologie.

ten Materie kommen konnte, kann und konnte niemand nach dieser Theorie befriedigend beantworten.

Béchamp nun verwarf die Idee der Zelle als kleinste Lebenseinheit. Er entdeckte, daß alle pflanzlichen und tierischen Zellen aus noch kleineren Bausteinen bestehen und daß sie kleinste Körnchen (Granulations moleculaires) enthielten, die nach dem Tod des Organismus weiterlebten. Ihm fiel auf, daß diese »Körnchen« sich über viele Schritte hinweg zu höheren Mikroorganismen verwandeln konnten. Béchamp war der erste Wissenschaftler, der eine Bakterien-Cyclogenie (kyklos = Kreislauf, genos = Gewordenes, Erzeugtes), zumindest in ihren Anfängen beschrieben hat. Damit entstand die Lehre des Pleomorphismus bzw. Polymorphismus (= Vielgestaltigkeit), der grundsätzlichen Wandelbarkeit der Formen, gegenüber dem von Pasteur und der herrschenden Lehrmeinung vertretenen Monomorphismus, der von einer gleichbleibenden, unveränderlichen Gestalt einer Mikrobe ausging, die allein für eine Krankheit verantwortlich zu machen sei. Diese Ur-Keime wirken laut Béchamp in allen Lebensbereichen (91). Sie besorgen den Kreislauf der Stoffe. Sie »organisieren« die Materie. Sie erbauen den Organismus und erhalten ihn. Sie bilden durch ihren Stoffwechsel den Nährboden, aus dem die verschiedenen Lebensformen hervorgehen, bis diese, wie wir es beim Tod der Lebewesen und in der Natur in jedem Herbst sehen können, wieder zu »Staub« werden und damit zum Nährboden für neues Leben. Nach Ansicht Béchamps seien diese Lebenskeime unsterblich. Außerdem verhalten sie sich nach bestimmten Mustern. Sie können deshalb pflanzliche, tierische und menschliche Zellen bilden. Béchamp kommt zu der These: Jedes Lebewesen ist die Verwirklichung eines Musters (morphogenetisches Feld?) und das Ergebnis eines bestimmten Nährbodens. Uns stellt sich bei dieser Betrachtung die Frage, wer wohl dieses Muster, dieses komplizierte »Programm« in die verschiedenen Zellen hineingelegt hat? Von unseren Computern wissen wir, daß diese sich nicht aus sich selbst schaffen können. Es bedarf immer eines Planers und Programmierers. Béchamp ging sogar soweit, zu erklären, daß auch höher organisierte Lebewesen wie z.B. der Mehlwurm im Mehl und die Essigfliegen, die im Sommer um das gärende, faulende Obst schwirren, nicht von außen angezogen würden, sondern aus dem geschädigten Milieu des Mehles oder der faulenden Frucht (Feuchtigkeit, Temperatur, geeigneter Nährboden) durch Höherentwicklung aus niederen Formen entstanden seien. Der ursprüngliche kleinste Ur-Lebenskeim würde über viele Zwischenstufen zum Parasiten, der den durch besondere Umstände lebensunwert gewordenen Wirt »abräumt«, weil die Natur nichts Geschädigtes, Krankes, Minderwertiges dulde. Denken wir an die vom Kornkäfer befallenen Maiskolben. Obwohl die gesunden Maiskolben neben den kranken lagen, rührten die Kornkäfer die gesunden nicht an. Die »Gesundheit« schmeckte ihnen nicht. Wir sagten bereits, die geschädigten Pflanzen rufen ihre Schädlinge herbei. Aber kann es nicht auch so sein, daß diese Schädlinge neben ihrer üblichen Vermehrung auch aus dem gestörten Milieu der Pflanzen selbst auf die gleiche soeben beschriebene Weise entstehen? Hier gäbe es noch ein höchst interessantes Feld für unsere biologische Forschung. Diese Theorie ist mir bei Béchamp zum erstenmal begegnet, und sie hat, wenn man sich vorurteilsfrei in sie vertieft, etwas für sich, denn ich habe mich oft genug über die so plötzlich aus dem Nichts auftauchenden Essigfliegen gewundert. Ebenso hat mich das Meer von roten Mohnblüten, wie diese so häufig bei

Neubauten den stark lehmhaltigen Bauaushub dicht an dicht überziehen, in Erstaunen versetzt. Diese Massen von Mohnsamen, besonders auch an verschiedenen Orten, konnten gar nicht vorher in der sehr tiefen unberührten Erde gewesen sein. Auch hier scheinen die Mohnpflanzen aus dem »Nichts« entstanden zu sein. Die Überprüfung dieser Phänomene bleibt einer weiteren Erforschung vorbehalten. Durch seine Erkenntnisse kam Béchamp daher auch zu dem Schluß, daß ausgestorbene Arten nicht für immer verloren seien. Sie könnten aus passendem Umfeld wiedererstehen. Schlingt sich von diesem Erkennen nicht ein Band zu den Erkenntnissen von Charon und Rupert Sheldrake?

Die Bakterien-Cyclogenie

Es blieb dem Biologen Günter Enderlein (1872–1968) vorbehalten, einen weiteren großen Schritt in der Erforschung des Pleomorphismus zu tun. Er arbeitete als Mikrobiologe, Zoologe und Krebsforscher im Zoologischen Museum der Universität Berlin und widmete diesem Fragenkomplex sein gesamtes wissenschaftliches Schaffen, das sich über 40 Jahre erstreckte und sich in seinem Hauptwerk »Bakterien-Cyclogenie«, das 1925 entstand, niederschlug. Der Anstoß für seine Forschungen bildete 1916 eine Arbeit über Fleckfieber. Er beobachtete bei Dunkelfeldaufnahmen (lichtmikroskopische Untersuchungsmethode) begeißelte, stark bewegliche Kleinstlebewesen – später nannte er diese Spermite – die sich mit Bakterien vereinigten, d.h., beide Partner verschmolzen miteinander, wonach der ganze Komplex plötzlich blitzschnell unsichtbar wurde. Enderlein vermutete hier geschlechtliche Prozesse, deren Produkt nicht eine größere Erscheinungsform war, sondern niedere kleinste, uns nicht mehr schadende Formen. Inzwischen ist dieses Phänomen von mehreren Mikrobiologen bestätigt worden.

Enderlein erkannte außerdem, daß im Blut von Säugetieren immer symbiontische pflanzliche kleinste Körperchen anzutreffen waren, die er »Endobionten« nannte. (Eine Symbiose bezeichnet das friedliche, freundschaftliche Miteinander von Lebewesen zur gegenseitigen Hilfe.) Es war dieses der Urlebenskeim, den Béchamp in pflanzlichen und tierischen Zellen beschrieb. Der Endobiont trat in verschiedenen Formen auf. Enderlein konnte feststellen, daß der Endobiont verschiedene wichtige Aufgaben zu erfüllen hat, unter anderem bei der Blutgerinnung. Ebenso bewerkstelligen die Endobionten, quasi als Kraftquelle, alle Stoffwechselvorgänge, so die Bildung von Fermenten, Hormonen etc. (Die immer mehr zunehmenden Hormonstörungen und Sterilität auch bei uns Menschen wird in erster Linie etwas mit einer gestörten Symbiose zu tun haben.) Der Endobiont lebt in einer echten Symbiose, also zu beiderseitigem Nutzen, mit seinem Wirtsorganismus. Enderlein erkannte, daß alles Leben eine »gigantische Ursymbiose« ist. Gesundes Leben mußte, nach seinem Erkennen, eine Eusymbiose (eu = gut) darstellen, d.h. das positive freundschaftliche Miteinander dieser Kleinstlebensformen; wohingegen Krankheit nach seiner Meinung das Ergebnis einer gestörten Symbiose sein mußte, aufgrund von negativen Milieuveränderungen. Bei seinen mikroskopischen Beobachtungen konnte Günter Enderlein erkennen, daß keine Lebenseinheit im »Kampf ums Dasein« daran denkt, in schrankenlosem Ausbreitungs- und Vermehrungsdrang anders geartete Lebewesen aus dem Dasein zu verdrängen. Im Gegenteil, es ist ein

Streben nach harmonischem Gleichgewicht zwischen einer Art und der anderen Art zu erkennen. Töten und Fressen sind nur auf das zur Arterhaltung notwendige Maß beschränkt.

Ein Forscher entdeckt, wie Leben entsteht

Nach Enderlein ist der bereits erwähnte Endobiont, ein kleinstes unbewegliches Eiweißkörperchen pflanzlicher Herkunft, aus dem kleinste bewegliche Lebewesen hervorgehen.

Hier drängt sich mir eine Parallele auf, die ich nicht unerwähnt lassen möchte, als Anregung für zukünftige Forschungen. In dem Buch von James DeMeo *Der Orgonakkumulator* (93) wird berichtet, daß Wilhelm Reich, um die kosmische Energie nachzuweisen, der er auf der Spur war, Amöben (Einzeller) benötigte. Er wandte sich Anfang der dreißiger Jahre an die Universität in Oslo, und man sagte ihm dort, daß man diese einfachen Organismen nicht als Kulturen vorrätig halte, weil sie unmittelbar aus einem Moos- oder Grasaufguß kultivierbar seien. Also setzte Reich solch einen Aufguß an und beobachtete ihn sorgfältig unter 3000facher Vergrößerung. Nirgendwo sah er jedoch aufquellende Sporen an den Grashalmen, die sich zu den erwarteten neuen Amöben entwickelten. Moos und Gras zerfielen bei ihrer Zersetzung. Und dann geschah etwas Seltsames. Er bemerkte plötzlich das Auftreten kleinster blaugrüner Bläschen. Diese Bläschen entwickelten sich einige Tage lang, ballten sich dann zu einem Haufen zusammen, und es bildete sich um alles eine Membran. Eine Zeitlang rollte und pulsierte es in der Membran, bis sich das Gebilde zu bewegen begann: es war eine neue Amöbe entstanden. Wilhelm Reich gab dem ungewöhnlichen winzigen Bläschen den Namen Bion. Später stellte Reich in unzähligen Versuchsreihen fest, daß auch andere organische oder anorganische Substanzen, wie Heu, geglühter Sand, Erde etc., in sterilen Nährlösungen aufquollen und die winzigen bläulichen Bläschen hervorbrachten, die ebenfalls unter geeigneten Lebensbedingungen zu lebenden Einzellern wurden. Diese nun konnten genau klassifiziert werden. Selbst wenn er die Materialien durch Kochen, Autoklavieren oder Erhitzen bis zum Glühen brachte und dann in sterile Nährlösungen getaucht hatte (um zu beweisen, daß sich keine Keime oder Sporen von außen eingeschlichen haben konnten), waren die Bionen nicht zerstört, sondern sie setzten sich sogar in noch größerer Zahl frei. Auch bei der Untersuchung von Zerfalls- und Zersetzungsprozessen von Nahrungsmitteln beobachtete Reich eine vergleichbare Bionenfreisetzung. Andere Wissenschaftler seiner Zeit wiederholten seine Experimente und bestätigten seine Ergebnisse. Die Bionen hatten eine bläuliche Färbung und gaben eine Art von Strahlung ab. Um sicher zu gehen, daß diese Strahlung nicht von außen kommende elektromagnetische Wellen waren, baute Wilhelm Reich sich zur Abschirmung einen Metallkasten, den er außen mit Holz verkleidete. Als er seine Bionenpräparate in den Kasten legte, bemerkt er, daß die bläuliche Strahlung noch stärker wurde. Er beobachtete neben den bläulichen Schwaden auch schnelle, helle Blitze, die »Kreiselwellen«. Diese Strahlung blieb in dem Metallkasten bestehend, auch nachdem er das Präparat herausgenommen hatte. Jahre später, als er den Himmel mit einem Rohr beobachtete, entdeckte er an den dunkelsten Stellen des Himmels zwischen den Sternen das gleiche Phänomen des bläulichen Flackerns sowie der hellen Blitze, die er so gut aus seinem Kasten kannte. Da erkannte er, daß es sich bei diesem bläulichen Flackern um eine allgegenwärtige Energie handeln müsse, die aus der Atmosphäre kommt, und daß diese deshalb auch in dem Kasten blieb, auch wenn kein Bionenpräparat mehr im Kasten vorhanden war. Ab da widmete er sich ganz der Erforschung dieser neuen Energie, die er »Orgon«-Energie nannte. Durch seine Beobachtungen entwickelte Reich das Prinzip des Orgonakkumulators, eines mehrschichtigen Holz-Metall-Kastens, der in der Lage ist, diese Lebensenergie zu verstärken. Bei klarem Himmel und strahlendem Wetter erleben wir auf der Erde eine sehr starke Orgoneinstrahlung und damit Anhebung unserer Lebenskraft, während diese bei Regenwetter, nach Wilhelm Reich, kaum zu messen ist. Dem neuen Buch *Orgon und DOR* von Jürgen Fischer (94) ist weiteres über dieses wichtige Thema zu entnehmen. Der Verfasser weist auch auf die Gefahren des Elektrosmogs und anderer lebensfeindlichen Energien hin, die die für uns lebensnotwendige Orgonenergie zerstören.

Durch all diese neuen Entdeckungen sehen wir, wie in der jetzigen Zeit sich die Erkenntnisse der einzelnen Forscher verbinden, die bisher mit ihren Entdeckungen von der herrschenden Lehrmeinung nicht verstanden, somit abgelehnt und nicht weiterverfolgt wurden. Die Erkenntnisse Reichs, der übrigens als überaus korrekt arbeitender Wissenschaftler galt, der alle seine Erkenntnisse mit exakten Methoden der wissenschaftlichen Forschung erzielte, werden auf eine ganz außerordentliche Weise bestätigt, die ich hier ebenfalls kurz anschneiden möchte. In dem Buch *Himmelsgaben* (96), Band 1, wird von Jakob Lorber auf die Frage »wo die Tierwelt anfängt« Überraschendes geantwortet.

Die Entstehung der Tierwelt und das Licht

»Ihr werdet meinen, das Wasser sei die Mutter der Tiere. Allein es ist dem nicht so. Denn wo ihr mit dem Mikroskope in einem Tropfen des Wassers animalische Lebensformen entdeckt, da steht das Reich der Tiere schon auf der tausendsten Stufe der Fortbildung. Die erste Klasse der Tierwelt sind die unendlich kleinen Bewohner des Äthers. Sie sind in demselben ungefähr das, was ihr in eurer Sprache ›Atome‹ nennet und sind so außerordentlich klein, daß auf einem Punkte, den ihr nur unter einer starken Vergrößerung als solchen entdecken könntet, schon mehrere Trillionen reichlich Platz fänden. – Nun werdet ihr fragen, woher diese Tiere kommen und wie sie entstehen? – Da sage Ich euch: Diese Tiere entstehen aus dem Zusammenflusse der Sonnenlichtstrahlen, welche sich allenthalben in dem unermeßlichen Schöpfungsraume begegnen. Die Gestalt dieser Tiere ist die einer Kugel, deren Oberfläche äußerst glatt ist. Ihre Nahrung ist die Essenz des Lichtes. Und ihre Lebensdauer ist der trillionste Teil einer Sekunde, worauf sie – nach ihrem Ableben, zu Trillionen sich einend – eine zweite Klasse (von Wesen) zu bilden anfangen, die sich zwar hinsichtlich der Größe von ihren Vorgängern um nicht gar vieles unterscheiden; nur wird ihr Leben um soviel konzentrierter, daß sie schon ein Bedürfnis nach Nahrung empfinden; daher sie auch schon mit einem Organe versehen und unter dem Ausdrucke ›Monaden‹ zu verstehen sind. Diese Tiergattung hat ihren Lebensraum schon in der Planetensphäre. Ihre Lebensdauer ist der tausendbillionste Teil einer Sekunde ... Nun, auf gleiche Weise wird fast unter gleicher Gestalt eine Klasse nach der anderen mit einem stets potenzierteren Leben gebildet, bis endlich das Leben solcher Wesen zu einer solchen Potenz gediehen ist, daß es anfängt, sich an der obersten Luftregion als ein lichtvoller, bläulicher Dunst anzusiedeln.« (Auch Reich schreibt davon, daß die kosmische Orgonenergie eine »bläuliche« Strahlung hat.) »Die Lebensdauer dieser Wesen ist dann schon nach und nach bis zum tausendmillionsten Teil einer Sekunde angewachsen. Da geschieht es dann öfter, daß sich durch einen inneren Trieb viele Trillionen und Trillionen solcher Blaulicht-Tierchen ergreifen und zur Fortbildung einer höheren Klasse begatten. Ein solcher Prozeß wird dann euren Augen unter der Gestalt einer sogenannten Sternschnuppe sichtbar. Das Leben vieler solcher Tierarten tritt dabei aus ihren leichten Larven und vereinigt sich dann wieder zu einem Leben. Die Larven aber fallen dann, vermöge ihrer Lebenskraft-Kompression, als scheinbare, oft als weichere, oft aber auch schon als steinfeste, sogenannte ›Meteorolithen‹ zur Erde und vermehren die Erde mit ihrer toten Wesenheit. Die nun freigewordenen Tierchen sammeln sich dann gerade auf der spiegelglatten Oberfläche der atmosphärischen Luft in großen Massen und werden euch sichtbar als sogenannte ›Lämmerwolken‹. Bei diesen Tierchen, die noch immer unendlich klein sind für euer Auge, findet schon eine Reproduktion ihresgleichen statt, welche jedoch nicht ständig vor sich geht, sondern zeitweilig. Denn, wenn sie sich bis zu einer gewissen Masse und großen Anzahl vermehrt haben, dann werden sie ... schwerer und schwerer und sinken dann unter die Oberfläche des Luftmeeres. Dadurch geschieht wieder eine gewisse Vermählung erwähnter Tierchen-Massen mit dem in der Luft konzentrierten wärmehaltigen Lichte, welches unter dem sogenannten ›elektrischen Stoffe‹ verstanden wird. Dadurch wird nun sogleich eine schon vollkommenere, sehr leb-

hafte Klasse gebildet, und diese füllt dann die Luft in dichter Wolkengestalt. Wenn … diese Wolken zu einer großen Masse herangewachsen sind, allda geschieht dann wieder ein Klassenwechsel. Das Leben entbindet sich aus den noch immer kugelförmigen Larven, welche jetzt schon so groß sind, daß sie unter einem starken Mikroskope bereits wahrgenommen werden können und fährt dann urplötzlich mit großer Schnelligkeit und großem Getöse als sichtbarer Blitz zur Erde, oft auch wieder in die feuchten Teile der Luft – und teilt sich sogestalt in großer Schnelle teils der Materie, teils der Pflanzenwelt, hauptsächlich aber einer, in seiner Lebenssphäre ihm zunächstliegenden Tierklasse, mit. Nun erst fängt ein irdisches Tierleben an.«
Es folgt bei Lorber eine etwas komplizierte Beschreibung des weiteren Vorganges. Er sagt, daß bei diesem Prozeß die leeren Larvenhüllen in Kugelgestalt sich mit Luftfeuchtigkeit füllen und als Regen auf die Erde fallen. Dort verbinden sich diese wassergefüllten Bläschen als ein elektrisches Tierleben mit den durch Zersetzung (Verrottung) freigewordenen geistigen Substanzen von abgestorbenen Pflanzen aus dem unteren Pflanzenreich »und bilden die euch schon etwas bekannten sogenannten Infusionstierchen; wovon ihr euch überzeugen könnet, so ihr was immer für eine Pflanze nehmet, dieselbe ins Wasser leget und einige Zeit stehen lasset. Wenn ihr dann einen großen Tropfen unter ein gutes Mikroskop bringet, so werdet ihr da sobald schon in einem nur sandkorngroßen Punkte gar viele frei lebende und sich bewegende, geformte Wesen entdecken. Das ist nun die erste Tiergattung, die in der sichtbaren Materie dem aufmerksamen Beobachter zum Vorscheine kommt. Jedoch werdet ihr nach Verlauf einer längeren Zeit in einem solchen Tropfen nicht nur eine, sondern wohl tausenderlei Tiergattungen entdecken, die sich in

ihrer Form und Benehmungsweise wesentlich unterscheiden. Und ihr müßt ja nicht meinen, daß diese Tiere zugleich entstehen, *sondern da geht immer eine Klasse durch die Vereinigung aus einer anderen hervor.*« Es wird dann weiterhin sehr genau beschrieben, wie sich das Leben in höhere Tiergattungen aufwärts entwickelt bis hin zur Perlmuschel. Jakob Lorber erhielt diese Kundgabe am 15. August 1840 (96). Sie kann als Bestätigung von Reich, Enderlein, Béchamp, Grander und allen anderen gelten.

Mir drängt sich nun die Frage auf, ob die von Béchamp, Enderlein und anderen beschriebenen »granulations moleculaires« oder »Endobionten« nicht etwas mit den Bionen zu tun haben, wie Reich sie bei 3000facher Vergrößerung gesehen hat oder Johann Grander im lebendigen und belebten Wasser bei 7000facher Vergrößerung. Béchamp beschreibt sie als Urkeime des Lebens, als Kraftquelle, als den Motor der die verschiedenen Lebensformen gebildet hat. Hier gäbe es für die Biologie noch etwas zu tun.

Je mehr Endobionten, desto mehr Gesundheit

Wie wir durch die Arbeiten von Enderlein und mittlerweile auch von weiteren Forschern (von Brehmer, Bruno Haefeli) wissen, kann sich der Endobiont über viele Zwischenschritte zu immer höheren Formen hin verändern. Dabei durchläuft er nach Enderlein die drei Grundphasen: Kolloid – Bakterium – Pilz, d.h., aus dem bewegungslosen, unvorstellbar kleinen pflanzlichen Eiweißpartikel (Protit), der mit 0,01 mcg die Größe von einem Virus hat, geht die Entwicklung über die bereits bewegungsfähigen Symprotite zu den Chondriten und von dort über Fibrin,

das laut Enderlein noch zu der apathogenen (nicht krankmachenden) Phase gehört, zu den parasitären, krankmachenden Stadien wie Bakterium und letztlich dem Pilz.
Wodurch wird nun das »Umkippen« der Entwicklungsreihe in uns krankmachende Zustände bewirkt? Enderlein stellte fest, daß erst nachdem das Lebensmilieu des Wirtes durch unnatürliche Nahrung, Bewegungsarmut und andere negative Umwelteinflüsse, wie Kunstdünger, gechlortes Wasser, verunreinigte Luft etc. entscheidend verändert wurde, sich diese so wichtigen kleinen Schutzkörperchen in immer größere feindliche Lebensformen (Parasiten) zu verändern begannen. Über viele verwirrend anmutende Zwischenstufen, die doch nach einer festen Ordnung entstehen, entwickeln sich mit der Zeit Bakterien und bei weiter anhaltender Schädigung des Milieus zuletzt die Pilze, wobei es verschiedene Linien, d.h. verschiedene »Stammbäume« gibt, von denen sich immer wieder neue Arten abspalten und ihren eigenen Entwicklungsgang gehen.
Da der Endobiont ein gieriger Eiweißfresser ist, wird seine Aufwärtsentwicklung zu krankmachenden Formen im wesentlichen durch unsere überbetonte Fleischernährung verursacht, ebenso durch das Weißmehl. Über den gesundheitsschädigenden, stark degenerativen Einfluß des Weißmehls hörten wir bereits. Und wie sieht es heute mit dem Fleischverzehr aus? Erinnern wir uns. Vor dem zweiten Weltkrieg gab es bei den meisten Familien nur sehr selten Fleisch, meist am Sonntag. Das Fleisch stammte von gesunden Tieren, die sich frei bewegen durften. Sie bekamen keine Antibiotika, weil es diese noch nicht gab. Und wie ist es heute? Dem übertriebenen Fleischkonsum begegnen wir mit Massentierhaltung, pferchen die armen Schweine lebenslang in ein Metallkorsett auf kleinstem

317

Raum (93), wo sie sich nicht einmal umdrehen können, ähnlich wie die Hühner im »Hühner-KZ«. Sie werden dann so gereizt und verzweifelt, daß sie einander anfallen und anfressen, sobald sie es können. Und da sie schwach und krankheitsanfällig geworden sind, bekommen sie bereits vorbeugend Antibiotika ins Futter. Wir sollten einmal darüber nachdenken, was wir uns mit dem Fleisch solcher Tiere antun und was wir auch letztlich den Tieren antun.

Da zeigt sich wieder die Wahrheit des Sprichwortes: »Gottes Mühlen mahlen langsam, aber trefflich fein.« Und: »Was du aussäst, das wirst du ernten.« Dieser Umgang mit den Tieren fällt auf uns zurück. Ebenso rauben wir den Menschen in der Dritten Welt die Lebensgrundlage, in dem sie uns für unsere übertriebene tierische Ernährung (Schweine, Rinder) Sojabohnen etc. liefern müssen, die sie dringend selbst benötigen. Von dem Futter (Getreide, Soja), von dem bei uns eine Kuh oder ein Schwein ernährt wird, könnten in den Entwicklungsländern 17 Menschen überleben.

Gifte aller Art im Blut stören unsere Endobionten erheblich. Daher ist es nicht gleichgültig, wie wir leben, was und wie wir essen, welche Luft wir einatmen, welches Wasser wir trinken und welche Gedanken in uns sind. Alles dies hat einen Einfluß auf unsere Körpersäfte und damit auf unser Blut, und somit auf unsere Endobionten.

Die Entdeckung, daß die kleinen Formen des Endobionten sich mit einer uns schadenden größeren Form verbinden können, wodurch sich der ganze Komplex auflöst, brachte Enderlein auf eine geniale Idee. Er entwickelte, um einen Mangel an Chondriten* auszugleichen, Chon-

---

* chondron = Korn.

dritpräparate, die ein Gleiches tun können, und die seit Jahren bereits erfolgreich eingesetzt werden (92 und 119).

Die cyclogenetische Aufwärtsentwicklung der Schimmelpilze

In seiner »Bakterien-Cyclogenie« schenkte Enderlein besonders den zwei Hauptlinien der Schimmelpilz-»Cyclode« seine besondere Aufmerksamkeit, die er in all ihren verschiedenen Formen gründlich erforschte und genau beschrieb. Diese zeigten sich auf dem Höhepunkt ihrer Entwicklung als der (Schimmel-)Pilz Mucor racemosus, der in der Entartungsphase zu einem gefährlichen Blutstauer wird – und als der (Schimmel-)Pilz Aspergillus niger. So wie es aussieht, gehen die meisten Herzinfarkt- und Schlaganfallsterbefälle auf das Konto der entgleisten Mucor-»Cyclode«, die zu Stauungen und Thrombosierungen führt.

Während zum Beispiel die gesunden Endobiontenformen der Aspergillus-»Cyclode« wichtige Aufgaben für den Wirt haben, – sie regulieren den Calciumstoffwechsel und die Knochenbildung – führt die Entartung dieses Stammes über Schwächungen und Erkrankungen des Bindegewebsapparates bis zur Entwicklung der Tuberkulose. Bei der Behandlung von Tuberkulose bewährte sich die Entdeckung, daß bestimmte Formen von Kleinstlebewesen (97) diese schwere Krankheit überzeugend in den Griff bekommen. Ich denke da an die 4700 belegten Tuberkulosefälle, die der Arzt Bruno Gettkant aus Berlin, nach 1945, als so viele Menschen durch Krieg und Gefangenschaft zum Teil an schwerster Tbc erkrankten, mit diesem einfachen Prinzip hat heilen können (97).

Auch die Gesundheit hat ihren Preis

Welch ein Wunderwerk der inneren Regulation und damit des Schutzes vor Krankheiten wurde uns von unserem Schöpfer mitgegeben. Doch alles hat seinen Preis, auch die Gesundheit. Wir sehen, daß wir es zum größten Teil selbst in der Hand haben, ob wir krank werden oder gesund bleiben dürfen, denn es ist von unserem Schöpfer so eingerichtet, daß die unserer Gesundheit dienlichen Lebenskeime ihre Aufgabe nur in einem gesunden Milieu verrichten können. Je gesünder das Milieu (Verdauungstrakt, Blut und Säfte), desto gesünder sind unsere Endobionten, d.h. um so kleiner und damit unser Leben beschützender. Sie leben von einem gesunden Blut, das sich in uns durch ein lebendiges, energiereiches, gesundes Wasser, durch eine mäßige, vitalstoffreiche, natürliche Ernährung, durch innere Harmonie wie auch durch die Lebensenergien der Atmung und Bewegung in frischer guter Luft und Sonne bildet.

»Im Schweiße deines Angesichts sollst du dein Brot essen«. Mir zeigt sich immer mehr, wie wichtig die unser Blut kräftig mit Energien aufladende Bewegung in der freien Natur ist. Man empfindet danach ein beglückendes pulsierendes Wohlgefühl für Stunden, und an der verstärkten Nierenausscheidung sehen wir, wieviele Belastungsstoffe uns verlassen können. Bei körperlicher Betätigung und Bewegung fließt unser Blut ca. zwanzigmal häufiger durch unsere Nieren, so daß viel mehr Schlackenstoffe abgehen können. Der bekannte Mayr-Arzt Erich Rauch (57) empfiehlt als »Blutwäsche« einen täglichen kräftigen Spaziergang von einer dreiviertel Stunde und am Wochenende eine Wanderung von ca. 2 Stunden. Die körperliche Arbeit an der frischen Luft ist kein Fluch, sondern eine Gnade, die unserer Gesundheit zugute komme. Ist ein Mensch durch eine einfache, bescheidene, vernünftige Lebensweise im vorbeschriebenen Sinne gesund, so fühlen sich die so wichtigen Lebenskeime in ihm wohl, und sie schützen ihn vor eindringenden Keimen aller Art bis hin zu Pilzen.

Selbst Louis Pasteur erkannte kurz vor seinem Tode seinen Irrtum, und er soll auf seinem Totenbett die wichtigen Worte gesagt haben: »Die Mikrobe ist nichts, das Milieu ist alles.« (»Le microbe n'est rien, c'est le terrain qui est tout.«) Auch er erkannte die ständige Wandlung des Nährbodens als Ausdruck schöpferischer Lebenskraft (91). Mit diesen Worten widerrief Louis Pasteur im Sinne Béchamps und seiner Nachfolger seine Theorie von den Bakterien als *alleiniger* Ursache der Krankheiten. Das Rad der Geschichte hatte sich jedoch bereits zu drehen begonnen, und es wird erst einer neuen Zeit überlassen sein, die falschen, ins tödliche Verderben führenden Geleise zu verlassen, denn wie wir immer deutlicher erkennen, sind es heute gerade die Antibiotika, die – so notwendig sie in lebensbedrohlichen Zuständen oft sind – uns jetzt, da sie bei jedem kleinen Infekt gegeben werden, immer schneller in die Verpilzung hineintreiben.

Enderlein einst und Haefeli heute fanden einen Weg (92 und 119), die uns heute zumeist fehlenden Chondrite in einem gewisse Maße wieder zuzuführen, und so dem Körper durch Stärkung seiner inneren natürlichen Regulation zu helfen, die bedrohlichen höheren Entartungsformen (Bakterien und Pilze) wieder einzuschmelzen und abzubauen. Aber auch diese Hilfe hat nur einen Sinn, wenn wir uns aufrichtig bemühen, uns auf allen Lebensgebieten umzustellen und allen schädigenden Einflüssen, so gut wir es heute noch können, eine strikte Absage zu erteilen. Das, was wir abstellen können (zuviel tierisches

Eiweiß [Fleisch, Wurst], minderwertige, falsch gedüngte, denaturierte, bestrahlte, begiftete Nahrung, Süßes aller Art, Süchte, Streß, Bewegungsmangel, energetisch totes Wasser, zuviel Elektrosmog in der Wohnung etc.) sollten wir im eigenen Interesse abstellen. Es bleibt noch genug im äußeren Bereich, wogegen wir uns nicht wehren können (Elektrosmog, Radioaktivität, Benzolgifte, Verbrennungsgifte fossiler Brennstoffe, Chemiegifte, saurer Regen, das Ozonloch etc.) Das Ozonloch entsteht durch die Auflösung der Schutzschicht der Erde durch FCKW und ebenso durch das gefährliche radioaktive Gas Krypton 85, das in unvorstellbaren Mengen bei Atombombentests und auch bei der Wiederaufbereitung der Atombrennstäbe entsteht. Die katastrophale Auswirkung der Atombombenversuche auch im Hinblick auf die sich ständig weiter ausdünnende Ozonschicht wurde in mehreren Kurvenvergleichen von 1957 an belegt, die speziell den Einbruch der Ozonschicht bei verstärkter Atomspaltung ganz eindeutig aufzeigen (siehe *Schuld am Ozon-Loch: die Atom-Industrie!* [93]). Leider erkennen die Verantwortlichen die Gefahr für unser aller Leben und für die Erde im ganzen gesehen noch nicht.

Alles Handeln geht aber vom Erkennen aus. Beten wir immer wieder für die Verantwortlichen dieser Belastungen in aller Welt, daß auch sie im eigenen Interesse und im Interesse ihrer Familien und Kinder sich zu einem Umdenken bereitfinden möchten. Wem ist denn mit einer ständig zunehmenden weiteren Vergiftung und Zerstörung gedient? Wir alle brauchen sauberes, lebendiges Trinkwasser, wir alle brauchen die gesunde, giftfreie Luft zum Atmen, das durch eine heile Schutzschicht gefilterte Sonnenlicht, das der Träger des Lebens auf dieser Erde ist, den Sauerstoff der Pflanzen und Bäume, und wir brauchen die von Pflanzen aufgenommenen Mineralien und die Fülle der vitalen Gesundungsstoffe, die diese uns durch das Wunder eines lebendigen humosen Bodens schenken dürfen. Werden wir uns alle immer mehr der lebendigen Zusammenhänge alles Seienden bewußt. Gedanken sind ungeheure Kräfte. Hellsichtige Menschen können diese als Gedankenformen sehen. Vermehren wir nicht durch Klagen oder Anklagen die schlechten Schwingungen um uns herum, die uns schon zu ersticken drohen und die immer mehr Menschen depressiv machen oder durchdrehen lassen, was vermutlich noch zunehmen wird, wenn keine Umkehr erfolgt. Setzen wir ihnen aufbauende, segnende, liebevolle Gedanken entgegen. Denn es sind Blindheit, falsches Erkennen und daraus resultierend, falsche Taten, die heute die Erde zerstören. Beten wir, wie Jesus es tat: »Vater, vergib ihnen, denn sie wissen nicht, was sie tun. Schenke ihnen Licht, führe sie zum Erkennen, so wie Du uns zum Erkennen führtest. Hilf, daß die Verantwortlichen in aller Welt erwachen, und wir alle mit vereinten Kräften alles abschaffen und umgestalten, was das Leben auf der Erde gefährden oder vergiften kann.«

7 Wir stehen am Abgrund

Wie wir immer mehr erkennen, stehen wir an einem Abgrund, an dem die Menschheit meines Wissens noch nie gestanden hat. Immer mehr Angst und Verzweiflung steigt in den Menschen hoch, die sich so klein und machtlos fühlen den entfesselten Gewalten gegenüber.

Wenn wir in Liebe und voller Vertrauen auf Gott schauen, auf unseren Schöpfer und Vater, der alles so wunderbar liebevoll gestaltet und angelegt hat, so dürfen wir immer mehr erkennen, was uns in diese ausweglose Situation gebracht hat. Die immer bedrohlicher werdenden Krankheiten und Klimaveränderungen werden uns zeigen, wie klein der Mensch ist in seinem beschränkten Erkennen, und daß nur Einer wahrhaftig alles weiß und gut machen kann. Er allein nur kann uns aus dieser festgefahrenen Situation heraushelfen, wenn wir uns ihm in Liebe und Demut öffnen, und wenn wir wieder bereit sind, uns bescheiden in das Ganze einzufügen.

In der großen Not, die immer schneller und in einem immer größeren Umfang über uns hereinbrechen wird, werden noch viele das Bitten und Beten wieder lernen. Besser wäre es, wenn wir uns ihm *vorher* zuwenden würden und aufmerksam werden für alle Wunder, die uns umgeben, denn sie sind Ausdruck Seiner Liebe für uns und alles Geschaffene. Er möchte uns so gerne beschenken, wenn wir nur »bitten und anklopfen«. Gott gab uns den freien Willen und diesen respektiert Er, *muß* Er respektieren, damit wir das von Ihm gesteckte große Ziel erreichen können.

Damit wir uns aber aus uns selbst – mit Seiner Hilfe – weiterentwickeln können bis zur einstigen Vollendung: »Werdet so vollkommen wie euer Vater im Himmel vollkommen ist,« so muß Er alle Not des Werdens auf Erden zulassen, bis wir selbst – durch die Not gedrängt – uns freiwillig zur Umkehr entschließen können.

»Das Geheimnis, Mensch zu sein, liegt darin, daß man mehr an andere denkt als an sich selbst,« so heißt es in dem wunderschönen und illustrierten Kinderbuch *Der Troll, der Mensch werden wollte* (53). Darin liegt der Schlüssel, die Rettung für jeden einzelnen und für unsere gesamte Erde. Möge unser guter Vater uns darin stärken, zum Segen für uns selbst und alles, was wir berühren.

Ein Brief

Liebe Freunde,

wie auf meinen Kassetten, möchte ich auch den Leser dieses Büchleins, der mir bis hierher gefolgt ist, als »Freund« anreden dürfen. Die seelische und gesundheitliche Bedrängnis und Not wird immer stärker. In der Bibel ist uns bereits vorausgesagt worden, daß in der letzten Zeit, der sogenannten »Endzeit«, in der die gottferne Zeit zu Ende geht, eine Not über die Erde kommen wird, wie diese die Erde noch nie gesehen hat. Die Liebe wird ganz erkalten, ein Volk wird gegen das andere ziehen, es wird immer bedrohlichere Krankheiten und Seuchen geben, das sterbende Meer und die sterbenden Flüsse und Quellen (Joh.-Offenbarung 16,3 und 4), die »heißer werdende Sonne«, die alles verbrennt, (Joh.-Offenbarung 16, 8). Es wird sich mehrende Naturkatastrophen und Hungersnöte geben, die sich in bedrohlichen Klimaveränderungen auch schon abzuzeichnen beginnen. Auch Tschernobyl wurde uns in der Johannes-Offenbarung 8, 10 und 11, angekündigt: »der Stern, der vom Himmel fiel, namens Wermut, durch den viele Menschen starben ...« Und »Wermut« heißt nach dem russischen Wörterbuch: Tschernobylynik.
Und immer noch wird allgemein dem Treiben kein Einhalt geboten, Gifte aus Industrie und Privathaushalt steigen weiter gen Himmel, rauben und zerstören kostbare Atemluft, daß immer mehr Menschen ihre Luft zum Leben verlieren.
Trotz allem, was um uns herum geschieht, erhalten wir Trost und Gewißheit, daß Gott über die, die auf Ihn vertrauen und sich Ihm in aller Liebe zuwenden, »die das

weiße Kleid (der Liebe) tragen und Palmen (des Sieges über sich selbst) in ihren Händen (Joh.-Offenbarung 7,9)«, wachen wird und sie vor dem Ärgsten bewahren wird: »Sie werden keinen Hunger und keinen Durst mehr leiden, und weder Sonnenglut noch irgendeine sengende Hitze wird auf ihnen lasten. Denn das Lamm in der Mitte vor dem Thron wird sie weiden und zu den Quellen führen, aus denen das Wasser des Lebens strömt, und Gott wird alle Tränen abwischen von ihren Augen.« (Joh.-Offenbarung 7,16) Ich denke hierbei an das Haus und Anwesen des deutschen Reporters in Kalifornien, das bei dem verheerenden Feuerbrand, der dieses Gebiet im Sommer 1994 heimgesucht hatte, als einziges – wie durch ein Wunder – unversehrt blieb.

Wir alle sind aufgerufen, die Umkehr einzuleiten. Es kommt auf jeden einzelnen an, denn wir können nur ernten, was wir auch gesät haben. Auf unser *Wollen*, auf unsere Entscheidung für das Gute, auf unsre Rücksichtnahme und Achtung *allem* Leben gegenüber kommt es an. Denn wir sind eingebettet in das große Ganze, was wir hier »materielle Schöpfung« nennen, die für uns sichtbare Schöpfung, wo ein Wesen dem anderen dient oder dienen sollte in gegenseitiger Achtung und Liebe.

Wir alle haben in unserem Leben schon gespürt, daß es auch die »unsichtbare Welt«, gibt, etwas, was wir nicht greifen können und mit unserem Verstand nicht beweisen, messen, wiegen und erklären können – und doch ist es da. In der größten Not wird jeder schon etwas Wunderbares gespürt oder erlebt haben, Hilfe, Rettung, Trost, aus seinem eigenen Inneren kommend oder durch die wunderbare Fügung der Umstände im Außen. Nur vergessen wir diese Hilfe und Liebe, die uns aus der unsichtbaren Welt entgegenströmt, meist zu schnell und gehen wieder im alten Trott zur Tagesordnung über, in den Kampf um vordergründigen Gewinn und Wohlergehen, um Güter »die die Motten zerfressen und der Rost zernagen wird«. Deshalb muß die Not unter den Menschen noch drängender und bedrohlicher werden, damit sie endlich aufwachen und ihre falschen Werte erkennen, an denen unsere Erde und alles Leben auf ihr schon so qualvoll leidet und zugrundezugehen droht.

Wir sollten uns unserer Herkunft, unserer Abkunft wieder bewußt werden.

Wir haben den Meister vergessen und entthront, der das »Meisterwerk« Schöpfung und uns selbst geschaffen hat. In der Freude des Erfolges und Fortschrittes glaubten auch wir, wie Gott zu sein und daß wir Ihn nicht nötig hätten. Und nun erwachen immer mehr Menschen aus diesem blinden Wahn, der uns an den Abgrund geführt hat, und wissen keinen Rat mehr. Denken wir an das Gleichnis vom »Verlorenen Sohn«. Auch er ging in die Welt und kostete egoistisch sein Leben aus, bis er alles verspielt hatte. In seiner großen Not kam er zur Besinnung. Er erkannte, daß er einen guten Vater hatte, der ihn so reich mit Gaben und Gütern beschenkt hatte, und er erkannte auch, wie falsch und egoistisch er diese Gaben eingesetzt hatte. Er bereute bitterlich, was er getan hatte. Da kehrte er um in seinem Herzen und machte sich auf den Weg zu seinem Vater. Dieser, der sein Kind in der Ferne auf dessen falschen, unheilvollen Wegen im Geiste immer begleitet hatte, sah die Umkehr, und voller Freude eilte er dem Heimkehrenden entgegen. Er nahm ihn in seine Arme und setzte ihn, nachdem er Reue und Umkehr als wahr erkannt hatte, wieder in die alten Rechte als sein Kind an seiner Seite ein.

Beginnen wir wieder nach Ihm Ausschau zu halten, mit ihm zu sprechen, auf unser Gewissen, das Gottes Stimme im Menschenherzen ist, zu hören, so wird Er uns erkennen lassen, was richtig für uns ist, mit welcher Nahrung oder Behandlung wir uns helfen können, um aus aller Not und Krankheit wieder herauszukommen – wenn es Sein Wille ist.

Denn auch die Krankheit hat ihren Sinn. Sie führt uns nach innen; sie führt uns seelisch-geistig zur Reife, und allein darauf kommt es an. Allein dieses ist der Sinn unseres oft so schweren Erdenlebens. Denn was wir Ihm, Gott, unserem Vater, einst bringen werden, das ist unsere Seele. Und so möge Er, der uns liebt und mit großer Trauer auf unsere verkehrten Wege schaut, helfen, aus dem selbstverschuldeten Elend wieder herauszukommen.

Jesus versprach uns doch im Johannes-Evangelium (Joh. 16, 12):

>»Noch vieles habe Ich euch zu sagen,
>aber ihr könnt es jetzt nicht ertragen.
>Wenn aber jener, der Geist der Wahrheit kommt,
>wird er euch in die *ganze* Wahrheit führen.
>Denn er wird nicht aus sich selbst heraus reden,
>sondern er wird sagen, was er hört,
>und euch verkünden, was kommen wird.
>Er wird Mich verherrlichen;
>denn er wird von dem, was Mein ist, nehmen
>und es euch verkünden.
>Alles, was der Vater hat, ist Mein,
>darum habe Ich gesagt, er wird von dem,
>was Mein ist nehmen
>und es euch verkündigen.«

In der Bibel wurde uns für die letzte Zeit vorausgesagt (Apostelgeschichte 2,17), daß Gott Seinen Geist über alles

Fleisch ausgießen will. »Eure Söhne und eure Töchter werden Propheten sein.« Ebenso sagte uns Paulus: (1. Thess. 5, 19–22) »Löschet den Geist nicht aus. Verachtet nicht prophetische Reden. Prüfet aber alles, und das Gute behaltet.« In Matth. 7, 15 und Matth. 24 werden wir gewarnt, nicht leichtfertig jedem »Propheten« zu glauben, sondern sie ernstlich an ihren »Werken«, d.h. an ihren Worten und Taten, an ihrem Lebenswandel zu prüfen.

Und so möchte ich mit den Worten, die unser himmlischer Vater uns durch Gottfried Mayerhofer offenbarte wie auch mit einem Text, den der Schreibknecht Gottes, Jakob Lorber, empfangen durfte, mein Buch beschließen. Möge alles, was ich für Sie hier aufbereitet habe, die Umkehr auf allen Gebieten bewirken und noch vielen zum Segen und zur Rettung aus körperlicher und seelischer Not werden.

Eure Christine

Gottfried Mayerhofer: Nützet die Zeit

Hört auf die Stimme, die, wie einst in der Wüste, euch auch jetzt in der Wüste des Welttreibens zuruft: »Vergeßt den nicht, der über den Sternen Seinen Sitz hat, ihn aber auch ebenso in jedes Menschen Brust haben möchte!« Wie einst der Mahnruf vor Meinem ersten Auftreten erscholl, so erschallt jetzt mein zweiter Ruf, damit ihr nicht schlaftrunken von den Ereignissen überrascht werdet, sondern mit klarem Bewußtsein und ruhigen Herzens den Dingen entgegengehen könnt, die nur für die bestimmt sind, die sich durch sanfte Mittel nicht wecken ließen. – Während eure Herzen für die leisen Harmonien der Liebe empfänglich sind, müssen dort die Posaunen ertönen, von denen Mein Liebling, der Apostel Johannes, spricht, wenn die Engel die Zornschalen über die Häupter der Harthörigen ausgießen werden, die trotz aller Mahnungen Meinen Liebeworten kein Gehör geben. Oft genug habe Ich verkündet: »Es werden böse Zeiten kommen!« – Ich wiederhole es nochmals: Die Zeiten werden böse werden! Trachtet, vor der Zeit gut zu werden, damit ihr in diesem Bewußtsein der guten Tat einen Schild habt gegen alle bitteren Ereignisse. Sie sind nur bitter für jene, die, stets an den Honig des weltlich materiellen Genußlebens gewöhnt, das Bittere nicht als Heil, sondern als Vernichtungsmittel ansehen.

Empfangen durch das Innere Wort

Jakob Lorber: O ihr Blinden

Fraget die Steine, fraget das Gras, fraget die Luft, fraget das Wasser, ja fraget alles, was euch unterkommt – und alles wird euch den großen Gott verkünden und die unendlichen Wunder Seiner Liebe erzählen; nur ihr freien, ewig glückseligst leben sollenden Menschen konntet eures Schöpfers, eures unendlichen Wohltäters so gänzlich vergessen!

Empfangen durch das Innere Wort

Anmerkungen

1 Bruno Haefeli, Die Blut-Mykose für Theorie und Praxis. Medinca-Verlag. Bezug: BHS-Labor, Rotseeweg 9, CH-6030 Ebikon/Schweiz

2 Interview mit Dr. Bodo Kuklinski, »Freie Radikale«, in: Gesundes Leben 6/93. Forum-Medizin Verlagsgesellschaft, 82166 Gräfelfing

3 Bruno Haefeli, 4 Einführungsschriften. Bezug: BHS-Labor, Postfach 268, CH-8808 Pfäffikon/Schweiz. Telefon: 0041-1785-0720. Dieses Labor in Pfäffikon ist bisher das einzige, das die Blutuntersuchungen nach Bruno Haefeli ausführt.

4 Dr. med. Erich Rauch, Blut- und Säftereinigung. Karl F. Haug Verlag, Heidelberg 1975

5 Mykose – Die (fast) unglaubliche Krankengeschichte, in Natur und Medizin Jan./Febr. 1992, Bonn

6 Bruno Haefeli, Die Wahrheit über Mykosen, in: raum und zeit Nr. 50/91 und Wie krank ist unsere Gesundheit?, in: raum und zeit Nr. 55/92. Ehlers-Verlag, 82054 Sauerlach

7 Richard Willfort, Gesundheit durch Heilkräuter. Rudolf Trauner Verlag, Linz 1978

8 Sanum-Post, Sanum-Kehlbeck GmbH, 27316 Hoya

9 Maurice Mességué, Das Mességué Heilkräuter-Lexikon. Verlag Fritz Molden, Wien/München/Zürich 1976

10 Kassetten für die Innere Einkehr, Kassettenprospekt erhältlich über: Christine Heideklang, Im Domauel 22, 53530 Schuld, Telefon 0 26 95/8 70

11 Kim da Silva, Richtig essen zur richtigen Zeit. Ernährung und Kinesiologie. Knaur, München 1990

12 Thermische »Amputation« durch Rauchen und Das Gold der Oliven, in: Unsere Medizin heute 1/84. Postfach 410649, Haedenkampstraße 5, Köln

13 Dr. Bodo Kuklinski und Mitarbeiter, Rostock, Latenter Antioxidantienmangel in der DDR-Population. Sonderdruck der Zeitschrift Innere Medizin. Georg Thieme Verlag, Leipzig 1990, S. 33–64

14 Dr. med. Bodo Kuklinski, Dr. med. Ina van Lunteren, Neue Chancen zur natürlichen Vorbeugung und Behandlung von umweltbedingten Krankheiten – Zellschutz mit Anti-Oxidantien. LebensBaum Verlag, Bielefeld 1995

15 Adressen: Netzfreischalter sowie Bodenverbesserer wie Meeresalgen und Urgesteinsmehl: Biobranchenbuch: ALTOP Verlag, Gotzingerstraße 48, 81371 München, Telefon 089/7258043

16 Nahrungsergänzungsstoffe für die Orthomolekulare Therapie. Formula Gmbh, 61348 Bad Homburg

17 Prof. Denham Harman, USA, Antioxidantien verlängern die gesunde aktive Lebensspanne. Mineraloskop 1/89, GN-Pharma, Stuttgart

18 Dr. med. Bruker, Cholesterin – der lebensnotwendige Stoff. emu Verlag, Lahnstein 1991

19 Dr. Hans Bräuer, München, Zerbeulte Zellen, in: der Spiegel 38/1979

20 Prof. Schrauzer, USA, Die Selenversorgung der älteren Menschen ist unbefriedigend. Mineraloskop 1/89, GN-Pharma, Stuttgart

21 Dr. med. Bodo Kuklinski, Akute Pankreatitis – eine »Free Radical Disease«. Letalitätssenkung durch Natriumselenit-Therapie, in: Innere Medizin 47 (1992) S. 165–167. Georg Thieme Verlag, Leipzig

22 Prof. Dr. Franz O. Gruber, Österreich, Erste klinische

Erfahrungen mit Selenmangelphänomenen im Alter, in: Mineraloskop 1/89. GN Pharma, Stuttgart

23 I. Lombeck, K. Kasparek, L.E. Feinendegen, H.J. Bremer, Selen – ein essentielles Spurenelement für den Menschen?, in: Spurenelemente – Analytik, Umsatz, Bedarf, Mangel und Toxikologie, Hrsg. E. Gladtke, G. Heimann, I. Eckert. G. Thieme Verlag, Stuttgart 1979, S. 119–128

24 Prof. Dr. Karl-Heinz Schmidt, Die Versorgung mit Mikronahrungsstoffen ist unbefriedigend, in: Mineraloskop 1/89, GN Pharma, Stuttgart

25 Prof. Schrauzer, Der Mensch braucht Selen, in: Mineraloskop 1/89, GN Pharma, Stuttgart

26 Prof. Dr. med. Denham Harman, USA »Antioxidantien verlängern die gesunde aktive Lebensspanne«, Mineraloskop 1/89, GN Pharma, Stuttgart

27 Albert von Haller, Gefährdete Menschheit. Hippokrates Verlag, Stuttgart 1971

28 Albert von Haller, Macht und Geheimnis der Nahrung. Bio-Verlag Gesundleben GmbH, Hopferau-Heimen, Nr. 50, 1983

29 Ruth Stout, Mulch – Gärtnern ohne Arbeit. Pala-Verlag, Darmstadt 1993

30 G. A. Ulmer, Krank durch Wellen und Elektrosmog. Günter Albert Ulmer Verlag, Tuningen 1994

31 Franz Karl Rödelberger, Bodenlos – das Stehaufbuch. Novalis-Verlag, CH-Schaffhausen/Schweiz 1992

32 Lebensschutzinformationen LSI des Weltbundes zum Schutze des Lebens, 32602 Vlotho, Bretthorstr. 221

33 Erhard Henning, Geheimnisse der fruchtbaren Böden. Organischer Landbau-Verlag, Nettersheim 1994

34 Erhard Henning, Kein Nitrat mehr im Grundwasser – Die Humus- und Kompostwirtschaft weist den Weg aus der

gefährlichen Misere, in: Natürlich Gärtnern, Ausgabe Nr. 1–3/1994. Organischer Landbau-Verlag, Nettersheim

35 Diverse kleinere Schriften mit guten Gartentips (Mischkultur, Pflanzenspritzmittel, Gartenwinke etc.), Abtei Fulda, Nonnengasse 16, 36037 Fulda

36 Dr. med. Konrad Werthmann, Kinderallergien – erkennen und behandeln durch individuelle Diät. Johannes Sonntag Verlagsbuchhandlung, Regensburg 1989

37 Karl Stellwag, Kraut und Rüben, Erinnerungen und Erfahrungen eines biologischen Landwirtes. Waerland Verlagsgenossenschaft, Mannheim 1967

38 Jakob Lorber, Das große Evangelium Johannes (über das Weizenkorn: 2. Band, Kap. 218). Lorber-Verlag, Hindenburgstr. 3, 74321 Bietigheim 1982

39 John Diamond, Der Körper lügt nicht. VAK Verlag für Angewandte Kinesiologie GmbH, Freiburg im Breisgau 1994

40 Dokumentation des Ehlers-Verlages, AIDS – Dichtung und Wahrheit. Ehlers-Verlag, Daimlerstr. 5, 82054 Sauerlach

41 Informationsmaterial über EARTHRISE-Spirulina etc.: Vividus GmbH, Grüntaler Str. 56, 13359 Berlin

42 G. A. Ulmer, Wie gefährlich ist der Katalysator? Günter Albert Ulmer Verlag, Tuningen 1994

43 Walter H. Rauscher, Tödliche Mykosen. Fidelitas Verlag, Sophienstr. 114, Eigenverlag Karlsruhe o. J.

44 Halima Neumann, Stopp der Azidose, Allergien und Haarausfall. Fürhoff-Verlag, Starnberg 1992

45 Dr. Gottfried Hertzka, Küchengeheimnisse der Hildegard-Medizin, Seite 280, Verlag Hermann Bauer, Freiburg 1993

46 Dr. Karl Ludwig Schock, Die Heilkräfte der einzelnen

Nahrungsmittel. Verlag Leben und Gesundheit, Stuttgart-Birkach 1977

47 Information Stuplichtopf: Rai Stuplich, Löhrstraße 90, 56068 Koblenz

48 Dr. med. Karl Knauer, Die Kräuter von Maurice Mességué für Gesundheit und Schönheit. Hugo Hartmann Verlag, Karlsruhe 1982

49 Dr. Gottfried Hertzka, Große Hildegard-Apotheke. Verlag Hermann Bauer, Freiburg 1989

50 Jean Valnet, Aroma-Therapie. Heyne, München 1994

51 Gesundheitsnachrichten 9/94. Verlag A. Vogel, Hätschen, CH-9053 Teufen/Schweiz

52 Ingeborg Allmann, Die Heilkraft der Eigenharn-Therapie. Selbstverlag, Laurenbühlstraße 26, 88441 Mittelbiberach (ca. DM 25,00)

53 Jeanna Oterdahl, Der Troll, der Mensch werden wollte. Verlag Freies Geistesleben GmbH, Stuttgart 1990

54 Gesundheits-Kurier Nr. 49 1/1990. Gesundheitsselbsthilfe Goldenes Kreuz, Kreuzwiesen 38, 87547 Missen-Wilhams und das Buch von A. Hoffmann, So besiegte ich den Krebs

55 Der kleine Souci/Fachmann/Kraut. Lebensmitteltabelle für die Praxis, herausgegeben von der Deutschen Forschungsanstalt für Lebensmittelchemie. Wissenschaftliche Verlagsgesellschaft mbH, Stuttgart 1991

56 Dr. med. Josef Issels, Mehr Heilungen von Krebs. Helfer-Verlag E. Schwabe, Bad Homburg v.d.H. 1982

57 Dr. Erich Rauch, Die Darmreinigung nach Dr. F. X. Mayr. Karl F. Haug Verlag, Stuttgart 1990

58 Dr. med. Hans Reckeweg, Schweinefleisch und Gesundheit. Aurelia-Verlag, Baden-Baden o.J.

59 P. G Seeger/J. Sachsse, Krebsverhütung. Verlag Mehr Wissen, Düsseldorf 1984

60 Die Amalgamdiktatur, in: raum und zeit Nr. 43. Ehlers-Verlag, Daimlerstr. 5, 82054 Sauerlach

61 Kokoscreme »Renuka« aus Thailand, Importeur: B.E. International Foods B.V., N 2583 DX HAGUE (in Thailandläden und Chinaläden größerer Städte)

62 Benjamin Klein, ... von wegen Hölle. Regiatrex-Verlag, Vorarlberger Str. 13, 88212 Ravensburg 1994

63 Gottfried Mayerhofer, Predigten des Herrn, 4 Predigt. Lorber-Verlag, Hindenburgstr. 3, 74321 Bietigheim o.J.

64 Jakob Lorber, Die Haushaltung Gottes, Band 1, 33. Lorber-Verlag, Hindenburgstr. 3, D 74321 Bietigheim 1982

65 1.) Dr. E. Assfalg, Säure aus biologischer Sicht. Regiatrex-Verlag, Vogelsbergerstr. 13, 88212 Ravensburg (DM 5,–); 2.) Dr. med. dent. Beck, Durch Entsäuerung zu seelischer und körperlicher Gesundheit. Über Ingeborg Oetinger, Ruckhardtshauser Str. 7, 74613 Öhringen-Ohrnberg, DM 25,–

66 Information Melaleuka Heilpflanzenöl: Melaleuka GmbH, Im Flürchen 28, 66133 Scheidt/Saar

67 Kurt Eggenstein, Der Prophet Jakob Lorber verkündet bevorstehende Katastrophen und das wahre Christentum, Taschenbuch, Knaur, München 1992

68 Carmen Thomas, Ein ganz besonderer Saft – Urin. VGS Verlagsgesellschaft, Köln 1993

69 Susan Drury, Die Geheimnisse des Teebaums. Winpferd Verlagsgesellschft mbH, Aitrang 1989

70 Harold J. Reilly, Das große Edgar-Cayce-Gesundheitsbuch. Verlag Hermann Bauer, Freiburg 1989

71 Christian Wilhelm Echter, Rote Bete regeneriert die Körper- und Gehirnzellen 2/94, Verlag Natur und Heilen, 80802 München

72 Dr. med. Gerhard Buchwald, Das Geschäft mit der Angst – Impfen. emu-Verlag, Lahnstein 1994

73 Simone Delarue, Impfschutz – Irrtum oder Lüge?.
F. Hirthammer Verlag, München 1993

74 Harris L. Coulter, Impfungen – der Großangriff auf
Gehirn und Seele. F. Hirthammer-Verlag, 2. Aufl. München 1995

75 F. und S. Delarue, Impfungen – der unglaubliche Irrtum. F. Hirthammer-Verlag, 2. Aufl. München 1995

76 Reinhold D. Will, Geheimnis Wasser. Knaur, München
1993

77 Martin Günter, Essen, das krank macht, in: raum und
zeit, Nr. 54/91. EHLERS-Verlag, Sauerlach

78 teflonfreies Waffeleisen aus dem Katalog der Firma
Gute Dinge, Pfaffengasse 22, 56379 Holzappel

79 Erstklassige Hautpflege für die empfindliche (auch geschädigte) Haut »Dermasynton F«, Pharema Deutschland GmbH, Poststr. 33/ VI, 20354 Hamburg

80 Harmonisierungsschlauch, Vertrieb über: Alois Gruber,
Marktstraße 73, A-4310 Mauthausen/Österreich; Telefon von Deutschland aus: 00 43-72 38-43 45

81 Dannion Brinkley, Paul Perry, Zurück ins Leben – Die
wahre Geschichte des Mannes, der zweimal starb.
Knaur, München 1994

82 Jean E. Charon, Tod, wo ist dein Stachel – Die Unsterblichkeit des Bewußtseins. Ullstein, Frankfurt a.M./Berlin 1983

83 Rupert Sheldrake, Das schöpferische Universum – Die
Theorie des morphogenetischen Feldes und Das Gedächtnis der Natur. Ullstein, Frankfurt a.M./Berlin
1993 und 1992

84 Levitiertes Wasser: Informationen über: Gesellschaft
für Organphysikalische Forschung, Am Königsberg 15,
32760 Detmold

85 Wilfried Hacheney, Das Geheimnis des gesunden Wassers, in: raum und zeit 71/94 und Wilfried Hacheney's levitiertes Wasser, in: raum und zeit 49/91

86 Wasseraufbereitungsanlagen nach Johann Grander: UVO Umwelt-Vertriebs-Organisation, A-6100 Seefeld/ Österreich, Pfarrhügel 293, oder in Deutschland: UVO Vertriebs KG, Archstr. 15, 82467 Garmisch-Partenkirchen, Telefon 0 88 21/7 95 79

87 Anette Frankenberger, Das große Buch der Blütenessenzen. Über 100 Bach- und Kalifornische Blütenessenzen für das Wohlbefinden von Körper und Seele. Knaur, München 1995 und Irene Dalichow, Mike Booth, Aura-Soma. Heilung durch Farbe, Pflanzen- und Edelsteinenergie. Knaur, München 1994

88 Vollwertbäckerei KÖNIG, Marktplatz 5, 83714 Miesbach, Telefon 0 80 25/14 68 (auch Zentrofan-Mehl)

89 Hersteller: Braunwarth & Co. Apparatebau, 88662 Überlingen. Zentrofan-Getreidemühlen-Vertrieb: Rudolf Maier, Backhausweg 11, 88079 Kressbronn, Telefon 01 71/3 31 94 76

90 Zentrofan-Mehl (auch Rotkorndinkel) über: Doris Winkelbach, Karlsbader Str. 1, 69509 Mörlenbach, Telefon 0 62 09/44 51, sowie Rotkorndinkel, Durumweizen etc. über Naturkost Übelhör KG, Friesenhofen-Bahnhof 23–25, 88299 Leutkirch, Telefon 0 75 67/8 20 und 4 00, und KÖNIG (88)

91 Renate Meyer, Viren und Bakterien: Das große Umdenken, in: raum und zeit 52/91

92 Informationen: 1.) Semmelweis-Institut, 27316 Hoya, 2.) BHS-Labor, Postfach 268, CH-8808 Pfäffikon/ Schweiz und 3.) *Arbeitsgemeinschaft Mykosen* (119)

93 James DeMeo, Der Orgonakkumulator – Bau, Anwendung, Experimente, Schutz gegen toxische Energie. Verlag Zweitausendeins, Frankfurt a.M. 1994

94 Jürgen Fischer, Orgon und DOR. Orgon-Technik, Schlußdorferstr. 52, 27726 Worpswede. Eine Einführungsschrift mit Bücherliste für DM 2,–: Lebens-Energie aus der Atmosphäre

95 Käthe Bachler, Erfahrungen einer Rutengängerin. Verlag Veritas, Linz/Wien 1984

96 Jakob Lorber, Die Perlenmuschel – und die Urstufen der Tierwelt, in: Himmelsgaben Band 1. Lorber-Verlag, Hindenburgstr. 3, 74321 Bietigheim 1935

97 Dr. med. Bruno Gettkant, 38jährige Erfahrung bei der Behandlung der Tuberkulose, in: Heilkunde – Heilwege; zu erhalten über Semmelweis-Institut, Postfach 1355, 27316 Hoya/Weser, Telefon 0 42 51/5 04

98 Felix Zimmermann, Heilende Tees. Rezepte und Anwendungsgebiete von Kräutertees. Knaur, München 1995

99 Dr. M. Treven und P. Talkenberger, Umweltmedizin. Möwe-Verlag, 65510 Idstein 1994

100 Dr. Wickland, 30 Jahre unter den Toten. Otto Reichel-Verlag, Remagen 1992

101 Liste der GZM-Mitglieder gegen mit DM 2,– freigemachten Rückantwortbrief über Internationale Gesellschaft für Ganzheitliche Zahn-Medizin e.V., Franz-Knauff-Str. 2–4, 69115 Heidelberg

102 Colette Leick-Welter, Plötzlicher Kindstod – Impfung und Streß als Ursachen erkannt, in: raum und zeit Nr. 71

103 Erhard Hennig, Ursachen und Auswirkungen des Waldsterbens – Humus als Grundlage der Waldernährung. Eigenverlag Erhard Hennig, Sudetenring 14, 63303 Dreieich

104 Plocher-Energiesysteme Vertriebs GmbH, Postfach 1464, 88704 Meersburg, Telefon 0 75 32/3 82

105 Karl Utermöhlen, Das Urgesteinsmehl als Quelle der

Fruchtbarkeit. Karl-Rohm-Verlag, Lorch-Württemberg 1934

106 Justus von Liebig, Die Chemie in ihrer Anwendung auf Agrikultur und Physiologie. Verlag v. Fr. Vieweg und Sohn, Braunschweig 1846

107 Benno Werner, Energie und Ernährung in Rhythmus der Jahreszeiten. Die ganzheitlich integrative Ernährung. Knaur, München 1994

108 Justus von Liebig, Boden – Ernährung – Leben. Texte aus vier Jahrzehnten. Edition Siebeneicher, Paul Pietsch Verlag, Stuttgart 1989

109 F. H. King, 4000 Jahre Landbau in China, Korea und Japan. Edition Siebeneicher, München 1984

110 Dr. Günter Harnisch, Orgonenergie geballte Lebenskraft – Die heilende Wirkung des Orgonstrahlers. Turm Verlag 1994, Hersteller: Bioaktiv-Produkte, Arno Herbert, Am Neugraben 10, 91598 Colmberg, Telefon 09803/560

111 Olof Alexandersson, Lebendes Wasser – Über Viktor Schauberger und eine neue Technik, um unsere Umwelt zu retten. Ennsthaler-Verlag, 2. Aufl. Steyr 1994

112 Helmut Snoek, Meeresalgenprodukte und ihre Anwendung im Land- und Gartenbau. Eigenverlag Helmut Snoek, Postfach 10, 88146 Opfenbach

113 Raoul H. Francé, Das Leben im Boden – Das Edaphon – Untersuchung zur Ökologie der bodenbewohnenden Mikroorganismen, Deukalion-Fachverlag, Holm/ Holst. 1995

114 Gabriele und Manfred Probst, Praktische Gründüngung für Landwirtschaft, Gartenbau und Sonderkulturen. Edition Siebeneicher, München 1982

115 G. de Croutte, Ing. agr., Maul- und Klauenseuche und Mineralstoffmangel [frz. Fièvre aphteuse et carence

minérale], in: Zeitschrift der Académie d'Agriculture de France 12/59, S. 602–608

116 Mirko Albrecht, Ein Diabetiker-Gemüse setzt sich durch – Topinambur, in: Natur und Heilen 3/95, Nikolaistr. 5, 80802 München

117 Grüner Gerstenextrakt, Green Magma: Vertrieb über Gesundkost-Versand Monika Schmoll, Ahornweg 36, 71502 Backnang, Telefon 0 71 91/6 58 93

118 Marco Bischof, Biophotonen: Licht in unseren Zellen. Zweitausendeins-Verlag, Frankfurt a.M. 1995

119 Therapeutenadressen über: *Arbeitsgemeinschaft Mykosen*, Unterortstraße 16, 65760 Eschborn, Telefon 0 61 96/4 29 17, Fax 0 61 96/4 40 34

Gesunde rote Blutkörper-
chen ohne Pilzbefall.
(Inzwischen kaum noch zu
finden.)

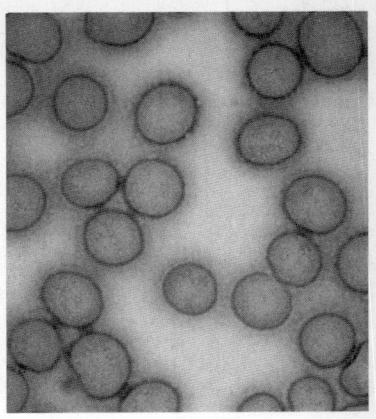

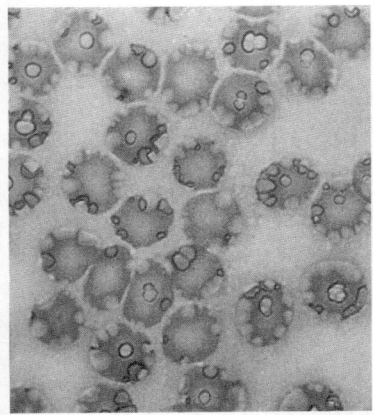

Bei einer Säureflut (zuviel Fleisch, Fisch, Eier, Weißmehlprodukte,
Süßigkeiten, Streß) speichern die roten Blutkörperchen das Zuviel
an Säure in ihrer Außenmembran. Fällt immer mehr Säure an,
werden kleine runde Ausstülpungen (Vakuolen) ausgebildet. Bekommt das Blut basische Pufferstoffe, dann werden die Vakuolen
wieder abgebaut. Sie gehen dabei in die kristalline Form über als
Entgiftungsversuch des Körpers.

Bleibt die Säureüberlastung bestehen, so beginnen die sich in den Vakuolen befindenden Pilzsporen auszukeimen. Aus den Blutkörperchen wachsen Pilze heraus.

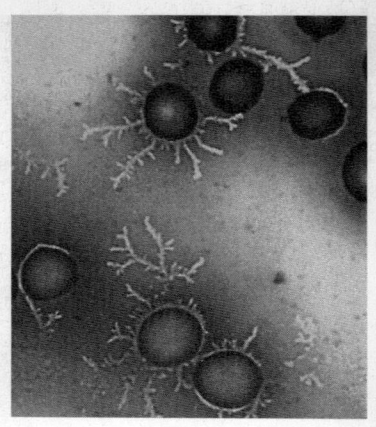

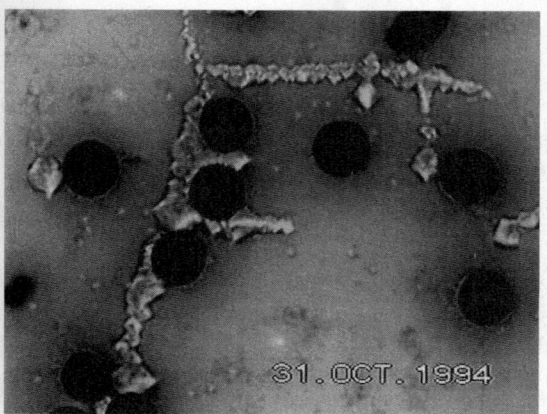

Allein durch die antioxidantienreiche Ernährung mit viel Zimt und Fenchel ist es bereits nach zwei Monaten zu einem starken Abbau der Pilze gekommen. Das Pilzmycel ist als Entgiftungsbemühen in die kristalline Form übergegangen.

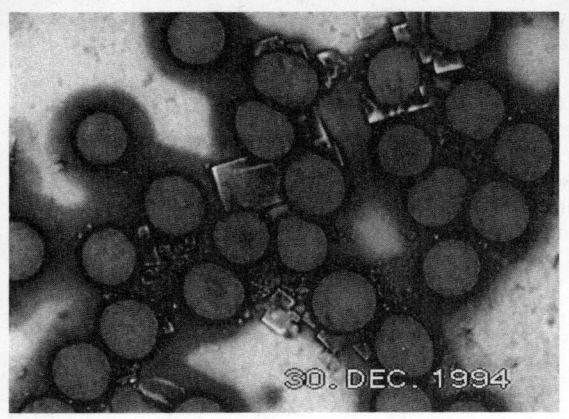

Das gleiche Blut zwei Monate später. Weiterer Pilzabbau.

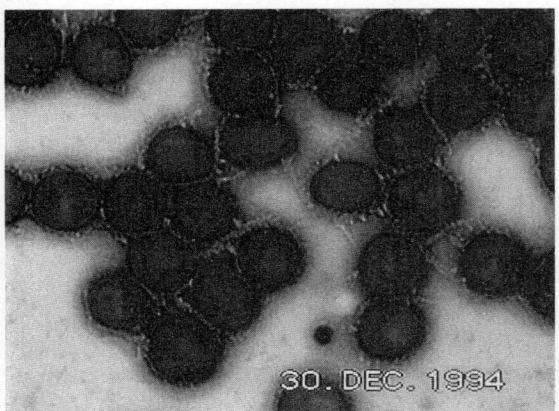

Blutbilder eines fünfjährigen Kindes, das bereits einen sehr starken Pilzbefall aufweist. Hochallergisch, Getreideunverträglichkeit. Es verändert durch Süßes, Brot und Fleisch sein Wesen.
Der sich besonders von tierischem Eiweiß ernährende Schimmelpilz Mucor racemosus. Hier bereits in sehr großen Auswucherungen.

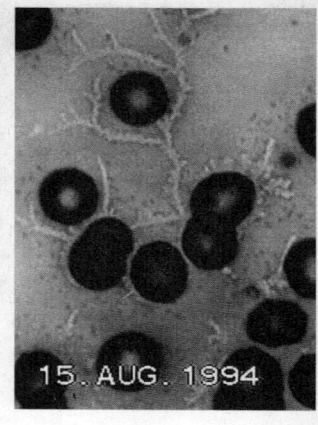

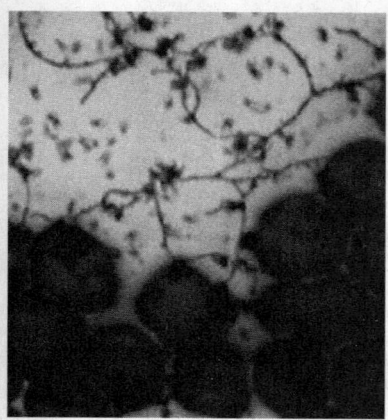

Große Auskeimungen des Hefesproßpilzes Candida albicans, für den Zucker jeder Art (auch süßes Obst, Bananen) sowie Mehlprodukte ein »Kraftfutter« darstellen.

348

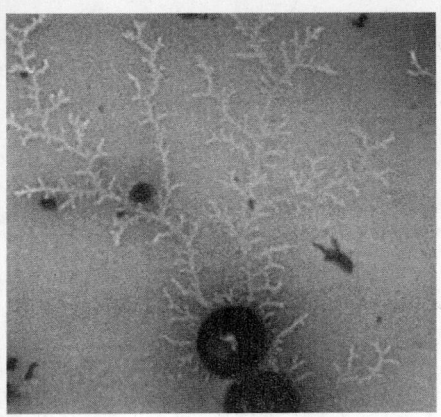

Mucorbefall eines älteren Menschen. Von Kindheit an »verpilzt«.
Früher diverse schwere Operationen. Verträgt keine pilzauflösen-
den Dinge. Heute durch strenge Diät gutes Befinden. Selten
Migräne.

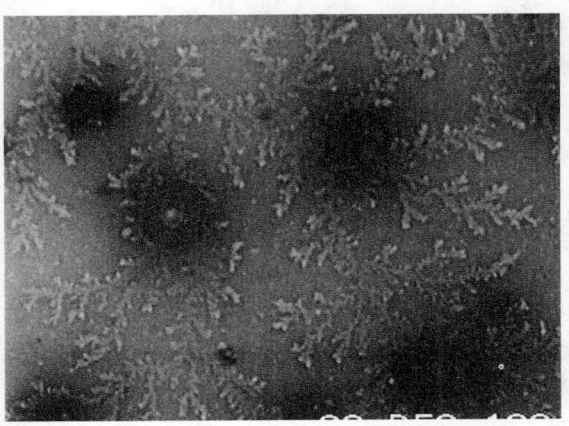

Ein Mann im mittleren Alter, der sich gesund fühlt. Bereits
schwerer Befall mit dem breiter gefächerten Pilz Aspergillus niger.
Gelegentlich Kopfschmerzen.

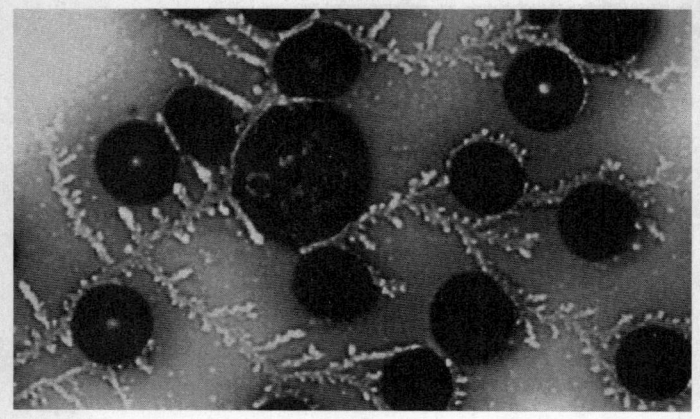

Bis auf ein Handekzem keine Beschwerden. Mucorbefall. In der
Mitte ein Leukozyt (weißes Blutkörperchen = Abwehrzelle), der in
seinem Inneren bereits von Pilzen befallen ist.

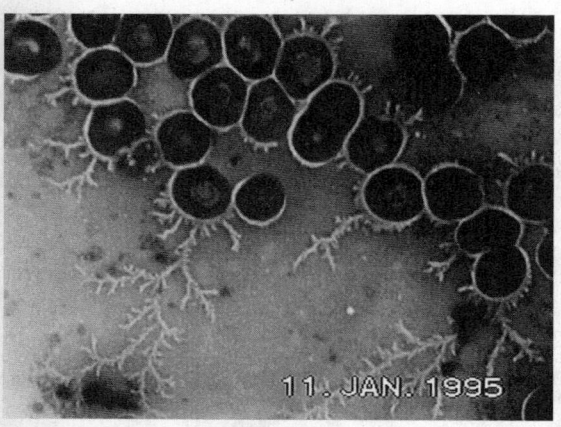

Ausgedehnter Mucorbefall eines älteren Menschen mit
Bluthochdruck.

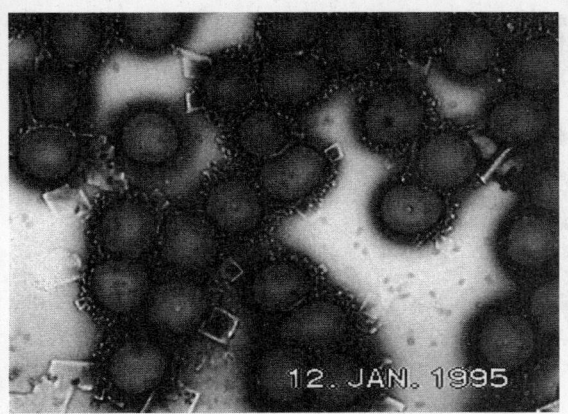

Auflösung der Mucor-Pilze in der Kristallform.

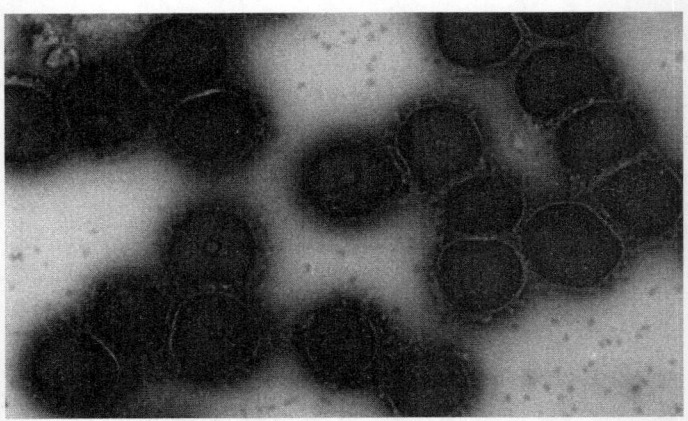

Eine sehr schwere Mykose (»rotes« therapieresistentes Auge) wurde mit 12 Tagen Vollreis-Gemüse-Diät, 4 Darmspülungen (Colon-hydrotherapie) und der Zuführung von diversen fehlenden Chondriten bereits sehr gebessert.

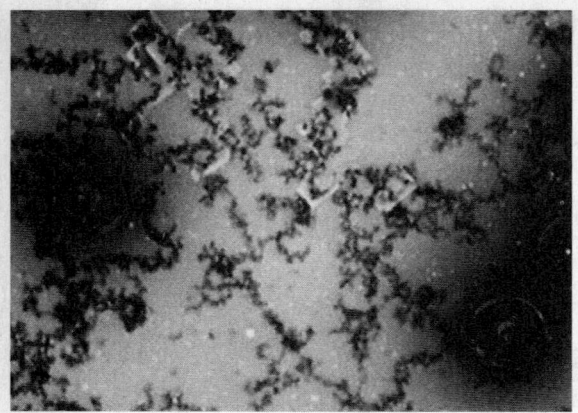

Blutbilder eines Menschen, der viel mit giftigen Farben arbeiten muß. Außer Erschöpfungszuständen und »Blähbauch« keine Beschwerden. Massiver Candida-albicans-Befall des Blutes.

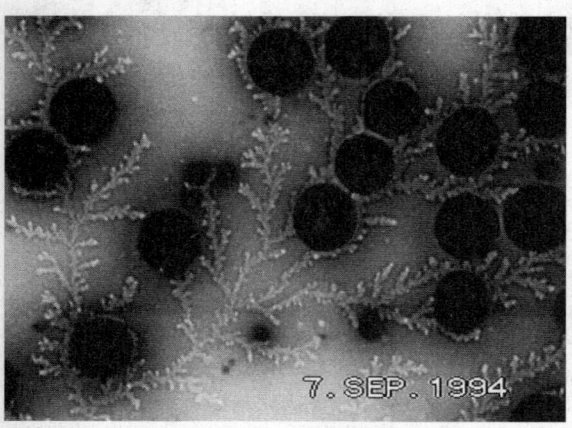

Ausgedehnte Verzweigungen von Mucor racemosus.